长安米氏内科流派述略

主　编　米烈汉

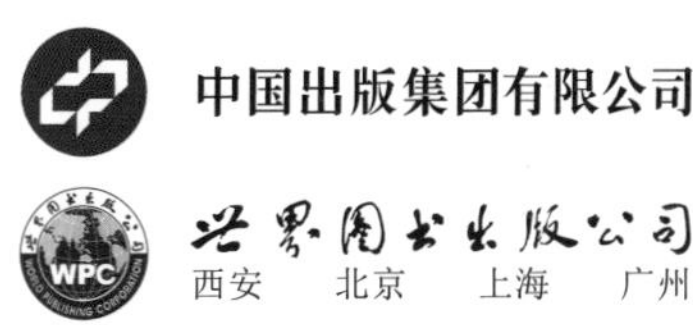

中国出版集团有限公司
世界图书出版公司
西安　北京　上海　广州

图书在版编目（CIP）数据

长安米氏内科流派述略 / 米烈汉主编．-- 西安：世界图书出版西安有限公司，2024. 8. --ISBN 978-7-5232-1060-4

Ⅰ. R25

中国国家版本馆 CIP 数据核字第 20244JX207 号

书　　名	**长安米氏内科流派述略** CHANG'AN MISHI NEIKE LIUPAI SHULUE
主　　编	米烈汉
责任编辑	胡玉平
装帧设计	新纪元文化传播
出版发行	**世界图书出版西安有限公司**
地　　址	西安市雁塔区曲江新区汇新路 355 号大夏国际中心 B 座
邮　　编	710061
电　　话	029-87214941　029-87233647（市场营销部） 029-87234767（总编室）
网　　址	http://www.wpcxa.com
邮　　箱	xast@wpcxa.com
经　　销	新华书店
印　　刷	西安市久盛印务有限责任公司
开　　本	787mm × 1092mm　1/16
印　　张	16.25
字　　数	280 千字
版次印次	2024 年 8 月第 1 版　2024 年 8 月第 1 次印刷
国际书号	ISBN 978-7-5232-1060-4
定　　价	118.00 元

医学投稿　xastyx@163.com ‖ 029-87279745　029-87285296

《长安米氏内科流派述略》编委会

主　编：米烈汉

副主编：路　波　许建秦　肖　洋　杭　程

编　委：（按姓氏笔画排序）

马桂芳　王　欢　王　怡　王世宇　王红艳
王高雷　王露露　尤桂英　田　萌　田文红
白小林　成路平　师韩菲　刘　莹　刘少康
刘红梅　刘厚利　米　兰　祁海燕　苏虹霞
李　琳　李　群　李俊雄　李高峰　杨　华
杨明丽　吴宇祥　吴鹏华　何　晶　沈　璐
张　峰　张金玲　张　辉　柯　婷　赵雅峰
钟艺鸣　段玉红　侯铁虎　高向宏　郭艺静
黄　倩　崔　燕　董丹丹　谢晓丽　雷　烨
魏　钢

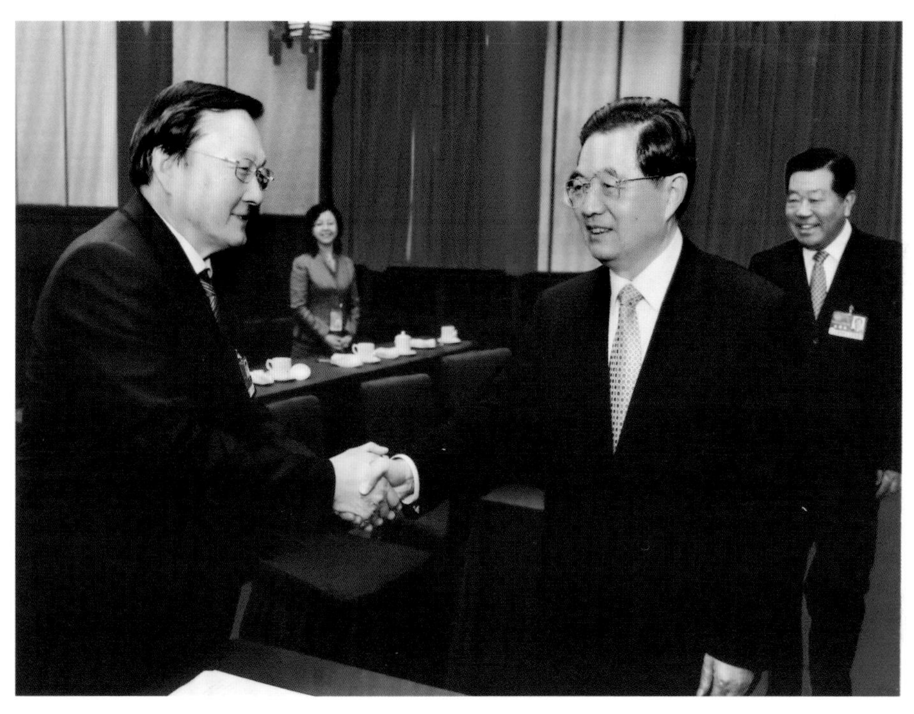

2011年，时任中共中央总书记、国家主席、中央军委主席胡锦涛和全国政协主席贾庆林接见全国政协委员米烈汉教授

大医精誠

为《米伯让文集》题 戊子夏 韩启德

2008 年，时任全国人民代表大会常务委员会副委员长韩启德题词

弘扬老一辈医学家的优良传统
为全面建设小康社会的宏伟目标努力工作

在纪念著名中医学家米伯让先生座谈会上的讲话

陕西省政协副主席　朱振义

各位领导、各位专家、同志们：

今天，我们在这里隆重举行“纪念著名中医学家米伯让先生座谈会”，这是我省科技、医药、卫生界学习贯彻“三个代表”重要思想，全面建设小康社会和加快建设西部经济强省中的一件十分有意义的活动。我代表省政协向会议表示祝贺！

米伯让先生是全国著名的中医学家，是我省科技、医药、卫生界的杰出代表。在从事中医工作的60年中，先生以其高尚的医德风范，精湛的理论功底和丰富的临床实践经验，为陕西省中医药研究院的奠基和建设，为中医药事业的发展，为人民群众的健康，毕生奋斗，做出了卓越的贡献。先生热爱人民，乐于助人，助贫济困，多次带队上山下乡，足迹踏遍三秦，常年深入疫区，不顾个人安危，调查研究，制定方案，送医送药，热情为人民群众服务，并乐于帮助贫困地区的学校、灾区人民，受到广大人民群众的赞誉。这种严于律己、首重医德、治学严谨、勇于创新的敬业和奉献精神，永远值得我们纪念和学习。

纪念和学习米伯让先生的敬业和奉献精神，一是学习米伯让先生始终坚持全心全意为人民服务的宗旨，树立高尚的道德风尚。当前我们正在学习和贯彻党的十六大精神，全面实践“三个代表”重要思想，加快陕西发展。我们要共同努力，把各项工作整合到全面建设小康社会的宏伟目标上来，其中也包括中医药工作。在任何时候，任何情况下，中医药工作者都要始终把人民群众的利益放在首位，在不断地为人民服务中，求得事业的更快发展。

二是学习米伯让先生对医术精益求精的精神，不断提高专业技术水平，为人民群众服务。随着社会的进步和发展，人民群众对科技、医药、卫生技术水平提出了更高的要求。因此，广大医务工作者一定要以米伯让先生为榜样，加强学习，勤于实践，大胆探索，不断提高自身的业务素质和技术水平，牢固树立正确的世界观、人生观、价值观，自觉实践“三个代表”重要思想。

三是学习米伯让先生勇于实践、敢于创新的精神，努力推进卫生事业的发展，为人民健康事业做出新的贡献。科学技术是第一生产力，是促进生产力发展最具革命性的推动力，是实现科教兴陕战略，抢占经济发展制高点，全面建设小康社会的潜力所在、希望所在。创新是发展的灵魂，必须通过创新寻找新的突破。我们要以高度的历史责任感和紧迫感，加强我省中医药事业的研究，尽快形成新的学术优势，加速科技成果向现实生产力的转化，使我省中医药事业的研究和发展上一个新台阶。今天我们在这里纪念著名中医学家米伯让先生，就是要学习和弘扬老一辈科技工作者敬业、奉献和全心全意为人民服务的精神，为陕西经济社会实现跨越式发展做出我们新的贡献。

2003 年 4 月 2 日

（本文刊登于政协陕西省委员会办公厅主办的《陕西政协》2003 年第 6 期）

唯有巨石巍然在

——纪念米伯让先生诞辰 100 周年

国家中医药管理局原副局长　诸国本

我有幸结识米伯让先生是在 20 世纪 80 年代，最早大概是 1982 年。当时，米伯让先生是陕西省中医药研究院院长、全国著名中医。我则是青海省卫生厅中医处的一名干部。卫生部中医司召开全国性专业会议的时候，我们经常在西北大组见面，一起参加讨论。有一次在西安开会，被分配在招待所里住同一间客房，我们有了更加近距离的接触机会。那时候，我见到的米伯让先生，身子消瘦但苍劲如松，面容清癯但精神矍铄；视力很差但阅读认真。过度的苦读和劳累，岁月的年轮记载了他对生命的透支。他给我谈了许多民国时期中医界的旧事和当代中医工作的状况。他对近代中医史的洞察烛见，对中医学术及存在问题的精辟分析，对黄竹斋老师溢于言表的尊重和敬爱，用一口纯朴的陕西口音，侃侃而谈，滔滔而论，有一种毋容他人置疑的说服力，同时也反映出他的耿直性格和浩然正气，令我深深折服。他向我详细回忆了 1929 年民国政府召开第一届全国卫生会议提出“废止旧医以扫除医事卫生之障碍”案，陕西中医界公推黄竹斋先生为代表赴南京请愿。黄先生慨然应命，向国民政府慷慨陈词，据理力争。他介绍黄竹斋先生编著《伤寒杂病论集注》、考证医圣张仲景墓碑、奔赴河南南阳拜谒张仲景祠墓等充满激情的场景；特别讲到抗日战争爆发以后，黄竹斋向国民政府上书，指出“国家处于危急存亡之秋，正是中医为国效命之日”，并要求落实中医界能做的种种救国措施。但“登临意，无人会”。气愤之余，黄竹斋先生与米伯让隐居长安少陵塬双竹村，住在他们自己修筑的土窑洞里，专事行医和写作，过着极其清贫的生活。表面上恬淡平静，心底里满腔悲愤。长期以来，我一直认为，要是创作一部反映近代中医的电影剧本，黄竹斋、米伯让的经历是最动人的中医故事，黄竹斋、米伯让二人是最佳的人物原型。

1986 年我调到北京工作。我们两人各自都很忙，见面的机会少了。1986 年

12 月 7 日，我们一起在成都参加全国中医学会理事会会议，他送给我两本书。一本是黄竹斋撰述的《孙思邈传》，一本是他自己撰的《黄竹斋先生传略》。

这一切与米伯让先生的交往经历，至今历历在目，难以忘怀。米伯让和他的老师黄竹斋，是近代中医史上杰出的代表人物。他们的生平事迹，是一部近代中医史的缩影。他们的人格医品，尽显关中人士笃于仁义之风，是中医行业的脊梁和灵魂。近代中医界有众多医林人物，或妙手回春，或著作等身，或疏财济贫，但以历练之苦难、公义之侠行而言，当推陕西黄、米二人，许多人难以企及，且恨未见来者。几十年来，中医药事业艰难复苏，艰难前行，我总是想起老一辈人呕心沥血、砥砺奋发的背影。

今天纪念米伯让先生诞辰 100 周年，我们应该学习他的奋斗精神和大家风范，为继承发扬中医药事业，不计劳苦，不避艰难，兢兢业业，奉献一生。

今天纪念米伯让先生诞辰 100 周年，我们应该学习他尊师重道、求真务实的治学态度。米伯让先生说，“今日国医著作，汗牛充栋，或则投机取巧而妄议革新，或则一知半解而牵强附会，学无根据而侈谈科学，卒为科学之门外汉者比比也”（《黄竹斋先生传略》）。面对今日学术界之道德失范，米伯让先生的话，无异于警世通言。

今天纪念米伯让先生诞辰 100 周年，我们应该学习他融会新知、与时俱进的创新精神。米伯让先生及乃师黄竹斋都是“道通天地术通圣”的博学者。尤其在《伤寒论》的应用和研究方面，独树一帜。米伯让先生年轻时候，就关心自然科学。50 年代以后，对钩端螺旋体病、流行性出血热和克山病等的诊治，颇有心得。但从不离开中医基础理论，而总是在中医中寻找出路，形成自己新的见解和新的思路，指出“墨守成规非圣意，更望医理求精深”。这是他对后人最好的遗嘱。

米伯让先生在登泰山时，曾作《赞泰山》一首。其中有两句是，“唯有巨石巍然在，气势磅礴众山尊”。在天人相应的中医大境之内，米伯让就是一块巍然巨石，受万众敬仰。

2019 年 4 月于北京

大医米公伯让赋

——纪念米伯让先生诞辰100周年

陕西省赋学学会会长　商子秦

中医国粹，世之宝藏，岐黄妙术，祛病愈康。神农辨药，百草俱尝，黄帝内经，大著煌煌，仁心仁术五千年延绵，大德大爱数百代弘扬。大医精诚，杏林圣手，悬壶济世，天惠家邦。福佑龙族，生息繁衍，庇护苍生，光耀沧桑。

米公伯让，中华名医，高山仰止，所归众望，以弘扬中华医学为己任，毕生奉献；视振兴中医大业为担当，救死扶伤。厚德弘道、济世笃行，精神财富，医苑流芳。德邻前圣，术启后学，百年诞辰，地久天长。

三秦赤子，故里泾阳，天性纯孝，“凌云”志向。书院苦读，师从关学名宿；经史博览，“立心”“立命”举纲。发奋学医，潜心岐黄，弱冠行医，知名梓乡。拜师国医大家，登堂入室；悬壶望闻问切，隐居僻壤。

雄鸡一唱，换了人间，中医瑰宝，传承发扬。昔之乡间村医，执教院校华堂，继往圣之绝学，谋万众之健康。治病救人，报效国家服务人民；坚持科学，精益求精迎难而上。医理精研，临床实践，钩体病症，疗效独创。出血热辨证施治，医术精湛；克山病中医诊疗，创新经方。屡次赴疫区巡诊，无惧艰险不辞辛劳；两度为元帅把脉，药到病除备受赞赏。整理文献医史，尊崇前贤；仲景珍本典籍，亲送南阳。恭笔楷书师文，碑立圣祠，学贯古今中西，著述鸿章。

从医六十余载，毕生铸医魂；造福万千生命，丰碑铭敬仰。三秦医尊，爱国爱民，筹建院所，事业开创。团结合作，发达兴旺，关心后学，桃李芬芳。振兴中医，秉公直谏，疾呼改革，上书中央。铭记先哲，像塑药王，家国情怀，医德榜样。捐资兴学，免费赠药，热心公益，圣心高尚。

嗟呼，大医汤汤，大爱无疆，功追良相，德盛慈航。米公伯让，铁肩担道义；天下为公，杏林播瑞祥。“中华古医学”，千秋传承；“世界当风行”，福泽万邦。

恭撰于己亥盛春

前 言

长安米氏内科流派起源于清末民初，植根于陕西关中地区。流派创始人、全国著名中医学家米伯让先生早年师从关学大师张果斋、赵玉玺诸先生研习关学，后拜师于全国著名伤寒大家、针灸大师黄竹斋先生，潜心伤寒、针灸与临床的研究。长安米氏内科流派由全国著名中医学家黄竹斋先生开宗，中医泰斗米伯让先生立派，全国名中医米烈汉教授发扬光大，历经百年，薪火相传，在继承中创新，在创新中发展，形成了具有独特学术思想和学术特色的诊疗体系，成为国内具有深远影响的学术流派，为陕西乃至全国的中医药事业做出了巨大贡献。

为了做好长安米氏内科流派学术经验的传承与创新工作，弘扬“厚德弘道、济世笃行”的米伯让精神，推广长安米氏内科流派学术思想和诊疗特色，我们立足于文献史料，对黄竹斋先生、米伯让先生、米烈汉教授及主要传承人的求学经历、师承关系、学术特色、临证经验及为中医药事业发展所做出的突出贡献进行了研究整理，编写成《长安米氏内科流派述略》一书。全书分为六章，以图文并茂的形式，系统回顾与总结了长安米氏内科流派的传承情况，详细介绍了长安米氏内科流派的形成渊源、发展历史、重要人物、学术特色及薪火相传等，附录部分介绍了米伯让先生主要事略、学习和纪念米伯让先生的系列活动、长安米氏内科流派传承工作室主要工作事略及参考文献等，使读者能够较为直观地了解和学习名医大家的治学理念、学术特色及临证经验，进一步推动流派传承工作的发展。

由于我们的水平有限，谬误及不足之处在所难免，敬请读者批评指正。

编 者

2024年5月

目　录

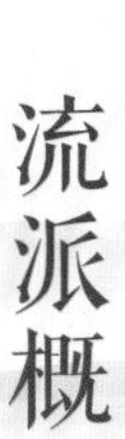

第一章 流派概述

长安米氏内科流派起源于清末民初，植根于陕西关中地区，由全国著名中医学家黄竹斋先生开宗，中医泰斗米伯让先生立派，全国名中医米烈汉教授发扬光大，历代薪火相传、不断发展而成。流派立足西北，致力于中医经典理论与临床实践相结合，以内经理论、伤寒学说、温病学说、针灸、内科、妇科、养生等研究为基础，总结出多种急性传染病、地方病、内科、妇科及疑难杂症的诊治经验，为陕西乃至全国的中医药事业发展做出了突出贡献，成为全国有重要影响的中医学术流派。

长安米氏内科流派传承脉络清晰，学术特色鲜明，学术影响深远，临床疗效显著，历代公认度高，社会影响力大。2012 年 11 月 28 日，被国家中医药管理局确定为首批全国中医学术流派传承工作室建设单位，是西北地区唯一的国家级中医内科学术流派，受到国家中医药管理局、陕西省中医药管理局和陕西省中医药研究院、陕西省中医医院各级领导的高度重视，医院成立了长安米氏内科流派传承工作领导小组及米伯让研究所，有序开展了各项建设工作。

作为国家级中医学术流派，长安米氏内科流派始终以关学“为天地立心，为生民立命，为往圣继绝学，为万世开太平”核心思想作为流派的医德基石，以张仲景“勤求古训，博采众方，凭脉辨治，见病知源”治学思想作为流派的医术根基，建立了“德为医魂，技为医魄”的医德医术体系，以伤寒、金匮合一炉而冶，形

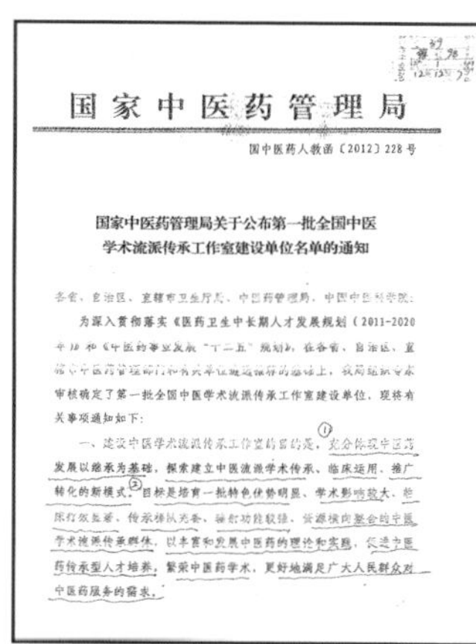

国家中医药管理局

国中医药人教函〔2012〕228号

国家中医药管理局关于公布第一批全国中医学术流派传承工作室建设单位名单的通知

各省、自治区、直辖市卫生厅局、中医药管理局，中国中医科学院：

为深入贯彻落实《医药卫生中长期人才发展规划（2011-2020年）》和《中医药事业发展"十二五"规划》，在各省、自治区、直辖市中医药管理部门和有关单位遴选推荐的基础上，我局组织专家审核确定了第一批全国中医学术流派传承工作室建设单位，现将有关事项通知如下：

一、建设中医学术流派传承工作室的目的是，充分体现中医药发展以继承为基础，探索建立中医流派学术传承、临床运用、推广转化的新模式。目标是培育一批特色优势明显、学术影响较大、临床疗效显著、传承梯队完备、辐射功能较强、资源横向整合的中医学术流派传承群体，以丰富和发展中医药的理论和实践，促进中医药传承型人才培养，繁荣中医药学术，更好地满足广大人民群众对中医药服务的需求。

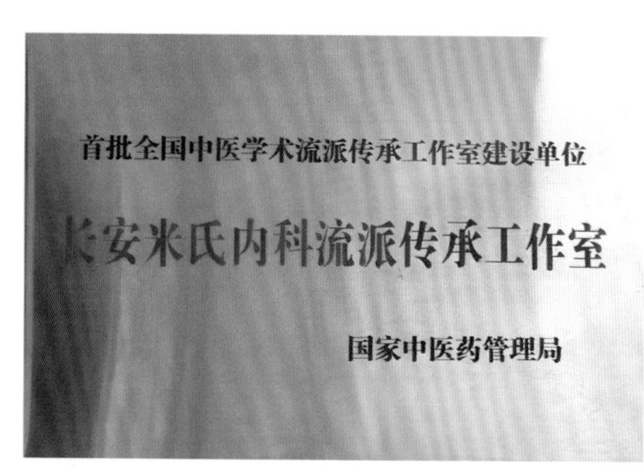

长安米氏内科流派传承工作室被国家中医药管理局确定为首批全国中医学术流派传承工作室建设单位

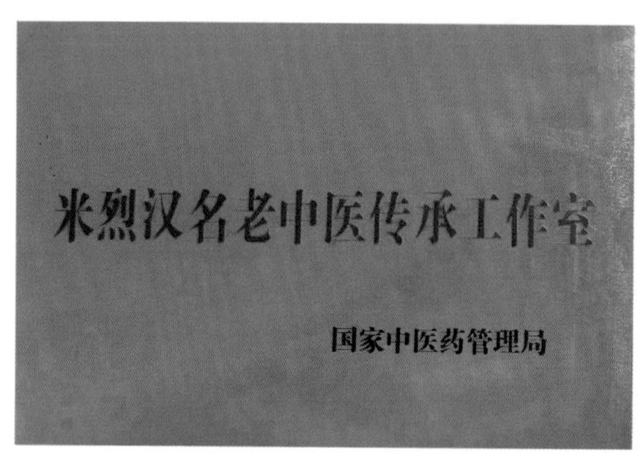

成"三阳三阴钤百病、关医结合释医理、寒温统一治热病、临证优选辨主次、自出机杼疗顽疾、宗气为本重致和"的学术特色，弘扬中医、振兴中医，为区域中医药事业的生存和发展、中医临床诊疗和学术研究进步，传承中医药文化做了大量卓有成效的工作。

2015年，米氏传统诊疗技艺被陕西省人民政府列入陕西省第五批非物质文化遗产名录。为了更好地开展流派学术思想研究、传承发展流派的医疗技

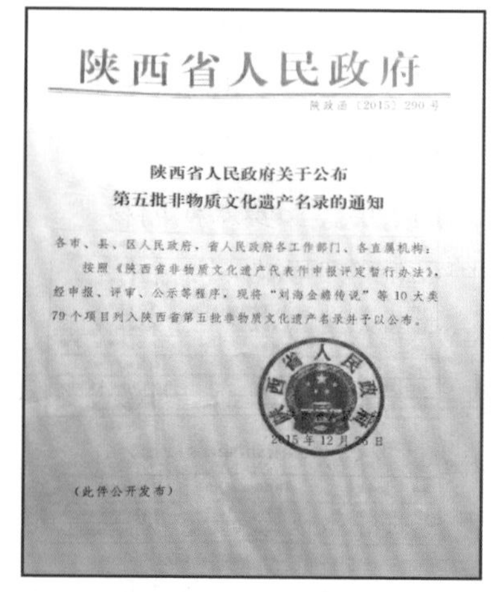

陕西省人民政府

陕政函〔2015〕290号

陕西省人民政府关于公布第五批非物质文化遗产名录的通知

各市、县、区人民政府，省人民政府各工作部门、各直属机构：

按照《陕西省非物质文化遗产代表作申报评定暂行办法》，经申报、评审、公示等程序，现将"刘海金蟾传说"等10大类79个项目列入陕西省第五批非物质文化遗产名录并予以公布。

陕西省人民政府

2015年12月26日

（此件公开发布）

米氏传统诊疗技艺被陕西省人民政府列入第五批非物质文化遗产名录

陕西省非物质文化遗产
米氏传统诊疗技艺
陕西省人民政府公布
陕西省文化厅颁发
2015年12月

2015
中国中医药年鉴
国家中医药管理局 主办
中国中医药出版社 承办
（行政卷）
长安米氏内科流派传承工作室

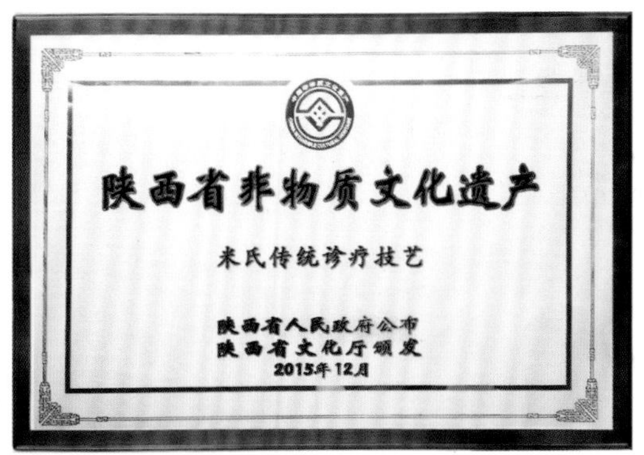

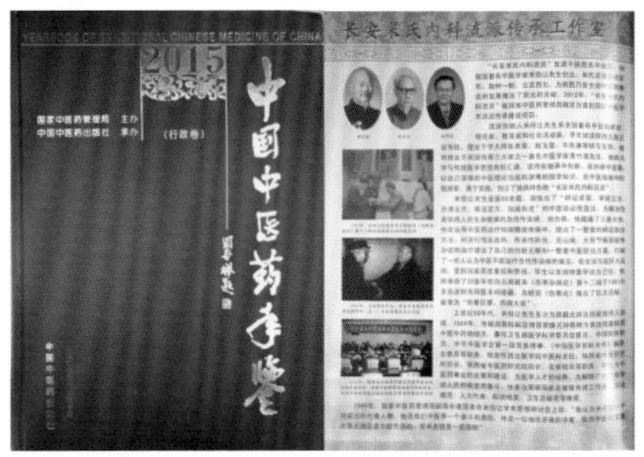

术特色，在陕西省中医药研究院、陕西省中医医院领导的大力支持下，先后成立了米氏内科门诊及病房，成为流派开展临床工作及学术研究的重要阵地。2015 年，长安米氏内科流派被载入《中国中医药年鉴（行政卷）》（2015）；2016 年，长安米氏内科流派传承工作室建设项目以优异成绩通过陕西省中医药管理局和国家中医药管理局的验收。2019 年，长安米氏内科流派传承工作室被国家中医药管理局确定为全国中医学术流派传承工作室第二轮建设项目。2020 年，按照国家中医药管理局关于中医经典病房建设与管理的要求，米氏内科内分泌二科被陕西省中医药管理局确定为陕西省首批中医经典病房示范建设单位。2022 年，米烈汉教授与长安米氏内科流派再次被载入《中国中医药年鉴（行政卷）》（2022 卷）。

国中医药人教函〔2019〕62号

国家中医药管理局关于开展全国中医学术流派传承工作室第二轮建设项目的通知

各有关省、自治区、直辖市卫生健康委、中医药管理局，中国中医科学院：

为进一步推进中医学术流派传承与发展，培养中医学术流派传承人才，我局组织开展全国中医学术流派传承工作室第二轮建设项目（以下简称流派传承工作室），现将《全国中医学术流派传承工作室第二轮建设项目实施方案》（附件1,以下简称《实施方案》）予以印发，并将有关事项通知如下：

一、我局根据64个全国中医学术流派传承工作室的验收成绩（含发展潜力），择优确定51个流派传承工作室开展第二轮建设（附件2）。

二、各省级中医药主管部门、中国中医科学院要组织流派传承工作室认真学习《实施方案》，明确项目建设目标及任务。

三、项目建设单位要为流派传承工作室开展建设提供条件支持和政策保障，加强项目组织实施与管理。流派传承工作室负责人为项目第一负责人，全面负责工作任务的落实和工作目

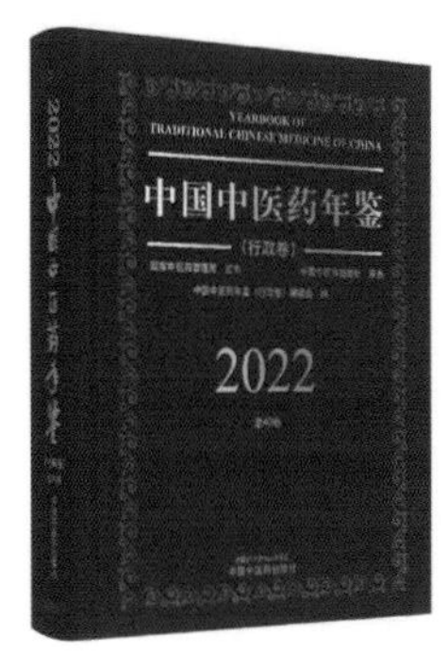

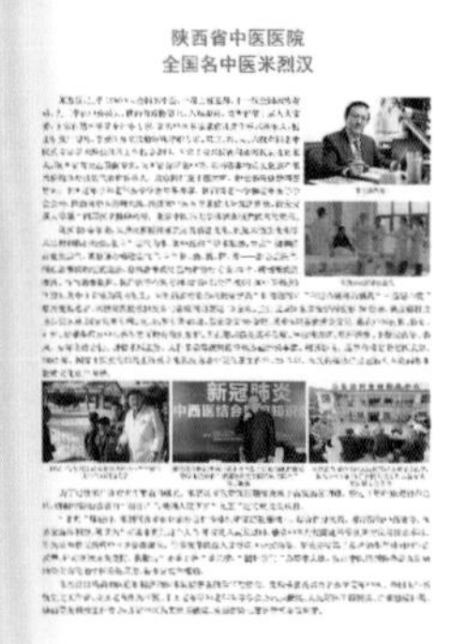
陕西省中医医院
全国名中医米烈汉

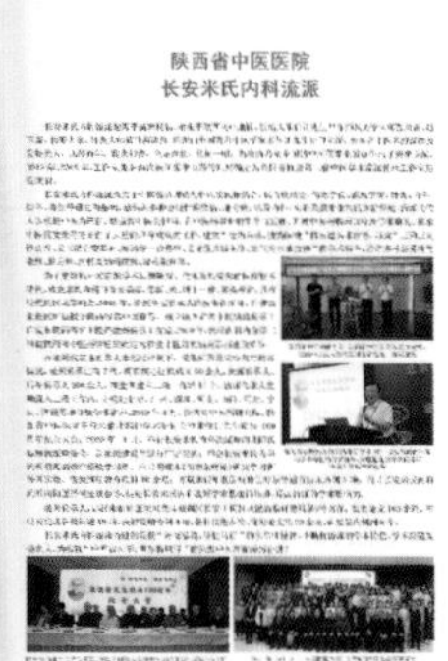
陕西省中医医院
长安米氏内科流派

长安米氏内科流派始终秉承仁医之道，将为人民服务放在首位，发扬“行医者博爱济众、廓然大公，是为天地立心；精进医术、战胜疾病，是为生民立命；善续圣学、发扬光大，是为往圣继绝学；消除疫疾、安国保民，是为万世开太平”的流派精神，致力于“明晰流派渊源，保存珍贵资料，凝练学术思想，挖掘独特经验，形成诊疗规范，开发有效方药，推广运用成果，建立长效机制”的建设目标，将流派的学术特色、学术经验发扬光大，以实现“中华古医学，世界将风行”的流派中国梦。

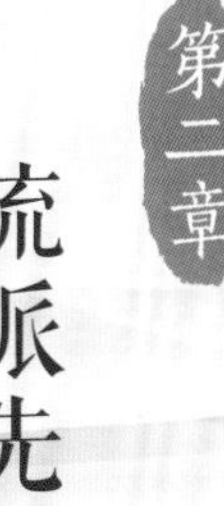

第二章 流派先师

自1932年起，米伯让先生先后受业于曹学禹、李源逢、陈守忠、张果斋、赵玉玺、黄竹斋等先生，私淑孔子、牛兆濂先生。在诸位先生思想影响下，逐渐形成了独具特色的长安米氏内科流派学术特色体系，故称以上先生为流派先师。

曹学禹，字昌吉，张掖人，清光绪二十三年丁酉科（1897年）副贡。曾任觚得书院（后改称张掖县小学堂）教师。喜好写诗，被称为“诗癖”，是民国时期张掖文坛的代表人物，编纂《果庐诗草》，惜已佚。其诗词清新淡泊，有乡土气息，《张掖市志》中收录其《张掖竹枝词》《清明郊游》等诗词。善于书法，字迹端正秀丽，书写的对联及《重修山西会馆碑文》等被有关部门收藏。

李源逢（1894—1950年），字左泉，甘肃张掖人。少时熟读四书、五经，古文基础扎实。青年时期思想进步，曾参加孙中山先生领导的兴中会，从事会议记录和联络工作，曾追随清末副贡曹学禹等人，为宣传共和做过贡献。1919年起从事教育工作长达31年，先后在张掖周公祠小学、普门寺小学任教，在甘泉小学与铄得小学任校长。擅长书法，所写匾额、楹联多被张掖的庙宇收藏。

陈守忠（清末—1948年），字荩臣，张掖人。幼年时好学，喜好诗文，以平生精力攻习医学，对古典经文医书研读精深，尤对仲景《伤寒论》娴熟。民国初年参加全省医学考试，获第一名，为当时医家所推崇。以六经辨证分析病情，以伤寒方剂施治，辨证处方颇有独到之处，对症用药无不奏效，求诊者接踵于门，是张掖地区较有名望的中医药师。晚年双目失明，犹能赋诗论文，诗文风格豁达不拘。

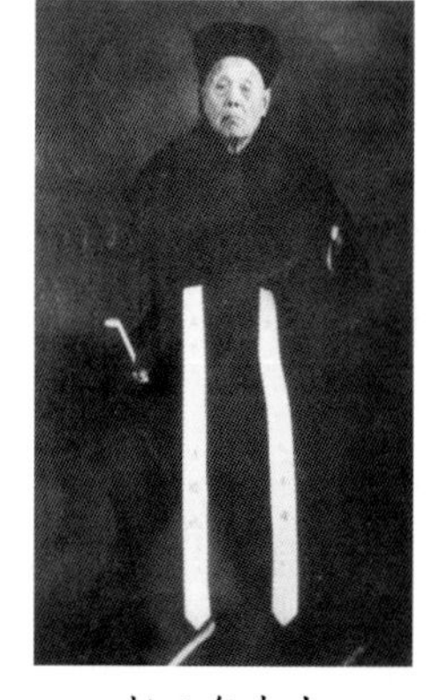
赵玉玺先生

赵玉玺，字宝珊，陕西兴平县人，关中大儒。

在诸位先师中，尤以张果斋、黄竹斋先生为代表，对长安米氏内科流派产生了深远的影响。

一、张果斋

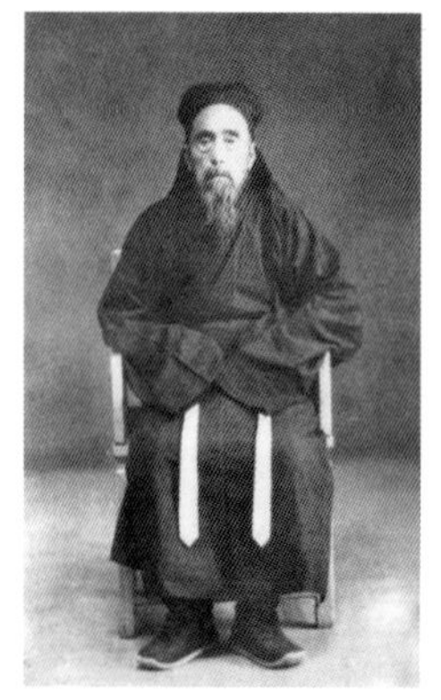
张果斋先生

张果斋（1863—1955年），本名张元勋，号果斋，字鸿山，陕西兴平庄头乡庄头村人，清末举人，著名的关学大师。先后师承三原贺瑞麟先生、咸阳刘古愚先生，一生致力于关学研究，曾于衡文书院、正谊书院、宏仁书院讲学。1887年4月，张果斋先生赴三原考试后，看望著名的关学学者贺瑞麟（复斋）先生。贺瑞麟先生为张果斋先生撰写了“学术须宗张子厚，秀才要做范希文”，以此勉励。1891年8月，柯逢时（1888年任陕西学政）等在味经书院设立刊书处、售书处，张果斋先生参与《五代史》的初校和复校工作。

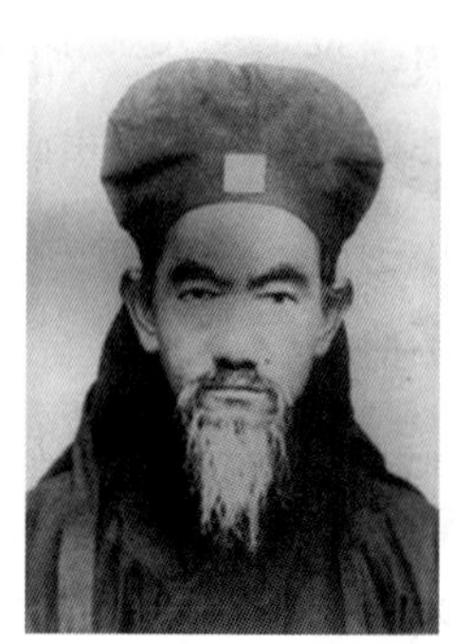
牛兆濂先生

张果斋先生与牛兆濂先生交往40余年，“谊虽朋友，情如兄弟”，二人来往密切。1917年春，张果斋先生随同牛兆濂先生等出游各地，赴山东曲阜邹县拜谒孔孟庙林。1933年日寇进占山海关，承德失守，张果斋先生与牛兆濂先生等集合义勇兵数百人通电全国抗击日寇；面对日本侵略者侵华时之盛气凌人，张果斋先生气愤地写诗一首，“神武不杀是明德，虞庭洙泗中为则，世界休夸原子弹，皇天不佑侵略国”，表现出为了国家的安危和百姓生命安全，不惧强权，与侵略者做斗争的大无畏精神。蒋介石曾慕张果斋先生大名，听说他的生活清苦，便委托天水行营主任程潜代赠五百大洋，张果斋先生再三推辞不得后，将其全部捐赠给陕西各书院。

张果斋先生著有《地球浅说》《原道》《格物测算》《太阳质疑》《新正气歌》等著作，编有《清麓年谱》《牛蓝川先生行状》等。

二、黄竹斋

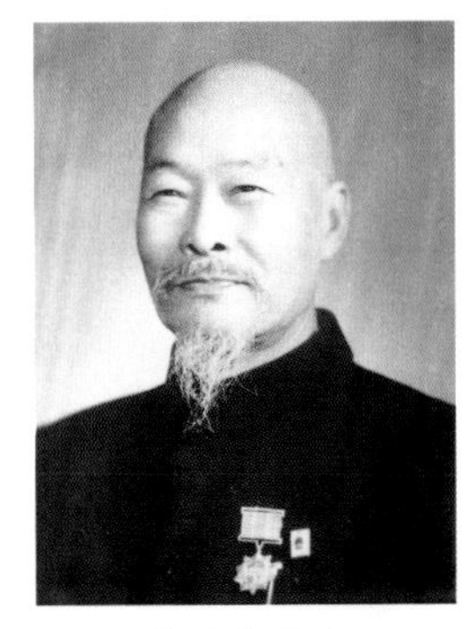
黄竹斋先生

黄竹斋（1886—1960年），名维翰，字竹斋。原名黄谦，字吉人。晚号中南山人，又号诚中子，陕西临潼县八里黄村人，近现代著名中医学家、文献学家、教育家，全国著名的伤寒大家、针灸大师，毕生致力于祖国医学理论研究和临床实践，弘扬张仲景学术的杰出代表，是民国时期研究《伤寒论》的三大流派之一。曾任国民政府中央国医馆常务理事兼编审委员、中央卫生署中医委员会委员、陕西省国学讲习馆副馆长、孔教会副会长、陕西红十字会附设女子职业学校校长、陕西省天文馆馆长等职。中华人民共和国成立后，历任国家卫生部针灸学术委员会委员，卫生部中医学术委员会委员，长安县人民代表，陕西省文史馆馆员，陕西省政协委员，中苏友好协会理事，西北医学院附属医院中医科主任，中国中医研究院（中国中医科学院前身）西苑医院针灸科主任，中国中医研究院学术委员会委员。

黄竹斋先生的父亲是一位铁匠，为了谋生迁居西安。1886年7月13日，黄竹斋出生于西安。幼年时因家境贫寒，不能读书，兼做童工，14岁时即随父亲打铁为生，学习冶炼铸锉，制作火药。他时常感叹没有文化的痛苦，18岁时始发奋识字学习文化。当时中国正处于半封建半殖民地社会，他目睹清政府腐败、帝国主义侵略，社会黑暗民不聊生，乃立奋发图强之志，立志从没有文化之苦中崛起。年逾弱冠，遂通经史、算数、理化、天文等学，尤喜爱医学，对中西畴人之书无不研读。

1911年，黄竹斋先生投身辛亥革命，在陕西省督军公署一等参谋官、南北两路团练大使、临潼王敬如（铭丹）先生领导下襄办军需，任军械官；在临潼县马额镇设立炮厂，招募小炉铁匠制作武器，并到汉阳兵工厂学习，以革新武器制作技术。因目睹同行铁匠、木匠、鞋匠等人患病求医困难，加之其自身又罹患牙疳病服用三黄解毒汤而愈，认为“庶士以利人济物之志者，惟医为然”，只有医学才能救助别人，遂毅然以发扬中国医学为己任，私淑医圣仲景，学宗钱塘二张、陈念祖。他致力于国学研究，曾与国学大师章太炎先生、陕西关学大师张果斋先生、牛兆濂先生、赵宝珊（玉玺）先生论学。蓝田学者赵和庭先生称赞黄竹斋先生：“浐渭之间，终南山下，布衣崛起，魁然儒者，道继关洛，治分王霸，不试故艺故多能，或以医名，余曰非也。”牛兆濂先生在“答赵宝珊”中写道：“……竹斋好学深思，探赜索隐，后起之英，殊甚钦佩……”

1924年，在日新学社《竹斋丛刊》卷一刊载的“太极图说臆解”中，黄竹斋先生针对达尔文物种起源学说，对生命起源和物种进化进行了探讨，提出了自己的见解。1925年，应国民二军总司令、河南督办胡景翼之邀任军医官，胡景翼殁后黄竹斋先生辞职返陕在家挂牌行医，并研究学术。1929年，陕西境内出现灾荒，黄竹斋先生建议设立养老所、孤儿所并任所长。

抗日战争爆发，黄竹斋先生怀着强烈的爱国主义思想，立即整理《伤科辑要》三卷，并向国民党政府上书，请求设立中医伤科训练班、中医伤科医院，发扬中医之长以宏救济。他亲自到重庆访求中医伤科学家张乐天。他认为“国家处于危急存亡之秋，正是中医为国效命之日”，因此提议建立陕西特效中药制药厂，生产国药。但国民党政府不予重视，自此黄竹斋先生隐居长安少陵塬双竹村，筑土窑洞居住，开始了专事行医和著述的淡泊生活。

中华人民共和国成立后，黄竹斋先生热爱中国共产党，拥护社会主义制度，他响应党的号召，积极投身党的卫生事业，为建设新中国贡献自己的力量。他不顾个人得失，向党中央毛泽东主席上书，建议将《礼运大同篇》列入中学教材，使学生了解中国先哲关于“天下为公”“世界大同”之主张和理想；又向西北军政委员会统战部上书，建议保护陕西省孔庙文物。他研读《资本论》，认为马克思提出的“全世界无产者联合起来，为解放全人类，实现共产主义而奋斗”是世界发展的自然规律。

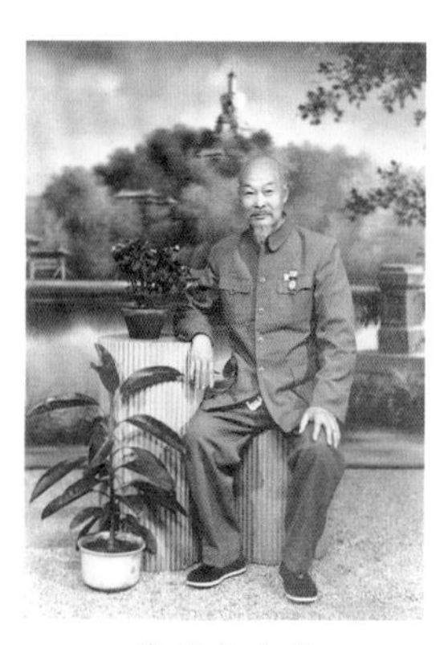
黄竹斋先生

1954年，黄竹斋、米伯让师徒二人受聘于西北医学院附属医院，成为我国首批西医高等院校聘请的中医教师，并任中医科主任；1955年，黄竹斋先生奉命调往北京中国中医研究院，任针灸科主任、中医研究院学术委员会委员。

黄竹斋先生毕生从事中医事业，以个人奋斗精神，南北奔波，不辞劳瘁，在医学、哲学、天文、历法和数学等学科领域均有著述，除著述了伤寒、针灸著作外，还著有《难经会通》《周易会通》《老子道德经会通》《秦越人事迹考》《孙思邈传》《医学源流歌》《诊法辑要》《关中历代名医传》《医事丛刊》《兵略辑要》《修订国历刍言》《求圆周率十术》《微积分提要》《五纪衍义》《中西星名合谱》《经天星座歌》等著作60余种及《建议陕西省城应设测候所计划书》，创制“北纬三十四度恒星经纬平面仪”一副等；曾提案整理编纂《中医各科证治全书》。逝世前不久，黄竹斋先生还在孜孜不倦地撰写《神经精神病学》。

黄竹斋先生曾说：“人一生没有傻瓜卖疯的精神是学不成东西的。不管社会人有任何非议毁谤，只要是有益国计民生的事，就要笃行实践，方能有所成就。否则，即成执德不宏，信道不笃，焉能为有，焉能为无。”他不忘当年曾经见到的那些流离失所、忍饥挨饿的穷人，牢记古人所云“人常能咬得菜根，则百事可能做成”，在书桌抽屉内常放些油渣，每当写作疲倦时就吃几块以激励自己。对于功名富贵，黄竹斋先生认为：“有补天地，曰功。有关世教，曰名。有学问，曰富。有廉耻，曰贵。”他认为“天下为公”“世界大同”之理想必将实现。他以三阳三阴钤治百病，善于针药并用，在研究仲景学说、针灸学术、文献医史、中医教育及临床诊疗等方面取得了令人瞩目的成就。他性情豪放，一生不以人之喜怒为喜怒，以乐素自居，所居之处称为乐素园，其洞即为乐素洞；他对待贫苦患者，免费施药用针予以治疗；他好游名山大川，考索历史文物古迹，每见一事必穷追至底。如米伯让先生所云，黄竹斋先生的一生“是为中华民族争气，为人民正义事业奋斗的一生。是先天下之忧而忧，后天下之乐而乐者也。不愧为一位中医科学家”。

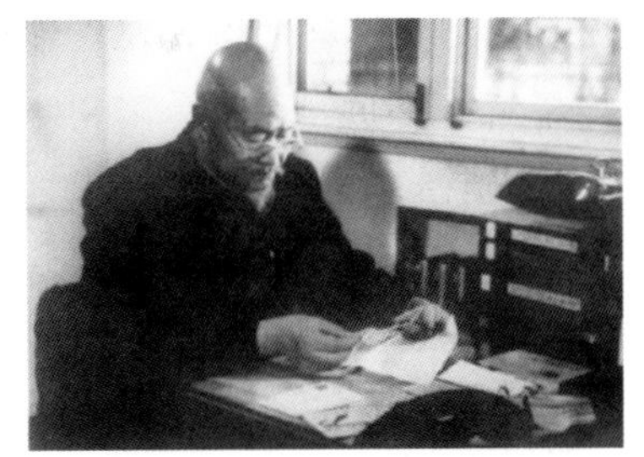
黄竹斋先生整理文献资料

由于黄竹斋先生对中医药事业的突出贡献，曾受到毛泽东主席、周恩来总理的亲切接见，被评为六好先进工作者，出席全国文教先进工作者代表大会，荣获卫生部金质奖章，多次与哲学家艾思奇先生进行学术交流。

会通伤寒杂病　新说三阳三阴

黄竹斋先生以发扬祖国医学为己任，致力于祖国医学的整理研究，是一位卓有成就的中医学家。他常说：仲景仁术教泽，功被万世，曾发愿搜罗仲景佚著，欲辑成全书贡献医林。他考察《后汉书》《三国志》等诸史书，均无张仲景传记，遂搜集诸子百家、杂记、历代名医评赞，为张仲景立传以补千古之缺，于1924年撰述《医圣张仲景传》一册，是为张仲景立传的第一人。该传首载于《伤寒杂病论集注》第一版卷首，后经增删修改，于1933年亲诣南阳拜谒张仲景祠墓，进行实地考察，并拓碑拍照，又遍查河南、南阳有关县、府志，撰写《谒南阳医圣张仲景祠墓记》以充实《医圣张仲景传》。《医圣张仲景传》对张仲景的生平籍里、任长沙太守等史实考据详确，内容丰富，复载于《伤寒杂病论集注》第二版、第三版。继以黄谦署名载于《国医文献》创刊号及他晚年所著的《伤寒杂病论会通》，并曾以单行本印行，后被冈西为人收入《宋以前医籍考》。《医圣张仲景传》成为我国现存关于张仲景的最赅备的传记，现刻石立于医圣祠汉阙当门。米伯让先生说，黄竹斋“先师对医圣张仲景所作之‘传’‘记’，对现代研究考察仲景佚事提供许多方便，有功仲圣，诚谓伟矣”。1947年，黄竹斋先生带领米伯让从西安乘车到达许昌，步行3天来到医圣故里，沐浴后再次拜谒医圣祠，在仲景祠墓前宣读黄竹斋先生撰写、米伯让先生恭笔手书的《祝告医圣文》，文中提出了“中华古医学，世界将风行”的豪言壮语，反映了师徒二人对医圣张仲景的无限崇敬和对中医药事业未来的远见卓识。黄竹斋先生还将明崇祯五年园丁打井发现之“汉长沙太守医圣张仲景之墓”碑石拓页带往上海，经考古专家鉴定，认为“字体遒逸，类晋人书”，是为晋碑。1981年12月，在南阳成立张仲景研究会上，中华医学会医史学会副会长耿鉴庭先生的鉴定结论与黄竹斋先生当年的鉴定无异。尤其是南阳医圣祠在整理祠容时发现该碑碑座有“咸和五年”四字，更进一步证明了黄竹斋先生当年的结论。黄竹斋先生对仲景其人、其墓及汉长沙太守之职等进行的考证，医圣之谥，千载疑误，一旦冰释。

黄竹斋先生平时喜爱研读张仲景之书，潜心研究仲景学说数十年，提倡系统整理应与现代科学相结合。为了系统地研究仲景学说，他撰写了《三阳三阴提纲》《伤寒杂病论集注》《伤寒杂病论新释》《经方药性辩》《重订伤寒杂病论读本》《校订白云阁藏本伤寒杂病论》《伤寒杂病论类编》《伤寒杂病论会通》《伤寒类证录》《经方类编》等著作。纵观黄竹斋先生的著作，其主要特点是长于集注类编，注重综合研究，勇于汲取新知。其中具有代表性的著作是《三阳三阴提纲》《伤寒杂病论集注》和《伤寒杂病论会通》等。

黄竹斋先生曾说“治学只要对国计民生有益者均可学习研究，勿为世俗所囿，不能固步自封，要有所创新，一个大学只能范围常人，非常人绝不受它的约束”，又说：“博学之，审问之，慎思之，明辨之，笃行之。”因此，在治学上不断探索，敢于发前人所未发，力求有所突破。他发现各家对六经的注释多非张仲景之本义，需要商榷之处很多，读西哲生理学以人身气质功用分为三系统之说，恍悟仲景三阳三阴之理，遂于1907年撰著《三阳三阴提纲》1卷，以三阳标识部位，三阴标识质体。指出“太阳者，身体表部躯壳之术语也”“阳明者，躯壳之内，水谷道路，始于口而终于二阴，六腑部位之术语也”“少阳者，躯壳之内，肠胃之外，五脏膜原，三焦部位之术语”“太阴者，荣养系统之术语。其气则荣卫、津液，其质则肌肉、脂膏，皆其所属也”“少阴者，血脉循环系统之术语，五脏皆其机官，经络毛脉皆其所属也”“厥阴者，精神系统之术语，脑髓为其中枢，志意是其妙用，而主宰全体知觉运动之机官也”。“三阳部位各分区域，是以汗、下、和解之法不可混施；三阴质体互相附丽，故温、清之法皆可通用。”他以六气解释六经的性质，如太阳由六元之寒气主治之、太阴由六元之湿气主治之等；以六气解释机体的病理变化，如“风者，天之号令，由阴阳二气磅礴而生。人身精神意志之妙用，全借元气之风以为运动。风气太过或不及，则失和而为病。在太阳部位者，四肢厥逆。在少阳部位者，消渴寒疝及厥热进退。在阳明部位者，呕哕下利，皆神经失和为所致”。以开、阖、枢解释六经的功能，三阳经中太阳为开，阳明为阖，少阳为枢；三阴经中，太阴为开，厥阴为阖，少阴为枢。阐释了因皮毛汗孔具有呼吸吐纳作用，以通畅为常，故太阳为开；太阴为营养系统，主为阳明行其精、气、津、液，故为开等机理。阐述了人体因“其表面与天气相接触，凡风、雨、寒、暑之邪，乘人阳气之虚而外中伤于皮毛，留止经络、筋骨者，皆为太阳病”“凡食饮不节，起居不时，六腑失和者，皆为阳明病”等六经病变的病因病机。提出了太阳与少阴为表里，“太阳证虚，当温其里之少阴；少阴证实，当攻其表之太阳”。阳明与太阴为表里，“阳明虚，当温其里之太阴；太阴实，当泄其表之阳明”。少阳与厥阴为表里，“少阳虚，当温其里之厥阴；厥阴实，当泻其表之少阳。……此仲景三阳三阴篇，表里、虚实、寒热，错综变化中不易之例也”。他认为：“盖人身表里阴阳相维，气血联贯。一部分失和，余体未有不受直接或间接之传属者。病情百变，苟不审其标本而施治，鲜有不释邪攻正，反乱大经者。”故临证时应详审病机，辨明疾病的标本缓急，辨证施治。黄竹斋先生以西哲生理系统之说，阐发三阳三阴钤治百病之本旨，贯通经络、六气，发前人之所未发，在医学史上可称为是以中西会通论六经之创始者。掌握了三阳三阴学说，整个《伤寒论》便可迎刃而解了。正如米伯让先生所云：“先生此论，足破千古之惑。可谓自辟蹊径，务去陈言，独具一格，有划时代之意义。”《三阳三阴提纲》是黄竹斋先生研究仲景六经学说的最佳之作，刊登于1926年、1934年再版及三版的《伤寒杂病论集注》18卷卷首及其晚年所著的《伤寒杂病论会通》18卷卷首。该书印行后，受到南北医家的高度评价。

《伤寒杂病论集注》是黄竹斋先生辑《伤寒》《金匮》古今中外诸注之精华，删繁去芜，去粗取精，历时八载，稿经四易，于1923年撰著而成，1926年印行。该书是我国第一部“伤寒”“杂病”合一而注的集注本，在国内外颇有影响。《中国医学大辞典》主编、中央国医馆编审委员、名中医学家谢利恒先生为之序云：“西安黄竹斋先生重印《伤寒杂病论集注》18卷，都70余万言，据生理之新说，释六经之病源，贯穿中西，精纯渊博，可谓集伤寒学说之大成，诚医林之鸿宝也。”又在所著之《医学源流论》中称为“近今之杰作”。江苏武进名中医学家张赞臣先生云：“黄竹斋先生以汉儒注经之精神而又不辞辛苦，海内奔驰作实际之探讨，著《伤寒杂病论集注》，诚于仲圣绝学有羽翼之功，方其书再版爰题‘医学渊府’四字，藉志钦慕。”中央国医馆学术整理委员会专任委员、福建名中医学家陈逊斋先生序云：“予酷嗜医术，寝馈《伤寒》《金匮》几三十年，南北遨游，未尝遇一知己，非真无人才也，实予交游不广耳。长安黄君竹斋远道来京，邂逅于中央国医馆，出所著《伤寒杂病论集注》见示，归而读之，爱不忍释，因有知己之感焉。黄君于本书脱稿之后，尝亲至南阳谒医圣张仲景祠墓，勒碑拍照，其志弥苦，其行弥坚。国医有斯人，国医之幸也。斯人而仅为国医，斯人之不幸也。黄君之书有三长，论六经六气则自成一家之言，论三阳三阴则独翻古人之案，心细如发，语必惊人，是其才高也。上自《本草经》《内经》《难经》《中藏经》《甲乙经》《玉函经》《巢氏病源》《千金》《外台》诸书，下至五代，宋、金、元、明、前清诸家学说，旁及近代生理卫生、物理化学、诸种科学，无不详稽博考，书计十有八卷，都凡七十万言，是其学博也。删叔和之序例，订仲景之原编，正诸家之瑕疵，驳运气之乖谬，折衷至当，断制谨严，是其识超也。具此才学识三长，黄君之书，可以传矣。”《伤寒杂病论集注》在《陕西通志》亦早载入，曾先后印行三版。1957年，人民卫生出版社将《伤寒杂病论集注》分为《伤寒论集注》《金匮要略方论集注》印行。任应秋教授在“研究《伤寒论》的流派”一文中称黄竹斋先生是我国研究《伤寒论》的五大家之一。

由于史书所载仲景著作遗失较多，黄竹斋先生四处奔波，远赴南京、浙江、宁波等地访求仲景佚书。在往鄞访书期间，经浙江名医家周岐隐先生介绍，认识了桂林名医家罗哲初先生，罗先生敬慕黄竹斋先生弘扬仲景学说的功绩，将从其师左修之先生处得到的张仲景第 46 世孙张绍祖所藏之《伤寒杂病论》第 12 稿手抄本 4 册（名白云阁藏本）及《难经》（白云阁藏本）1 卷授予先生。1936 年为防该书遭于兵燹，黄竹斋先生亲到南京再次拜访罗哲初先生，将《伤寒杂病论》第 12 稿连夜抄得副本带回陕西。他曾多次提请刊印白云阁藏本《伤寒杂病论》，均遭拒绝。1939 年，经辛亥革命将领张钫（字伯英）捐资刻制木版，始克公世，印出 250 部，同时还刊印了黄竹斋先生所著之《医事丛刊》，拟待战争结束，将书版送往河南南阳医圣祠保存，惜因国难当头而未能如愿，后经弟子米伯让历经曲折，于 1981 年完成此遗愿。经黄竹斋先生深入研究，并与其他版本进行比较，发现该版本有六大特点：一是合《伤寒》《金匮》为一部，恢复了《伤寒杂病论》十六卷的原貌；二是内容编排规整，依序言、总论、各论为序，先诊断后治疗，顺理成章，井然有序；三是对六淫病邪论述比较详尽，卷四专论温病，扩大了温病的证治内容；四是全书以整体观念为指导思想，以三阳三阴为辨证纲领，以脏腑经络学说为理论依据，深契仲景以六经钤百病之微旨；五是全书体例一以贯之，首尾相顾，结构严谨；六是保存了宋版《伤寒》《金匮》中没有记载的方剂 88 个，订正错、脱、讹、衍之处甚多。黄竹斋先生认为，该版本为祖国医学宝库中的珍贵文献之一，对深入探索仲景大论的本始具有一定的价值，遂对《伤寒杂病论》第 12 稿进行了深入研究、注释，并与其他版本进行比较，取各家不同版本之长进行核对订正，补其不足；搜辑历代诸注之精华以充实内容，将《伤寒》《金匮》合为一帙，又以宋本《伤寒论》、正脉本《金匮要略》补其佚阙，无疑不释，无义不晰，著成《伤寒杂病论会通》。时值解放战争正酣，又受经济所限，米伯让先生恐书稿一旦付之劫灰辜负黄竹斋先生毕生心血，遂商同先生购买旧石印机一架准备自行刊印。黄竹斋先生素性刚毅果断，爰笔亲书印版，师徒二人自印装订，于 1949 年完成第一版《伤寒杂病论会通》，该版共计 18 卷，分订 8 册，米伯让先生为该书撰写了跋文。因受经济条件所限印数不多，分赠各地友人爱好者及各地省图书馆保存以供研究。关于《伤寒杂病论会通》的命名，米伯让先生在“重印《伤寒杂病论会通》序”中云：“先师以本书命名《会通》者，谓仲景之书多次增删变动，隐现分合，佚文散失不断发现，故本《周易·系辞》谓‘圣人有以见天下之动，而观其会通’之义定名。《周易本义》又谓：‘会，理之所聚而不可遗；通，理之可行而无所碍。’先师借用‘会通’二字者，望天下及后世之人，能将仲景之佚书进行搜集整理，达到理会贯通，……。”白云阁藏本《难经》刻制木刻版亦已印行。

1933 年冬，在南阳瞻拜仲景祠墓时，黄竹斋先生访询到祠墓祀田被占，遂致函南阳县县长王幼侨，提请将医圣祠田地照数归还，“或由官绅及医药两界组织一保管委员会，负责保管，则神人同感，功德无量矣”。1935 年，又呈“请咨河南省政府拨还南阳医圣祠祀田案”，要求悉数归还所占祀田。黄竹斋先生在上海提议与医界同仁组织募捐重修南阳医圣祠董事会，并向中央国医馆全国代表大会呈送了“提议募捐重修南阳医圣祠享殿以崇先圣而扬国光案”，附重修南阳医圣祠董事会章程，团结各界人士，为修复医圣祠筹划出力。他将所著《伤寒杂病论集注》《重订伤寒杂病论读本》各捐 100 部，以襄善举。因此，黄竹斋先生是我国最早考察南阳医圣祠，并建议进行修复、弘扬仲景学说的第一人。

黄竹斋先生曾告诫弟子米伯让：“学无止境，著书立说是一件非常慎重而严肃的工作，是千秋事业。对自己的作品必须经常反复思考明辨，不断的实践认识方能有所提高。切忌轻易肯定或否定。如我早年撰著《伤寒杂病论集注》时，增订《伤寒杂病论读本》时，曾删去‘伤寒例’，认为序例为王叔和所作。及见罗哲初先生所授白云阁藏本仲景《伤寒杂病论》第十二稿时，遂感以前认识浮浅，故撰著《伤寒杂病论会通》时，仍依旧补注，以正己之前非。昔朱子注四书稿经七易，仲圣作《伤寒杂病论》有十三稿。以往我所作之《集注》一书，虽历时八载，稿经四易，其所下功夫远远不及前人。对科学道路上的错误认识要勇于正误。”反映了黄竹斋先生治学严谨、勇于正误的实事求是精神。正如米伯让先生所说，黄竹斋先生“毕生致力仲景之学，诚不愧为集伤寒学说之大成，衍南阳之正宗者也”。

考经穴制新图　并针药治中风

黄竹斋先生不仅在研究伤寒方面卓有成效，在针灸学研究方面也造诣精深，多有建树，是中国近现代针灸医学的杰出代表，他毕生研究针灸学术，为后学者进一步研究针灸起到了承先启后的作用。

1924 年，黄竹斋先生将中国针灸学古今诸著之精华收辑整理，以《内经》《甲乙经》《难经》为主，参考《千金方》《外台秘要》及宋元明清针灸诸书，撷取精华，删去繁芜，正其乖讹，补其阙略，撰著《针灸经穴图考》8 卷。以十四经为纲，三百六十五穴为目，附奇穴拾遗若干。每穴之后列其主治证案，冠以针灸要法，精确穴图。该书旁征博引，考证精确，对整理研究针灸古籍者是其独创。1933年于南京又在活人体点穴划经摄影制版印行。其图穴以人体为标准，诚为针灸家之创作，是我国在活人体表点穴划经的首创者。《针灸经穴图考》引证之详、考据之精、折衷之当，令人钦佩。中医大家张赞臣、周禹锡、陈逊斋、罗哲初、章太炎等人均予以赞许。谢利恒先生为之序云："吾国针灸治病常著奇效，早为海内外医家所公认，但能举其全说者极少。虽有《针灸大成》等书未免仍多挂漏。长安黄吉人先生治学夙重实际，不惮艰深于集注《伤寒杂病论》之余，复取古本针灸学说，上起炎黄，下讫近世，旁征博引，萃于一编，统系分明。为吾国在前未有之作，诚医家之鸿宝也。"中央国医馆编审委员，福建名中医学家陈逊斋先生为之序云："……二十三年双十节黄君二次莅京，携其旧著《针灸经穴图考》见示，予取而读之，知黄君此书确切详明，有条有理。其考证经穴也根据古经，无附会、无杜撰。此与唐、宋以后各有师承，各出花样，积习相沿，莫由知其错误者不同也。其运用针法，删繁就简，悉中肯綮，此与诸家针法混乱无次，方法愈多而治疗愈误者不同也。其书可以医病，可以医医，可以令一切针灸书籍望而却步。"中央国医馆编审委员、桂林名中医学家罗哲初先生为之序云："吾友黄君竹斋，陕之隐君子也。凡天文、地理，河图洛书、经史子集，靡不极深研几，其于医也，则以《内》《难》为体，《甲乙》《太素》《伤寒》《金匮》为用。故其所著《伤寒杂病论集注》《新释》二书，均能脍炙人口。今复著《针灸经穴图考》出而问世。余见其引证之详，考据之精，折衷之当，固足令人钦佩！至其图穴之以人体为标准，诚为针灸家之创作。可谓前无古人，其难能可贵为何如也？其嘉惠医林为何如也？其补《内》《难》《甲乙》各经之阙之功又为何如也？"《针灸经穴图考》1935年首次印行，为中国针灸学的发展做出了巨大贡献，该书自问世后即引起国内外的广泛关注。

黄竹斋先生搜集历代各家针灸学不同之版本，核对订正，取其精华，结合自己的心得体会，撰著《针灸治疗会通》8卷，可谓发前人之未发，成为针灸学史上的一大贡献。此外，还编著有《针灸经穴歌赋读本》《针灸要诀》《袖珍针灸集要》《校订铜人腧穴图经》《灸法辑要》等著作。1957年，人民卫生出版社再版刊行了《针灸经穴图考》《校订铜人腧穴图经》二书。

黄竹斋先生还受到针灸学家承淡安先生邀请，在无锡针灸学校讲学；并将罗哲初先生所授之白云阁藏本《难经》抄本，刊登于该校之《针灸杂志》，在全国中医界引起了巨大的反响。

黄竹斋先生不仅是一位医学理论家，更是一位卓越的临床实践家。他重视理论的整理研究，不断地进行学术创新，临证时经方、时方、土单验方、针灸、导引、内服、外治等有效方法均予采用，内、外、妇、儿、伤科患者均能治之。他认为，只要有益于祖国医学发展、对病人有疗效者，均可学习之。即使是对铃医、农民、樵夫、渔夫、兽医、猎户、僧、道、卖艺者，只要有一技之长者，皆虚心请教。

黄竹斋先生博览群书，广采博取，通晓经方，精于针灸，临证将伤寒、金匮合一炉而冶，善于针药并用治疗疑难杂病。由于中风偏瘫发病率较高，治疗颇为棘手，故他调往北京中医研究院工作后，建议在西苑医院设立 50 张针灸病床，对中风病进行了独创性研究。他概括了中风偏瘫病发病原因不外乎外感与内伤二大类，外感是指虚邪贼风，内伤是指七情饮食等中于人身之邪气。由于正气内虚，内伤五脏真阴，以致肝风内动等内在因素所引起。临床实践证明，以内风引起多见，所以风、火、痰、气、血在病理条件下相互影响，是中风偏瘫病发病的主要原因。内风为决定因素，外风为诱发因素，属本虚标实之证。治疗中应根据病邪之浅深轻重和病情的先后缓急灵活施治，既要紧握疾病机转，又要抓紧急性期的合理治疗，关键是对中风脱证、闭证的辨证论治，要对疾病进行细致观察。通过临床实践，黄竹斋先生探索出了一套针药配合治疗该病的有效方法。他认为，《灵枢》《素问》《甲乙经》《金匮要略》《千金方》《外台秘要》以及宋元明清历代医家医书的内科杂病门都记载了中风瘫痪病的治法，唯清·尤在泾《金匮翼》开关、固脱、泄大邪、转大气、逐痰涎、除热风、通窍隧、灸输穴八法是治疗中风瘫痪病较为完备的治法。临证时，取针刺效捷力专、汤药性缓力久，以针药并用配合起效，相得益彰，成为他治疗各种中风病的一大特点。由于黄竹斋先生取穴精准、手法灵活、选方严谨、加减有度，故屡治屡验。许多疑难危重患者经黄竹斋先生治疗后转危为安，中国中医研究院为黄竹斋先生拍摄了专题科教电影。

1957 年，黄竹斋先生治疗 45 例半身不遂，其中昏迷 7 例，言语障碍 18 例。治疗后痊愈占 20%，接近痊愈占 37.8%，好转占 31.1%，无效占 8.9%，死亡 1 例，占 2.2%，有效率 88.9%。据西苑医院 1959 年 5 月 4 日“针灸中药治疗中风偏瘫 150 例总结报告”统计，治疗有效率 91.3%，取得了显著的疗效。1959 年 6 月，黄竹斋先生等在“针药合用治疗中风瘫痪病 55 例报告”中指出，根据疾病的阴阳表里虚实寒热及闭证脱证的不同进行辨证施治，药物方面分别以古今录验续命汤、涤痰汤、小续命汤、三化汤、安宫牛黄丸、苏合香丸、牛黄清心丸、局方至宝丹、风引汤、防风汤、地黄饮子、炙甘草汤、独活汤、三生饮、柴平汤、龙胆泻肝汤、金刚丸、虎潜丸、豨莶丸等进行辨证治疗。针灸穴位及手法方面，主穴有人中、风府、风池、合谷、间使、内关、哑门、廉泉、天突、肩髃、曲池、风市、环跳、阳陵泉、光明、绝骨、颊车、地仓、下关；配穴有百会、承浆、后溪、阳谷、阳池、外关、八邪、迎香、睛明、阳白、丰隆、三阴交、关元等；采用捻转补泻及呼吸补泻法，或以兴奋法抑制法，根据病情的虚实使用。经观察，治疗55例中风瘫痪病人，痊愈13例，显效15例，好转23例，无效3例，死亡1例，取得了满意的疗效。

在黄竹斋先生治疗中风病所用方剂中，《金匮要略》记载的古今录验续命方是他治疗中风病的常用方之一，该方由麻黄、桂枝、当归、东北参、干姜、炙甘草、杏仁、川芎、生石膏组成，主治中风痱，身体不能自收，口不能言，冒昧不知痛处，或拘急不得转侧。黄竹斋先生认为方中麻黄为君，其性上升旁散；当归、川芎通经中之荣血，桂枝、人参行络中之卫气；干姜、甘草扶胃阳；杏仁、石膏澄清混浊。故该方是治疗经络荣卫清浊相干、气乱于臂胫及头而厥逆的良剂。苏合香丸是温开的代表方之一，乃通关开窍之要药，对中风痰厥气闭、神志昏迷等症有较好疗效。黄竹斋先生治疗中风偏瘫病证属寒痰内闭者，每用此药温通开窍，行气化浊，卓有效验。

风湿性关节炎是一种久治难愈的疾病，1956年3月至1957年11月，黄竹斋先生用针灸疗法治疗风湿性关节炎468例，有效率88%，无效率12%，证明针灸疗法治疗风湿性关节炎疗效肯定。1956年3月至1957年8月，黄竹斋先生用针灸治疗组织扭伤53例，有效率达到92.5%。

黄竹斋先生临证治法多样，或针药并用，或单用针灸疗法，还常常以内治与外治相结合，并善用外治法治疗疾病。礼泉学者王某某，因跌倒不能行走，疼痛难忍，拍X线片后诊断为胫骨骨折，经黄竹斋先生配服自制接骨丹，外敷万灵膏，一月治愈，行动如常。黄竹斋先生到中国中医研究院西苑医院工作后，一名患瘩背疮的患者，经治年余不效，黄竹斋先生收采鲜马齿苋，捣烂如泥敷患处，数日痊愈，此乃运用单味药治疗顽难杂症之一，1959年9月30日《光明日报》以“枯木逢春”为题，报道黄竹斋先生这一事迹。

捍卫中医事业　发展中医教育

黄竹斋先生出生于清末，时值鸦片战争以后，中国社会急剧半殖民地化，传统的中医教育受到迅猛的冲击，此时无论是太医院式的教授生徒或民间师徒相授、父子相传都适应不了急剧变化的社会情况。辛亥革命以后，代表封建地主与官僚买办利益的北洋政府、国民党南京政府，先后站在民族虚无主义立场上，不重视医药卫生事业，摈弃中医教育于现代教育体系之外，使中医学发展尤为缓慢。中医界有识之士清楚地认识到，中医教育是关系到中医事业是否后继有人及生死存亡的大事，继承发扬祖国医学亦是强国道路之一，有中医教育则中医事业兴，无中医教育则中医事业亡。因此，黄竹斋先生致力于中国医学的研究整理，以发扬中国医学为己任。促使中医教育事业纳入国家教育体系，是中医药各界人士长期抗争的主要目标之一。

黄竹斋先生青年时期目睹了军阀混战、民不聊生之情景，试图以学术革新救国，他热心办学，曾联合陕西进步学者王敬如、郭希仁、赵和庭、杨叔吉、贺绋之、贺景范等人创办日新学社，研究国学、天文、算数、历法、医学、历史、地理、哲学及生物进化等，并办报、办学、讲演，宣传时事及革新主张，以教育救国，曾创办《日新丛刊》。他不仅研究中国古典哲学和自然科学，还研读西方卢梭、柏拉图和哥白尼、赫胥黎、达尔文的哲学和自然科学，担任陕西红十字会附设女子职业学校校长及中学校医、数学教员、西京中医专科学校校长，通过实践对现代教育积累了一定的经验。

1929年，南京国民党政府第一届中央卫生委员会议通过了余云岫等提出的《废止旧医以扫除医事卫生之障碍案》，提出了消灭中医的具体办法，企图达到消灭中医之目的，引起全国中医药界的极大愤怒和反对，各界人士奋起抗争。陕西中医药界公推黄竹斋先生为陕西代表（西北唯一的代表），参加1929年3月17日在上海召开的“全国医药界临时代表大会”，并组织请愿团，赴南京向国民党政府呼吁请愿，反对这一消灭中医药之反动提案，要求取消该提案，并要求将中医教育纳入国家教育系统。黄竹斋先生以强烈的民族自尊心和爱国主义思想，积极投入反抗南京政府消灭中医的斗争中。由于他对当时中医事业发展的情况、中医教育的利弊得失有着非常深刻的了解，用事实揭露了国民党政府消灭中医政策是造成中医教育发展迟缓的根源。经过黄竹斋先生和国内外各界人士的抗争，致使国民党政府消灭中医的阴谋未能得逞，被迫制定了“中医条例”，成立中央国医馆，黄竹斋先生被选为中央国医馆常务理事、编审委员，中央卫生署中医委员会委员。受《中国医学大成》主编曹炳章先生邀请，为其所撰著的《中国医学大成提要》作序。在黄竹斋先生的呼吁和全国各界人士的共同努力下，1936 年，国民党政府被迫在形式上承认了中医办学的合法性，尽管是一纸空文，但毕竟是中医药各界人士多年奋争之结果。黄竹斋先生不畏强权，敢于直言，切中时弊的胆识，令人敬佩。

1937 年，黄竹斋先生向中央国医馆提出了《拟定中医教学方案以备采择案》《拟请征集全国医界名宿编纂中医教学规程案》（《附中医学校科目》）、《审察〈病理学〉意见书》、《请征聘专家编纂国医内、外、妇、儿各科证治全书案》（附条例）、《复“西京中医专科学校”董事会书》，还提出过《陕西省中医专科学校建设规划》《请设中医伤科医院案》《审察统一病名意见书》等多项具有远见卓识的提案和意见书，对中医教育的宗旨、师资、课程设置、教学内容和教学方法等都有相当详尽的设想和具体建议。就发展中医教育向国民政府行政院提出了在南京、上海、武汉、北平、四川、西安等地设立中医大学、中医专修科，提出中医应有博士、硕士、学士学位学衔。这是黄竹斋先生多年研究中医教育的结晶，反映了他为发展中医事业而奋争的卓越思想。

黄竹斋先生是中医教育的理论规划者和实践家，他长期供职于中央国医馆和卫生署中医委员会，认识到中医教育的重要性和必要性，主张首先应积极汲取现代教育的成熟经验，将中医教育纳入现代教育中，使中医教育现代化。表现在：①规定中医学生入学资格为中学毕业或同等学力，以保证医科学生质量，使中医教育与现代教育融为一体。规定学制分为二级六年制，其中预科（初级）三年，学习医学基础课程；专修科（高级）三年，分科学习临床课，并含一年实习。②实行考核、奖学制度，规定毕业资格。预科毕业成绩优异者，注明“升学免费”，升入专修科；其余成绩合格者，发给证书升入专修科，学费自备。专修科毕业、成绩优异者授予中医某科博士学位，其余成绩合格者授予某科学士学位，准其应诊。③编纂教材为中医教学之重要问题。由政府组织全国专家，以中医经典著作及各科名著为依据，突出中医理论体系和特色，编纂适用于中医的教科书。对中医某学科如解剖、产科等薄弱环节，应大胆吸取西医之长，为中医教学服务。在《审察〈病理学〉意见书》中云：“查本书病名证论完全抄袭西医学说…… 且西医《病理学》自有成书，何劳中医为之代庖？苟中医学校基础科学纯取西医学说，则将来教授各中医专修科势必扞格不入，是岐黄、仲景之道不亡于摧残中医之西医，乃丧于教授中医之中医也。”④改革传统中医教授方法，重视直观教学与实验课。设置各学科所必需的模型、标本、图书及药圃，以供师生学习研究之用。

第二，要重视爱国主义教育，中医教育应为抗日战争服务，将中医教学与爱国主义相结合。黄竹斋先生认为“医史课之设不唯表彰先哲发明之绩，且可兴起学者爱国之心”，在中医教育中贯彻爱国主义教育，这是黄竹斋先生倡导中医教育的独特之处。

第三，注重医德教育。黄竹斋先生认为，中医教育特别是医德教育对中医前途至关重要，关系医学教育的成败，他为“西京中医专科学校”拟定的教材中，规定预科开设《先哲医论言》课程，专修科开设《医师修养学》课程，并自编《医医格言录》一卷、《医圣张仲景传》一卷、《孙思邈传》一卷。充分说明黄竹斋先生非常重视和要求学医者必须有高尚的医学品德修养，注重医德教育之重要性。

第四，重视中医教育和中医知识的普及，使中医教育纳入国家教育体系之中。为了发展中医科普教育，黄竹斋先生曾自编、自写、自印（石印）中医初级教材读本数种（见《乐素洞医学丛书目录》）。

为了在西安筹建中医专科学校，黄竹斋先生成立了董事会进行筹备，因未得到国民党政府重视而解散。

中华人民共和国成立后，黄竹斋先生目睹党和人民政府非常重视中医工作，甚为欣慰。他仍念念不忘发展中医教育事业，1956年在全国卫生工作会议上，他提出了《制定十五年远景计划书》，其中第二条反复强调应组织全国专家统一编纂中医教材的重要性及实行措施。是年，中医教育事业纳入国家教育计划，各地相继成立了中医院校。1980年以后，我国设立中医学士、硕士、博士等学位，卫生部又多次组织全国专家编撰、修订中医教材。黄竹斋先生多年的夙愿得以实现，他预言的“中华古医学，世界将风行”也必将实现。

黄竹斋先生毕生致力于继承发扬祖国医学，对药王孙思邈的学术成就也有深入研究。他以《二十四史·旧唐书》及《陕西通志·耀州志》等书为依据，旁搜历代史料、医家评赞及道藏释典、稗官小说，凡记载有孙思邈事迹者，取其合理部分，详加考核整理，并走访了耀县药王山、眉县太白山、长安终南山等地，将所有见闻靡不收辑，撰写成《孙思邈传》一卷。他曾3次拜访药王山，撰制楹联“道通天地术通圣，儒中隐逸医中真”，给孙思邈以历史的正确评价。黄竹斋先生收集古今卓有成就的历代医家，以韵言体裁撰写了《医学源流歌》一卷，附印于《孙思邈传》后，提出了“中华地，大而博，历史悠久贤哲多；医籍富，不胜数，整理乃为今要务；会中西，通古今，此项工作畴担任”，展示了我国医学丰富多彩，承先启后，继承发扬，也充分反映了黄竹斋先生希望中医事业蓬勃发展的雄心壮志。

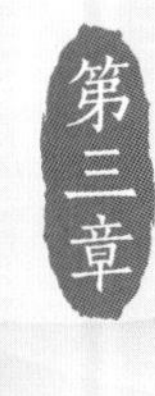

第三章 流派祖师

米伯让

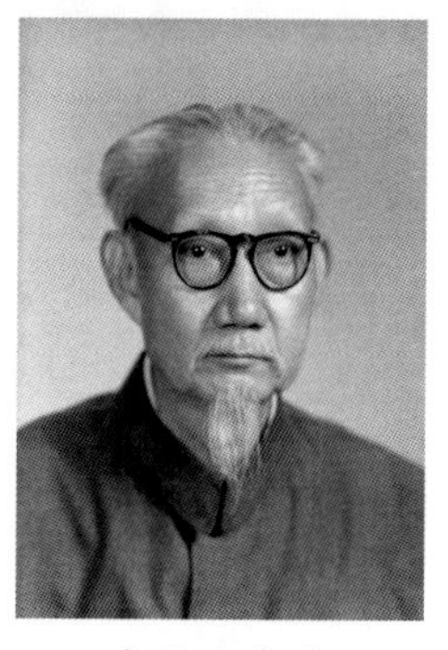

米伯让先生

米伯让（1919—2000年），原名锡礼，字和亭，晚号石斋。陕西泾阳人，中共党员，全国著名中医临床家、理论家、教育家和社会活动家，中医界的一面旗帜，西北科技、医药、卫生界的杰出代表，享受国务院政府特殊津贴专家，陕西省中医药研究院的奠基者、创始人，长安米氏内科流派创始人，被尊誉为“中医泰斗，一代大医，医德楷模”。

1964年，被国务院副总理、国家科委主任聂荣臻元帅聘请为首批国家科委中医中药组组员；1980年，被国务院副总理、国家科委主任方毅聘请为国家科委中医专业组成员；1981年，被国家卫生部部长钱信忠聘请为卫生部医学科学委员会委员。1977年当选为陕西省第五届人民代表大会代表。

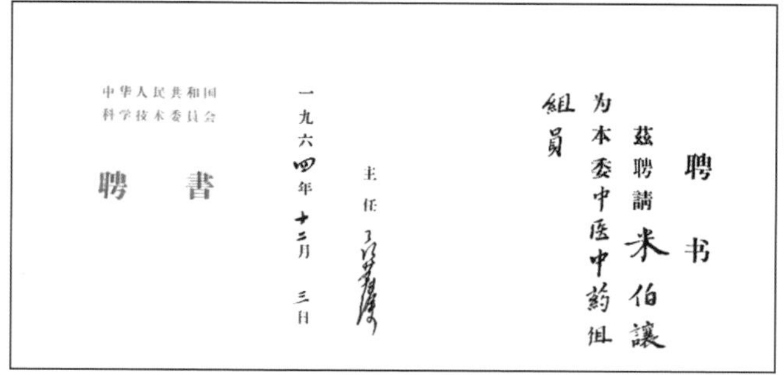

聘书

兹聘请米伯讓为本委中医中药组組員

主任

一九六四年十二月三日

中华人民共和国科学技术委员会

聘書

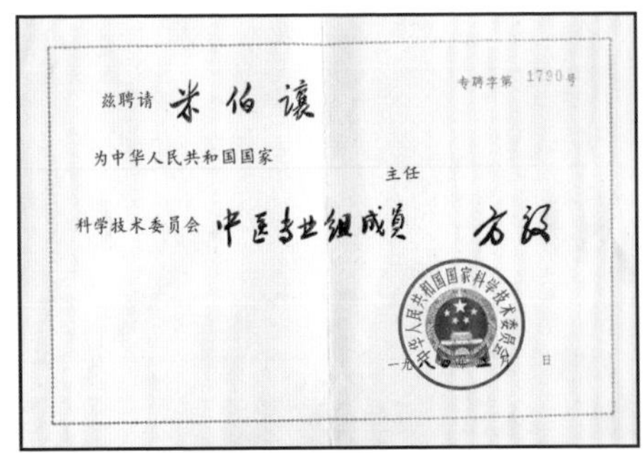
专聘字第 1790 号

兹聘请 米伯讓

为中华人民共和国国家科学技术委员会中医专业组成员

主任 方毅

一九 日

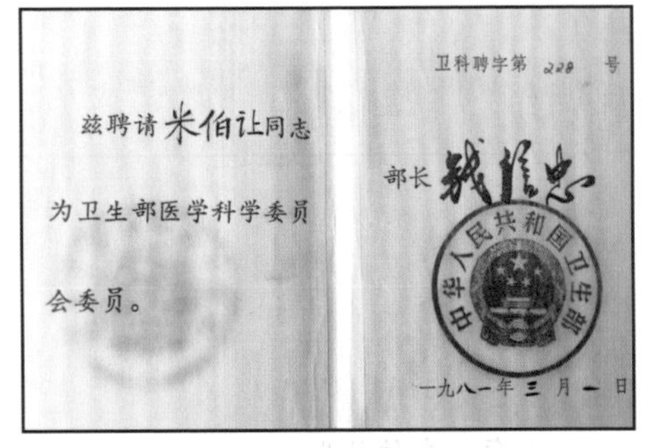
卫科聘字第 228 号

兹聘请米伯让同志为卫生部医学科学委员会委员。

部长 钱信忠

一九八一年三月一日

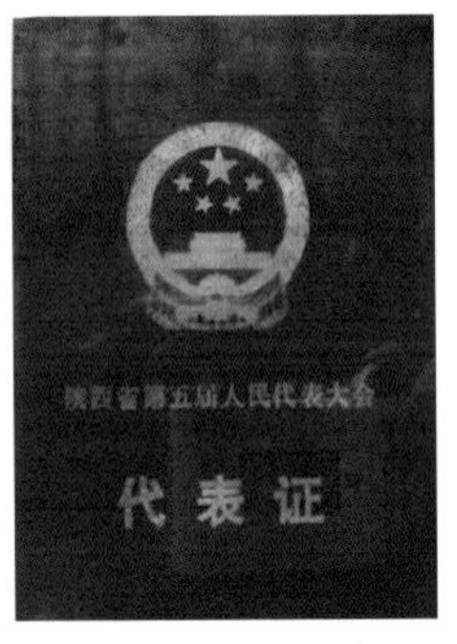
陕西省第五届人民代表大会

代表证

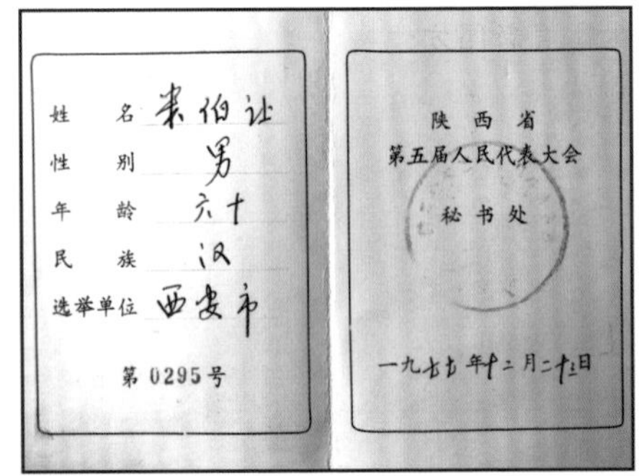
姓名 米伯让

性别 男

年龄 六十

民族 汉

选举单位 西安市

第 0295 号

陕西省第五届人民代表大会秘书处

一九七七年十二月二十三日

历任中华全国中医学会第一届常务理事，中国科协第二届委员，《中国医学百科全书》编委会委员，中国国际文化交流中心陕西分会理事，中国人民对外友好协会陕西分会理事，陕西省地方志编委会委员，南阳张仲景研究会名誉会长，医德宗师孙思邈学说研究会名誉会长，西北医学院附属医院中医科主任、院学术委员会委员，陕西省中医研究所所长。1981 年至 2000 年担任陕西省中医药研究院院长、名誉院长。

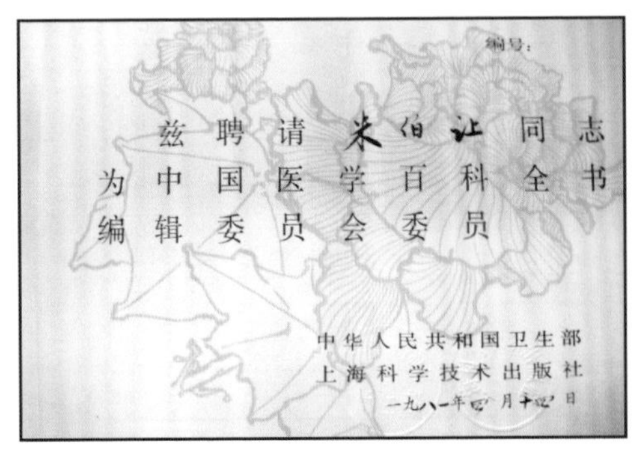
编号：

兹聘请米伯让同志为中国医学百科全书编辑委员会委员

中华人民共和国卫生部

上海科学技术出版社

一九八一年四月十四日

1960 年米伯让先生当选为全国先进工作者，出席全国教育和文化、卫生、体育、新闻方面社会主义建设先进单位和先进工作者代表大会，1978 年出席全国医药卫生科学大会、陕西省科学大会、陕西省医药卫生科学大会，1980 年出席中国科协第二次全国代表大会。曾荣获全国卫生系统先进工作者、陕西省劳动模范、陕西科技精英、陕西省卫生贡献奖、陕西省先进工作者、陕西省红旗手、西安医学院先进工作者等殊荣。1990 年，被人事部、卫生部、国家中医药管理局确定为全国首批继承老中医药专家学术经验指导老师。1991 年荣获国务院政府特殊津贴。

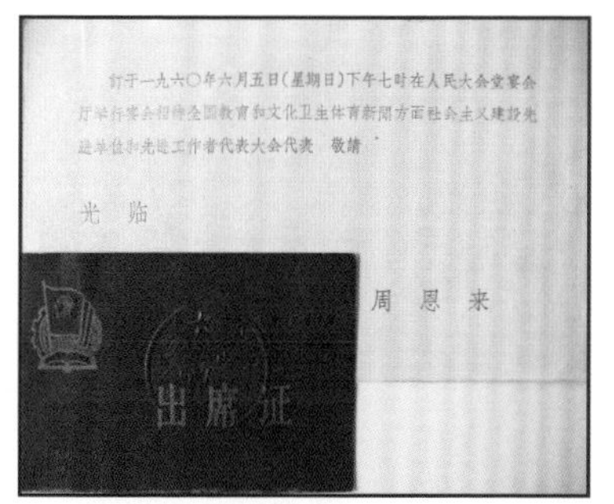

订于一九六〇年六月五日(星期日)下午七时在人民大会堂宴会厅举行宴会招待全国教育和文化卫生体育新闻方面社会主义建设先进单位和先进工作者代表大会代表 敬请

光 临

周 恩 来

出席证

1960 年，米伯让先生出席“全国教育和文化卫生体育新闻方面社会主义建设先进单位和先进工作者”代表大会，应周恩来总理之邀，参加人民大会堂宴会

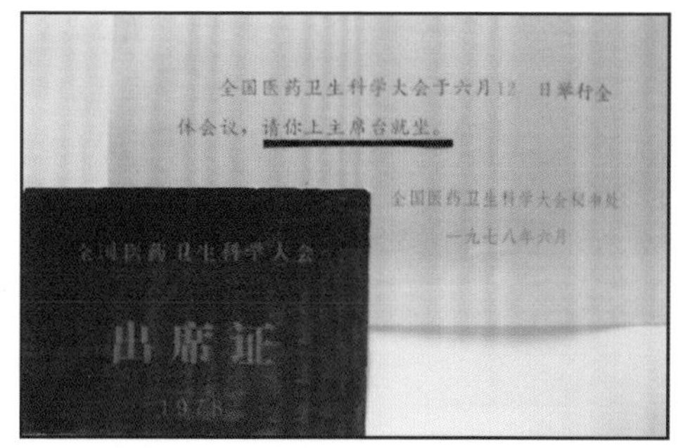

全国医药卫生科学大会于六月12 日举行全体会议，请你上主席台就坐。

全国医药卫生科学大会秘书处

一九七八年六月

全国医药卫生科学大会

出席证

1978

1978 年，米伯让先生出席全国医药卫生科学大会，并在主席台就座。

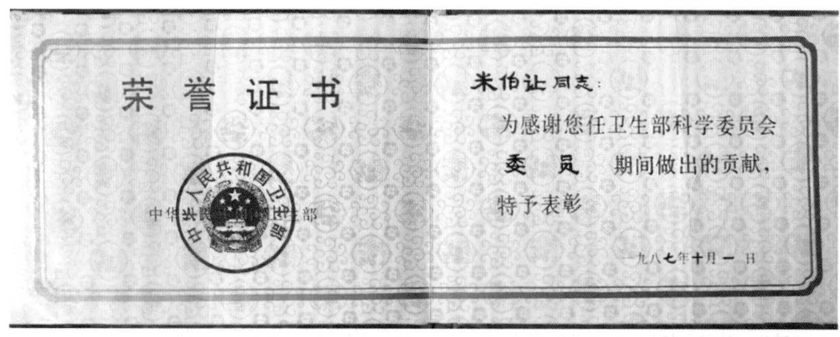

荣 誉 证 书

中华人民共和国卫生部

米伯让同志：

为感谢您任卫生部科学委员会**委 员** 期间做出的贡献，特予表彰

一九八七年十月一日

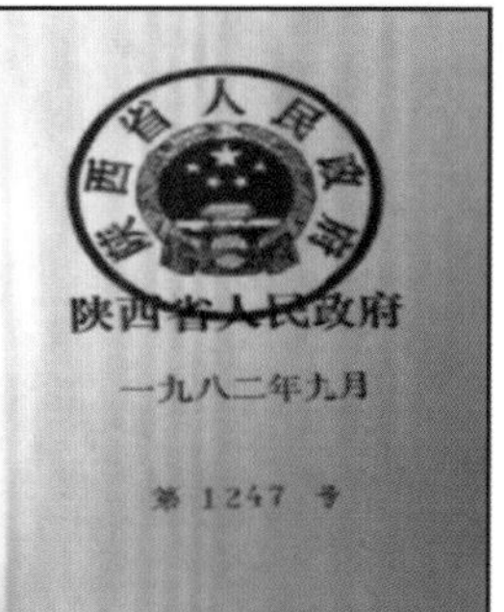

米伯让 同志在社会主义革命和社会主义建设中，成绩优异，曾获陕西省劳动模范、先进生产（工作）者称号。特发此证。

陕西省人民政府

一九八二年九月

第 1247 号

1982 年，米伯让先生荣获陕西省劳动模范称号

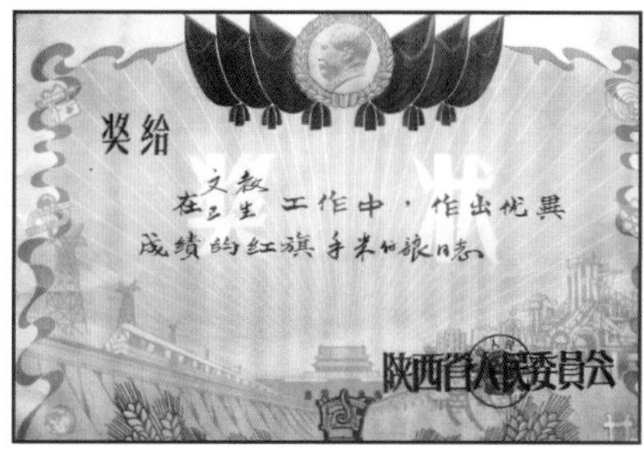

奖给

奖状

在文教卫生工作中，作出优異成绩的红旗手米伯让同志

陕西省人民委员会

1960 年，陕西省人民委员会授予米伯让先生“红旗手”荣誉称号

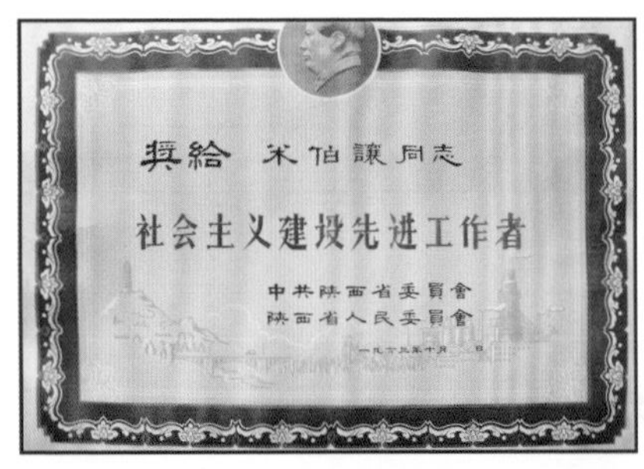

奖给 米伯让同志

社会主义建设先进工作者

中共陕西省委员会

陕西省人民委员会

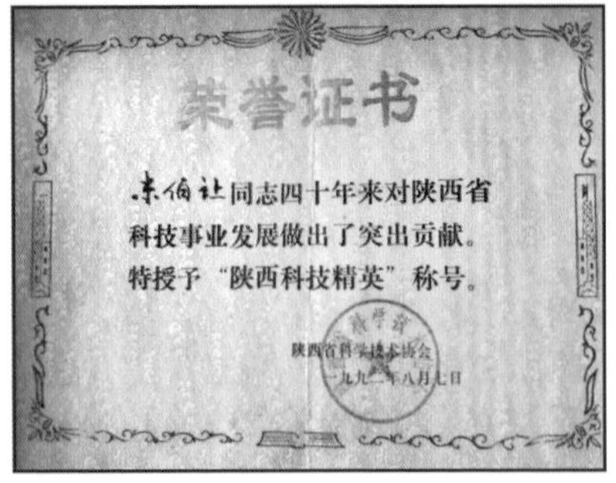
荣誉证书

米伯让同志四十年来对陕西省科技事业发展做出了突出贡献。特授予“陕西科技精英”称号。

陕西省科学技术协会

一九九二年八月七日

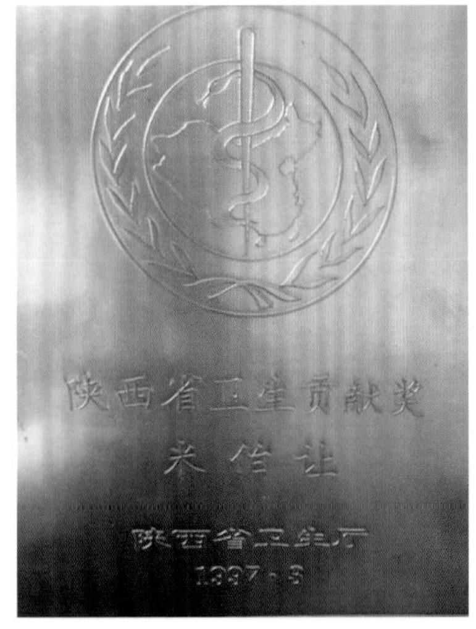

陕西省卫生贡献奖

米伯让

陕西省卫生厅

1997·8

1997年，陕西省卫生厅授予米伯让先生“陕西省卫生贡献奖”，以表彰米伯让先生为中医药事业做出的突出贡献

敬赠 省医药研究院名誉院长米伯让
苍生大医
铜川医德宗师孙思邈学说研究会成立大会全体代表
一九九〇年十月吉日

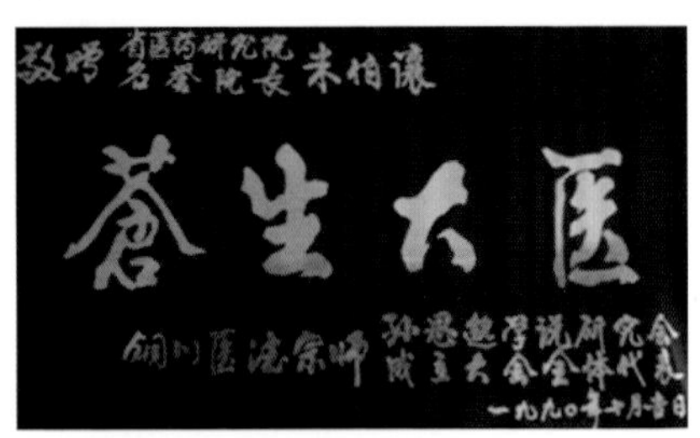

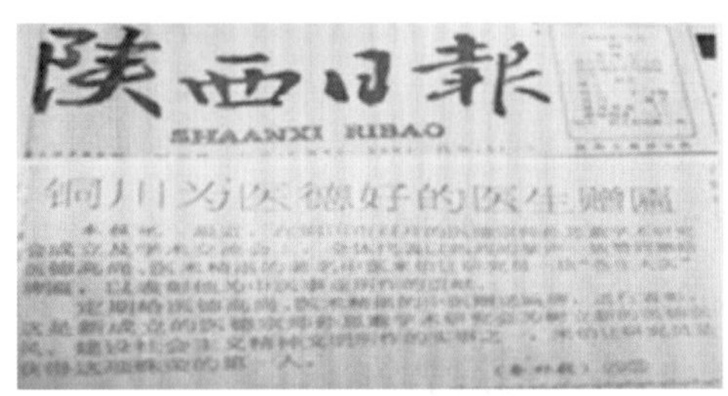

陕西日報

SHAANXI RIBAO

铜川为医德好的医生赠匾

1990年，在铜川市召开的“医德宗师孙思邈学说研究会”成立大会上，与会代表敬赠米伯让先生“苍生大医”匾额，《陕西日报》《陕西卫生志丛刊》予以报道。

中央领导同志接见全国继承老中医药专家学术经验拜师大会代表合影 一九九〇年十月二十日

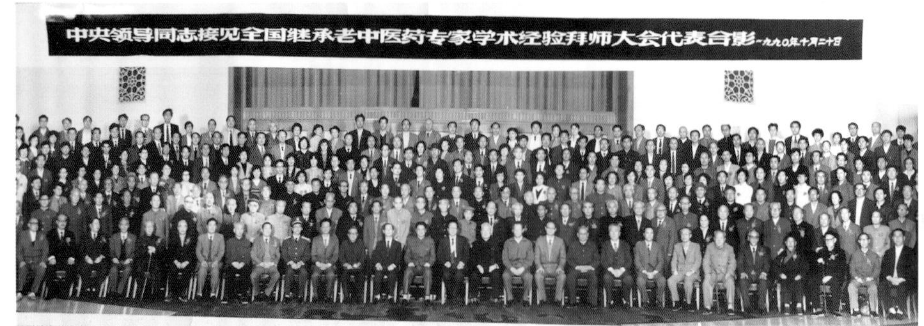

1990年10月，米伯让先生作为陕西省继承老中医药专家学术经验指导老师代表、米烈汉作为学术继承人代表，出席在北京人民大会堂召开的全国继承老中医药专家学术经验拜师大会，受到中央领导同志接见，第1排右3为米伯让先生

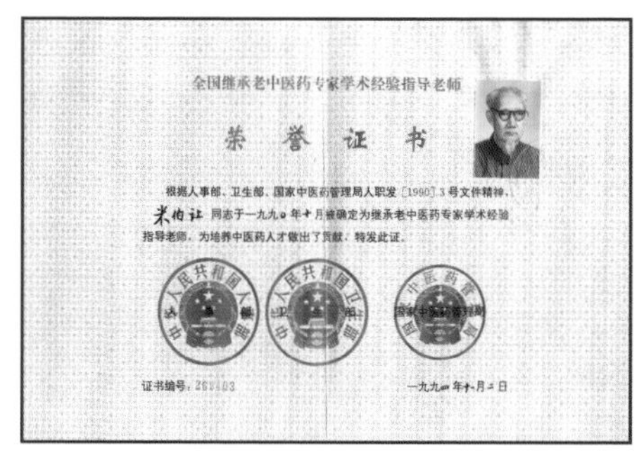

全国继承老中医药专家学术经验指导老师

荣誉证书

根据人事部、卫生部、国家中医药管理局人职发〔1990〕3号文件精神，米伯让同志于一九九〇年十月被确定为继承老中医药专家学术经验指导老师，为培养中医药人才做出了贡献，特发此证。

证书编号：[illegible]

一九九〇年十一月二日

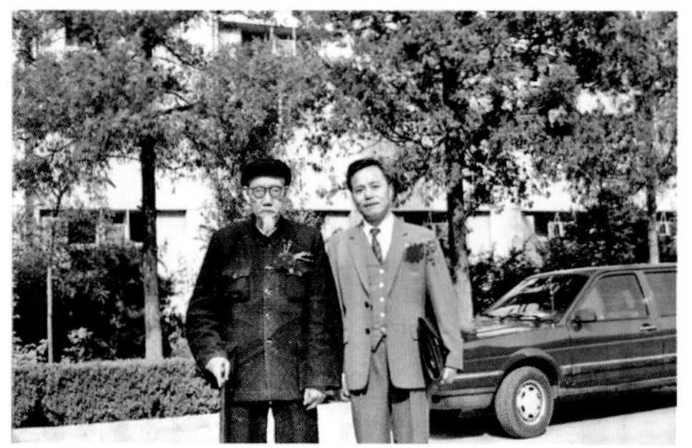

左图为米伯让先生全国首批继承老中医药专家学术经验指导老师荣誉证书。右图为1990年10月，米伯让先生参加全国继承老中医药专家学术经验拜师大会，与时任国家中医药管理局副局长诸国本（右）合影

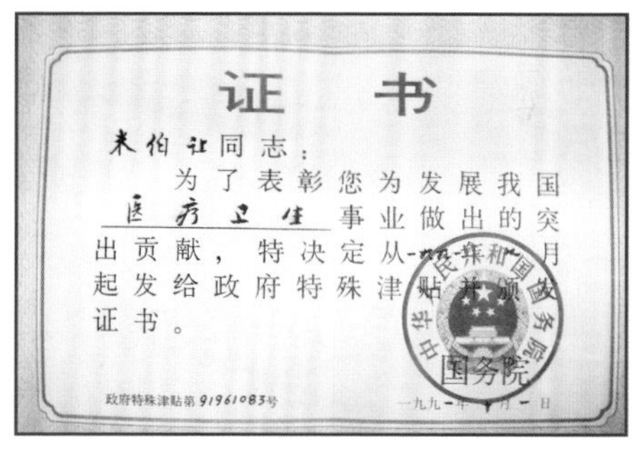

证书

米伯让同志：

为了表彰您为发展我国医疗卫生事业做出的突出贡献，特决定从[illegible]年[illegible]月起发给政府特殊津贴并颁发证书。

国务院

政府特殊津贴第91961083号

一九九[illegible]年[illegible]月[illegible]日

米伯让先生著有《四病证治辑要》《中医防治十病纪实》《黄竹斋先生传略》《米伯让手书校录中医经典》《气功疗养汇编》及“十二经气血多少之探讨”“中药计量沿革与中药计改之我见”“重印《伤寒杂病论会通》序”“《伤寒杂病论会通》书后”“《伤寒杂病论》分合隐现的简介”“白云阁藏本、木刻版《伤寒杂病论》重印序”“华佗遗著考识”等论著，为后世留下了弥足珍贵的医学财富。

回顾米伯让先生的求学经历、师从关系、学术成就、医事活动、社会公益及所获荣誉，均反映了米伯让先生为中医药事业发展所做出的卓越贡献。他的一生，是为中医药事业奋斗的一生。

断指救父无果　矢志学医寿民

米伯让先生祖籍陕西省泾阳县蒋路乡徐家岩村，因其父在甘肃从商，1919年4月5日，他出生于甘肃省张掖县，1925年进入张掖陕西会馆私塾读书，1928年考入张掖高等小学校，1932年进入甘肃张掖医学宫读书2年，受业于曹学禹、李源逢、陈守忠等老师。曹学禹、李源逢善于书法，曹学禹还擅长写诗；陈守忠不仅喜好诗文，尤熟《伤寒论》，善用六经辨证，并以经方用之于临床，疗效甚佳。三位先师为米伯让先生日后的成才之路打下了良好的基础，也使米伯让先生对《伤寒论》有了初步的认识，萌生了学医就要学习《伤寒论》的想法。其间因目睹当时社会吸食鸦片成风，便积极加入理善劝戒烟酒会协助戒烟工作。1937年，米伯让先生的父亲罹患重病，为救父病，他随父迁居陕西三原县治病，多方求医无效，闻“断指入药”和“祈祷神灵”可愈父病，因救父心切，遂忍痛用厨刀自断左手食指入药，并在庭院赤背跪拜三昼夜，祈求神灵保佑父病康复，但最终无济于事。此事强烈地刺伤了米伯让先生的心灵，亦对他的人生信念触动很大，他痛恨庸医荒谬欺世、神佑之说愚昧害人，遂立济世寿民之志，决心献身于中医药事业，苦读经史诸家，精研岐黄仲景，1937年随师应诊，1939年开始应诊行医。

1940年，米伯让先生赴泾阳县清麓正谊书院，师从关学大师张果斋、赵玉玺诸先生精研关学，博览群书，成为关学末代门人。于医学则寝馈于岐黄仲景，更旁及历代名家之说。因听到张果斋先生讲解《大学·礼运》中“大道之行也，天下为公”及“泰伯让国”之事，他心有所悟，夜间辗转思考，翌日告假返回故里，将祖田祖业分送给穷苦人家，并更名伯让，以明心志。在儒家及关学思想的长期熏陶下，他的学风更加严谨，国学造诣更趋厚重，为日后深入钻研医学奠定了坚实而广博的传统文化基础和医学基础。

1941年，米伯让先生在西安书肆看到了全国著名伤寒大家、针灸大师黄竹斋先生撰写的《伤寒杂病论集注》。他用心攻读，释疑解惑，继而思慕黄竹斋先生博学多识、针法独特、敬医爱国，经著名考古学家陈子怡先生引荐，徒步20余里，赴长安拜黄竹斋先生为师。黄竹斋先生见其诚意习医，收其为唯一的入室弟子，自此米伯让先生精研医术、经史，深受黄竹斋先生术业、人格、思想之熏陶，致力于伤寒、针灸理论与临床的研究，学术日益精进。1943年，米伯让先生参加陕西省卫生处组织的中医考试，获及格证书。后卫生处呈国民政府考试院审核，该院发给合格证及国民政府卫生部颁发的中医师证书。

1944年，因不满当时腐败的社会现实，为了专心致力于祖国医学研究，米伯让先生变卖了西安的家产，随同黄竹斋先生隐居长安樊川少陵塬双竹村，过着清贫的生活，潜心钻研中医学术，协助黄竹斋先生整理校印了《伤寒杂病论会通》《难经会通》《周易会通》《道德经会通》《孙真人传》《医学源流歌》等著作，并行医于长安樊川一带。其间曾应聘为长安县第一中学校医兼生理卫生课教员。1947年，陕西中医界和社会各界公推黄竹斋先生与米伯让先生共同筹办陕西中医专科学校，米伯让先生为董事，协助黄竹斋先生撰写了“陕西省中医专科学校建设规划”，并四处筹措资金，编印教材，因国民党当局排斥中医，其事中途告夭。米伯让先生把忧国忧民之志化为研习中华医学、解难救世的动力，悉心跟随黄竹斋先生习医，陪同黄竹斋先生踏遍太白诸峰，寻药山林寒溪，调研秦岭山麓中药资源的蕴藏与分布；又参与黄竹斋先生实施的“学术救国”，包括创办学社、研究国学、介绍西学和医学革新主张等多种社会活动，在学术研究上也得到了极大的锤炼和提高。数年间，尽得名家真传，集关学精髓与名师妙术于一身，成为黄竹斋先生的高徒。

中华人民共和国成立后，党和政府制定的中医政策使祖国医学受到了前所未有的重视。从青少年时期充满传奇的学医经历，到为了拯救百姓病痛而立下的宏伟志向；从经历了旧中国的苦难，到目睹了新中国的万象更新，米伯让先生深切地感受到了新中国成立后翻天覆地的变化，特别是党的中医政策为他提供了施展抱负的良好机遇和广阔平台，他响应党的号召，积极投身于为人民服务的行列，认真学习、努力工作，视野更加开阔，思想境界进一步得到提升，树立了共产主义的世界观，成为一名优秀的共产党员，为更好地继承和发扬祖国医学遗产、解除人民病痛打下了坚实的基础。

米伯让先生喜爱读书学习、善于思考问题，非常注重学习方法。面对浩瀚的中医典籍，受黄竹斋先生治学思想影响，他常以背诵、精读与博览三种方法进行学习。他认为，读书一定要认真，要脚踏实地、静下心来学习，对经典名著要精读，要勤学多思，深刻理会其中的含义，不能拘泥于后人的注释，要有自己的见解。他与黄竹斋先生隐居长安时，师徒二人从西安步行到长安，边走边背诵、边讨论中医经典名著。他常说“眼过千遍不如手过一遍”“好记性不如烂笔头”，因此，在学习祖国医学的同时要做好学习笔记，记录学习的经典名言、心得体会或临证感悟，便于查阅复习、积累资料。米伯让先生逝世后，整理他生前的读书笔记和临床心得非常之多。为了学习诵读中医经典著作原文，米伯让先生用端庄清秀、工整精美的字迹亲笔恭录了《黄帝内经》《神农本草经》《伤寒杂病论》《温病条辨》《难经》五部中医经典著作。1978 年，为了中医处方用药计量单位改革，米伯让先

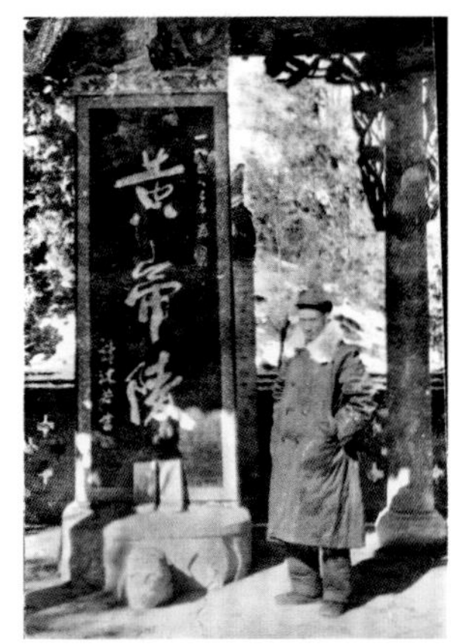

1963 年冬，米伯让先生专程拜谒黄帝陵，将恭笔手书校录的《黄帝内经》敬献于陵前

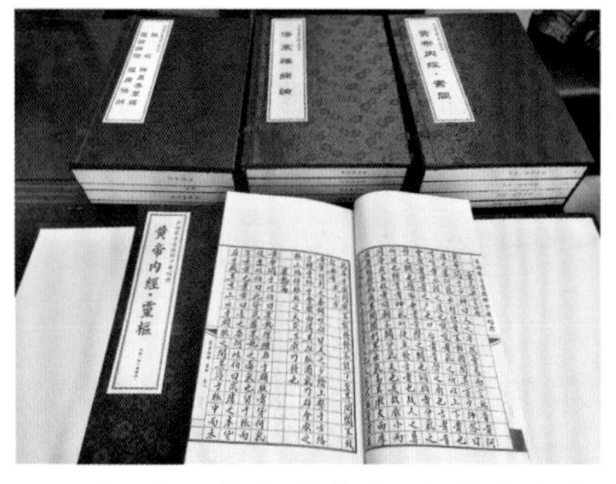
米伯让先生手书校录《黄帝内经·素问》《黄帝内经·灵枢》《伤寒杂病论》《神农本草经》《温病条辨》《难经》等中医经典，2016 年由世界图书出版公司出版

生查阅古今有关记载中医药计量的书籍资料，并将他以往数十年来对历代中医用药计量方面存在问题所做的笔记进行了翻阅整理，提出建议。如果没有平时的知识积累、总结、记录，是很难在重大事项面前提出自己的意见和建议的，足见米伯让先生在学习祖国医学时所下的功夫。正是这样勤奋、刻苦、执着的学习，使得米伯让先生博古通今、学识渊博，成为一代大医。无论是讲课、作报告、学术交流，抑或是在与人交流时随时都能引经据典、出口成章，有着很强的说服力和感染力，令人佩服！老年时期的米伯让先生，因罹患青光眼，右眼失明，左眼仅有微弱视力，为了能继续为党和人民做些有益工作，他专程到西安市盲哑学校了解如何学习盲文，真正做到了活到老、学到老，为后学者树立了学习的楷模。

关医结合奠基　创立米氏流派

关医结合，即关学与医学的结合。关学由我国北宋思想家、教育家张载创立，他提出了“为天地立心，为生民立命，为往圣继绝学，为万世开太平”的四句名言以及“太虚即气”等观点，建立了比较完整的气一元论哲学体系。张载认为“凡可状，皆有也；凡有，皆象也；凡象，皆气也”（《正蒙·乾称》），“太虚无形，气之本体”（《正蒙·太和篇》），“若阴阳之气，则循环迭至，聚散相荡，升降相求，絪缊相揉，盖相兼相制，欲一之而不能，此其所以屈伸无方，运行不息，莫或使之……”（《正蒙·参两篇》），指出一切存在都是气；气的本来状态是太虚；阴阳之气循环往来、时聚时散、升降变化、相互作用、对立统一，二者缺一不可，从而使阴阳之气发生变化、运动不止。万事万物都是由阴阳二气组成的对立统一体，它们既相互对立，又相互依赖，彼此消长，促使事物发生运动变化。亦如寒与温作为两种致病之邪亦存在对立统一的关系。

长安米氏内科流派植根于陕西关中地区，其传承与发展深受关学的影响。米伯让先生受关学“气”学说的影响，秉承物质先于精神而存在的唯物哲理治医，重视“气”的研究，认为气与当代环境学、生态学关系尤为密切，主张将中医学与环境研究相结合，医学研究应将人置于自然与社会环境中考察辩证，应该说这是一个创举。在防治克山病的过程中，通过大量的实地调查及临床实践，认为克山病的发生与疫区独特的环境密切相关，由此提出克山病是由于饮食劳倦、不服水土等因，内伤脾胃，中气不足，进而累及心脏，结合疫区独特的环境外因而导致的一种具有地区性的慢性虚衰性疾病。这与现代医学克山病患者多出现在低硒地区，体内硒的含量降低致病观点相符。他在防治流行性出血热、钩端螺旋体病等传染性疾病时不畏艰险，深入疫区，探明疫毒性质防治疾病，皆体现了他将中医学与环境研究相结合的特点。

张载关于一切存在都是气的观点与祖国医学中气是生命的本原、气是构成生命的基本物质观点相符。《难经・八难》指出“气者，人之根本也”；《医门法律》云“气聚则形成，气散则形亡”；张景岳《类经・摄生类》“人之有生，全赖此气”，均说明了气的重要性。米伯让先生在预防保健、疗病愈疾中皆重视气的调养，他主张运用气功之法调养人体内外之气机，使人体之气与自然之气交换通畅以达“同质”，最终达到气机调达，气血调和，疾病去除，身体康健，益寿延年的目的。对此他提出气功疗养六法，并著述《气功疗养汇编》一书。

脾胃居人体中央，枢转人体一身之气机，气机顺达则体康。米伯让先生无论治疗急性传染病、地方病还是慢性病皆重视脾胃之气的调养。如在防治急性传染病钩端螺旋体病过程中，将“存津液，保胃气”和扶正抗邪原则贯穿始终，有效防治该病。在肾病水肿治疗中注重补脾土、益化源，水肿消失后，肾病恢复期均用六君子汤或补中益气汤加减健脾养胃，升阳益气。

张载关学坚守经世致用的实学，躬行礼教，以礼治国，注重实践，在《正蒙》《经学理窟》《张子语录》等著作中记录了他的教育观点。张载曾在朝廷任职，因感到无法实现自己抱负时毅然辞官；牛兆濂、张果斋等通电全国抗击日寇等，皆反映了关学学者崇尚气节的高尚节操。张载对宇宙等自然科学的创新认识，张果斋主张会通中西等观点，体现了关学开放会通的思想。张载提出民胞物与观点，认为人民都是我的同胞、万物皆是我的朋友……这些关学的观点，在长安米氏内科流派先师黄竹斋、祖师米伯让、代表性传承人米烈汉身上都得到了体现，表现在参政议政、民族气节、会通治学、医德医风以及防病治病等各个方面。

米伯让先生早年求学于泾阳清麓正谊书院，跟随关学大师张果斋、赵玉玺诸先生学习，对他的习医之路起到了巨大的作用，关学思想和关学精神在他身上留下了深刻的烙印，奠定了他毕生致力于医学事业的坚实基础。他牢记大师的言传身教，领悟关学的精神实质，将关学的唯物哲理融会于中医学之中，形成了他的学风朴实，常以学浅才薄自戒，不尚虚誉，低调务实，深入实践，不以著述炫鬻于世的鲜明个性。

在米伯让先生的有关诗词、文章中都可见到与关学有关的内容。1988 年 10 月，在泾阳县成立中华全国中医、中西医结合学会泾阳分会大会上，米伯让先生介绍了清末时期泾阳学术影响最大的 3 个书院及三原于右任、兴平张果斋、赵玉玺、蓝田牛兆濂等名家，以及陕西省烟霞学派的创始人和关学宗师清麓学派的创始人。

1980 年 12 月，米伯让先生赴北京八宝山拜谒黄竹斋先生，并撰写“哭先师黄竹斋先生”，其中有：

……仁师张果斋，关学后一人。
义友赵惕庵，皆为我师尊。……

1981 年 12 月，米伯让先生在“登中岳嵩山”诗中写道：

……
当年我学二程训，正谊书院志躬行。
果斋先生曾诲我，横渠关学唯物论。
曾读小学近思录，程门立雪教育深。
……

1987 年 10 月，米伯让先生在“再游洛阳市”诗中写道：

……
宋代二程继道学，濂溪启迪有明训。
邵雍精研象数理，皇极经世万世稀。
张载受启创关学，别开生面唯物论。
朱熹主张理气说，客观唯心二元论。
格致诚正是其本，修齐治平乃大经。
濂洛关闽成正统，正本清源救民生。
……

1987 年 10 月，米伯让先生赴南阳参加中华全国第二次张仲景学说研讨会，途径蓝田，回忆先师牛蓝川入祠乡贤，咏怀一首，名曰“蓝关怀古”，诗中云：

……

清末一真儒，人称牛才子。

其名曰兆濂，其字名梦周。

蓝田山人号，内阁中书衔。

学识称渊博，品德超俗凡。

所学尊洙泗，濂洛关闽传。

不受清帝征，淡泊乐田园。

……

唯有一挚友，茂陵张鸿山。

讲学论时事，志同道无间。

同聘省书院，教授诸生贤。

辛亥革命起，两军浴血战。

相持不能下，当局请出山。

先生慨应命，约请二张贤。

同见清督抚，陈词军阵前。

……

1988 年 8 月，米伯让先生在“登北岳恒山”诗中又写道：

……民吾同胞论，关学世界传。……

1990 年，米伯让先生撰写了“为明代关学大儒冯少墟先生诞辰 434 周年题词”以示纪念：

立朝忠直气节，谏君抗邪，不愧理学名臣裕后世。

身任孔孟德教，劝学卫道，被尊儒宗师表光先圣。

——明关学大儒先贤副都御史冯恭定公少墟先生诞辰 434 周年纪念

1991 年 6 月，米伯让先生在“梦与先师果斋会餐”一诗中写道：

梦与先师同桌餐，师捡食饼为我添。

师容衣冠严如昔，但未闻师训一言。

旁有人言修孔庙，微哂不答似等闲。

觉醒却是梦中事，莫非师生通灵感？

……

可见关学及关学大师对米伯让先生产生的影响。

米伯让先生天性纯孝、仁义，对家人、对患者、对同事、对国家充满热爱之心。为救父能忍痛断指；为穷苦百姓可免费制作棺木、免费诊病、施舍药物；受儒家“天下为公”思想及“泰伯让国”影响，将祖田产业分送贫苦人家，并更名为“伯让”；一生为修建甘肃省定西县王公桥、为家乡泾阳县首建完全小学、抗美援朝，为华东水灾、敬老院、盲哑学校及古迹修缮等慷慨捐资21次，为了支援抗美援朝，将每月初一、十五两天的诊费收入捐给国家；他曾为自己的老师以及家境困难的同事三让工资；远赴麻风村，与患者握手、交谈，了解情况，提出治疗方案；他带领医疗队下乡，深入患者家中诊治疾病，从不收受患者礼物，诊治的患者中，既有国家领导人，也有普通百姓，皆一视同仁，体现了为天地立心，博大的仁爱之心和高尚的医德，被誉为“医德楷模”。

米伯让先生谨遵关学躬行礼教、注重实践的特点，深信实践出真知的哲理，不怕艰苦，为了防治危害人民群众健康的传染病、地方病，不顾个人安危，走遍三秦大地，多次带领医疗队深入疫区，克服各种困难，积极开展中医药防治钩端螺旋体病、流行性出血热、克山病、大骨节病等多种急性传染病、地方病，从实践中总结出“寒温统一”之新论及“寒温统一治热病”之大法，被誉为“伤寒巨擘，热病大家”。他与西医医师合作，观察治疗水、热、血所致疾病；对疑难杂症诊治提出新的观点；他注重中医教育，尽心尽力地培养中医、中西医结合人才，接受西医科学知识，并用之于临床实践；为文献医史研究室设置门诊、病房，要求科研人员要参与临床工作，要理论联系实践等等，都彰显了他毕生为解除患者疾苦，躬行实践，为生民立命，以保障人民群众健康为己任的崇高情怀。

米伯让先生坚持弘扬中华民族优秀的传统文化，四到南阳医圣祠，亲自将白云阁藏本《伤寒杂病论》木刻书版护送到医圣祠珍藏，多方呼吁重修医圣祠，为传承仲景学说不懈努力；为了修葺秦越人扁鹊墓，他曾八赴临潼扁鹊墓调研。他致信省上领导，愿将“声闻于天 文武盛地”字样献给国家，以便恢复鼓楼上悬挂的匾额原貌。他倡议建立孙思邈医德纪念碑、修葺眉县王焘墓，为中医事业的发展秉公直谏，建言献策，得到政府及有关部门的重视和采纳；他在防治急性传染病、地方病及疑难杂病等方面提出了诸多独创性学术见解，取得了举世瞩目的成就，培养了我国第一代西学中师资骨干，为往圣继绝学、为振兴中医药事业做出了积极的贡献。

米伯让先生早年筹办陕西中医专科学校时，因国民政府排斥中医，致办学之事未果，遂把忧国忧民之志转化为研习中华医学、解难救世的动力，他参与黄竹斋先生实施的“学术救国”等多种社会活动，传承发扬祖国优秀的文化遗产，保障人民群众健康。他坚守民族气节，为抗议日本政府篡改侵华历史，拒绝赴日讲学。通过自己的努力，使人民幸福、国家富强，达到万世开太平的社会愿景。

关学与医学的有机结合，是米伯让先生从事中医工作的思想基础。正如米伯让先生在“重印《伤寒杂病论会通》序”中所说：“学医者，必先明学医之志。学医为何？为何学医？而吾医之志者，志在忧乐。宋·范仲淹文正公曰：‘先天下之忧而忧，后天下之乐而乐。’所谓忧者，忧天下人民或遭受饥馑，或遭疫疠流行，或遭方土为病，或受意外灾害，死于横夭，而不得其有效之法为之预防，若无良好之医药而为之救治，宜应早为图治预防灾害，是其先天下之忧而忧也。迨人寿年丰，疫疠消灭，人体康强，国泰民安，此后天下之乐而乐也。”反映了米伯让先生着眼于国家民族利益，以人民生命为重，志在解救百姓病痛的崇高思想境界。

西北大学关学研究院副院长魏冬教授在“明诚大儒心 敬义国医魂”一文中指出：米伯让先生“……虽立足于医，而以师道传承为本怀，以民族复兴为本位，坚守民本情怀、民族气节，为中华医学传统和关学精神在现代社会的集中体现……”

著名医史学家、陕西省中医药研究院赵石麟研究员认为，米伯让先生不断汲取现代医学技术知识武装自己，涉猎文、史、哲等人文社会科学领域。他懂自然辩证法、达尔文进化论、现代医学、社会和自然，善于结合实践独立思考，领会精神实质，深知如何做一个正直的人、对社会和国家负责的人、一个真正的人民医生和共产党员。“人文和科技虽然有所不同，但可互补互通，当前人们常说科技求真，人文求善，在米伯让先生身上，实现了二者的完美交融，是一位人文科技型中医学家”，也体现出了中华传统医学与关学精神相互结合的独特气质。

米伯让先生将关学与医学的观点相互会通，探索出了一条关学与传统医学相结合的独特思路，创立了具有鲜明特色的长安米氏内科流派，他热爱中国共产党，热爱伟大的祖国，用一生履行着救死扶伤，倾力中医传承与创新的使命，促进了中医事业的向前发展。

弘扬仲景学说　尊师重道楷模

米伯让先生毕生致力于弘扬仲景学说，并做出了巨大贡献。几十年来，一直传颂着他“四下南阳护珍本，尊师重道传佳话”的美谈。20 世纪 30 年代，黄竹斋先生访得了白云阁藏本《伤寒杂病论》，因国难当头，未能将书版送往河南南阳医圣祠保存。黄竹斋先生生前曾给米伯让先生寄来勘误表，再三嘱托米伯让先生：“你一定要将书版亲送南阳医圣祠珍藏，以备后来者研究。”

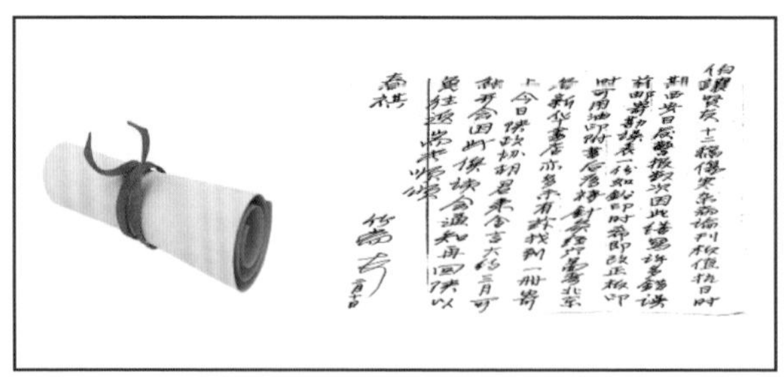

黄竹斋先生给米伯让先生的信

1958 年，白云阁藏本《伤寒杂病论》印版存放在西安医学院（今西安交大医学院）图书馆期间损失 3 页，书箱盖亦遗失。米伯让先生不忘先师嘱托，多次向有关部门提出再印此书。1980 年，米伯让先生自己出资 250 元，将白云阁藏本《伤寒杂病论》印版缺失的 3 页补刻完整，并组织陕西省中医药研究院文献医史研究室全体同志自印、自订，在短短的一个月时间内终于将白云阁藏本《伤寒杂病论》200 部印成，分赠全国中医院校图书馆保存。1980 年 12 月，米伯让先生冒着严寒，专程赴北京八宝山公墓拜谒黄竹斋先生，将白云阁藏本《伤寒杂病论》敬献在老

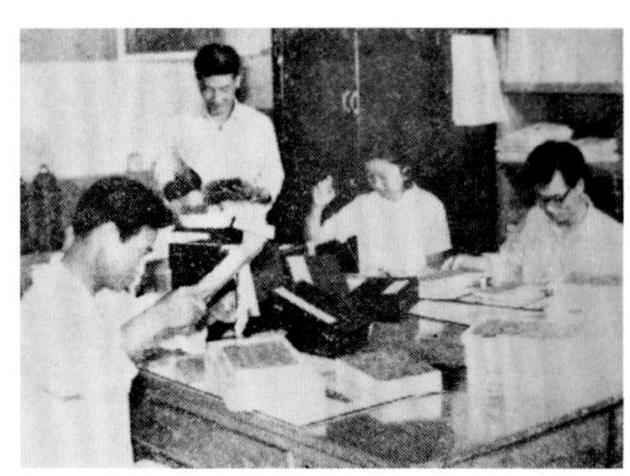

在米伯让先生主持下，陕西省中医药研究院文献医史研究室同志自印、自订白云阁藏本《伤寒杂病论》

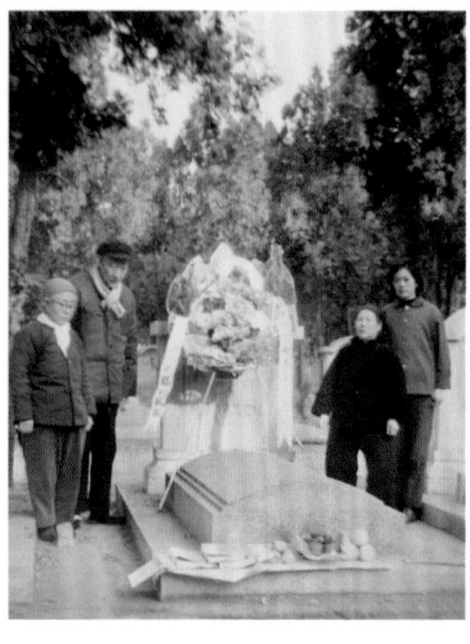

1980 年 12 月，米伯让先生（左 2）赴北京八宝山公墓拜谒黄竹斋先生

师墓前，深切缅怀恩师的教诲，告慰先师已完成其遗愿，并赋诗“哭先师黄竹斋先生”以示怀念：

遥望八宝山，哀思涌上心。
奋步奔墓前，悲伤更难忍。
一声老泪下，神情如师临。
两相挥泪哭，咽噎难倾心。
情义抑不住，愈哭情愈深。
含悲吞声泪，肃敬奠尊魂。
忆我从师日，转瞬四十春。
当年忿世时，同隐杜陵村。
矢志作华胄，忧国又忧民。
每当谈国运，不由心痛沉。
苛政无力除，寄意在山林。

他告慰黄竹斋先生：

重印仲圣稿，仅将师志酬。
丛刊与圣传，医学歌源流。
书已传海外，国内遍处邮。
识者知珍贵，不枉浙东求。
初为救佚文，捐资忙奔走。
辛勤为事业，不怕敌弹投。
经营虽惨淡，终将书刻就。
已传海内外，不负左罗授。
千载此秘籍，功在师得救。
欲为正义事，困难处处有。
搁置三十载，书貌得重修。
幸得党重视，同志热情高。
亲自动手印，不日书成套。
东亚医学会，适来作友好。
此书为馈礼，海外已传晓。
来函赞珍贵，宣传遍东岛。

认此首传入，见载日时报。
日本诸学者，争先共研讨。
武藤医博士，发誓研此稿。
异邦能珍视，吾人何视渺？
世界风云变，又成马后跑。
桂林原稿本，亦幸未失掉。
现已付铅椠，此为绝不了。
拟印师大作，尚须努力搞。
今来专诚告，想师亦含笑。
明春诣南阳，再谒医圣庙。
书版存祠内，师愿从此了。
敬请永安息，业成再来告。

为了将白云阁藏本《伤寒杂病论》木刻版送往南阳医圣祠保存，发扬仲景学说，米伯让先生频繁与河南方面书信交流。1981 年 6 月，他致信河南蔺雪帆先生，表示“多年来忧心忡忡者，惟先师黄竹斋先生嘱托我保存白云阁藏本、木刻版《伤寒杂病论》第十二稿，送往南阳医圣祠保存之事”，告知蔺雪帆先生拟在南阳召开的仲景学说交流会上送去白云阁藏本《伤寒杂病论》木刻版等。信中请蔺雪帆先生抄录医圣祠“张仲景纪念馆题词并序”碑文从速寄来便于开展后续工作。1981 年 12 月，米伯让先生第三次来到南阳医圣祠，参加了“南阳张仲景研究会成立暨首次学术交流大会”，将历经曲折、精心保存 30 多年的白云阁藏本《伤寒杂病论》木刻原版、黄竹斋先生所撰《医事丛刊》《医圣张仲景传》专辑（1935

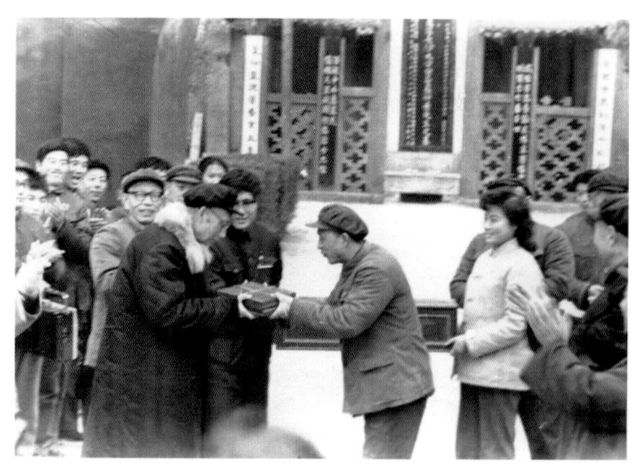

1981 年 12 月，米伯让先生（前排左 1）护送白云阁藏本《伤寒杂病论》木刻版到南阳医圣祠珍藏，举行了隆重的送版、迎版仪式

年版，复印本）1 册及自己保存多年的黄竹斋先生佚著中有关仲景史料、论文、书序、纪实、图照等整理成册（仍名《医圣张仲景传》，为该书题写书名并作书序）亲自护送到河南南阳医圣祠珍藏，举行了隆重的送版、迎版仪式。米伯让先生在大会上介绍了张仲景著书立说的思想动机、伟大贡献、《伤寒杂病论》的写作背景、内容特点、在历代的分合隐现概况及黄竹斋先生的治学精神和白云阁藏本《伤寒杂病论》颇具传奇的发现经过，宣读了他撰写的“再谒南阳医圣祠”：

仲景学说万世宗，只因活人功无穷。
垂教立法著方论，实践理论效用真。
……

由黄竹斋先生撰文、米伯让先生恭笔手书的《祝告医圣文》已刻碑立于医圣祠内

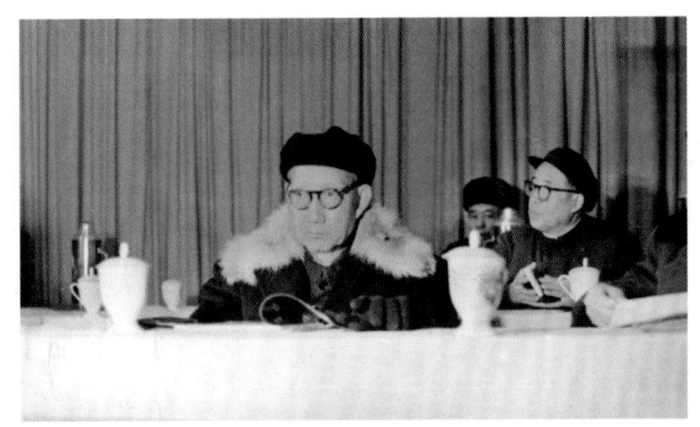

1981 年 12 月，米伯让先生在南阳张仲景研究会成立暨首次学术交流大会上作学术报告

抒发了对张仲景及其学说的诚挚敬意和在医救生民中发挥重要作用的感慨。这次会上，米伯让先生被聘为南阳张仲景研究会名誉会长，参观了经过初步整修、焕然一新的医圣祠，题写了“仁术教泽 功被万世”的题词。《河南日报》对张仲景研究会成立进行了报道。返陕途中，米伯让先生写下了“再诣南阳拜谒医圣张仲景祠墓有感”（该文刊登在《张仲景研究》1982 年第一期）：

含泪依依别南阳，忆及当年独自往。
严寒风雪路多障，未能阻我诚满腔。
何时能偿吾师愿？重任在身时未忘。
历经曲折十二稿，终于亲自送南阳。

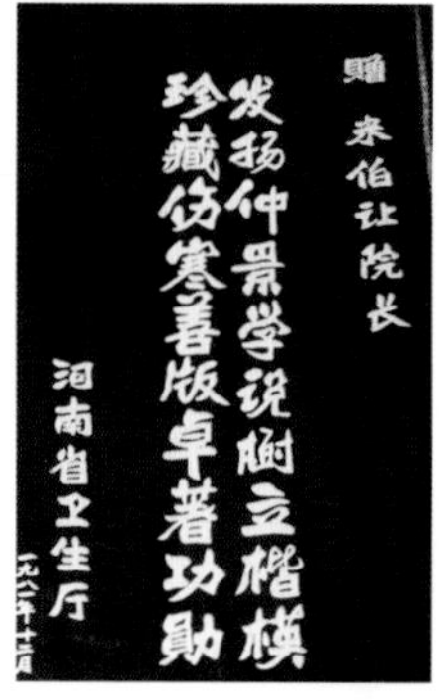

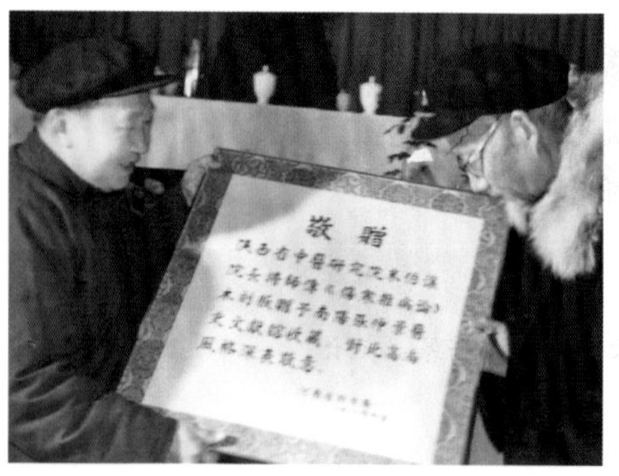

河南省卫生厅向米伯让先生赠送锦旗、牌匾，以表彰先生为发扬仲景学说做出的突出贡献

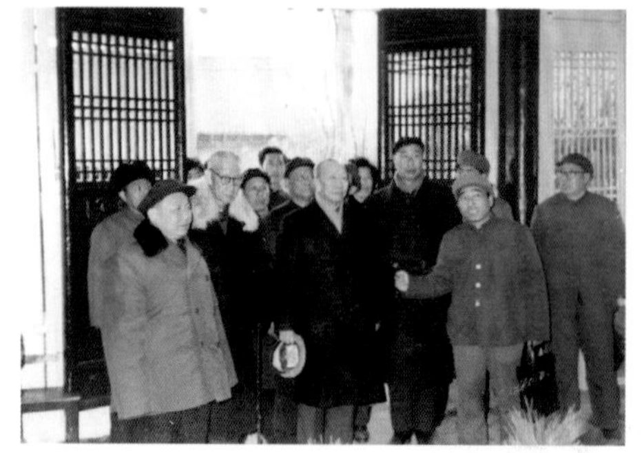

1981年12月，米伯让先生与著名中医学家任应秋先生、李振华先生参观南阳医圣祠享殿，廖国玉先生作讲解

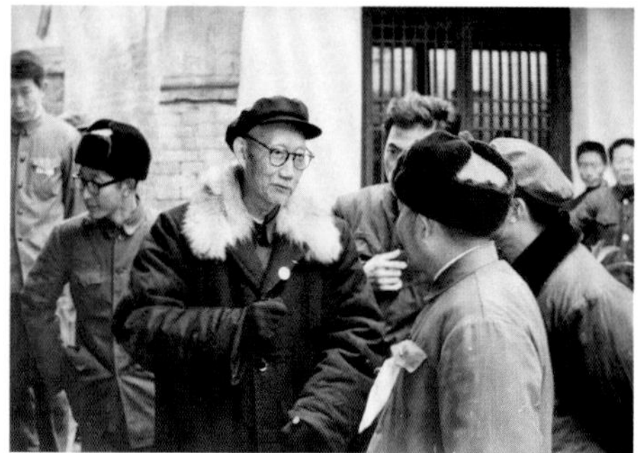

1981年12月，米伯让先生向参加南阳张仲景研究会成立暨首次学术交流大会的代表讲述医圣祠的历史

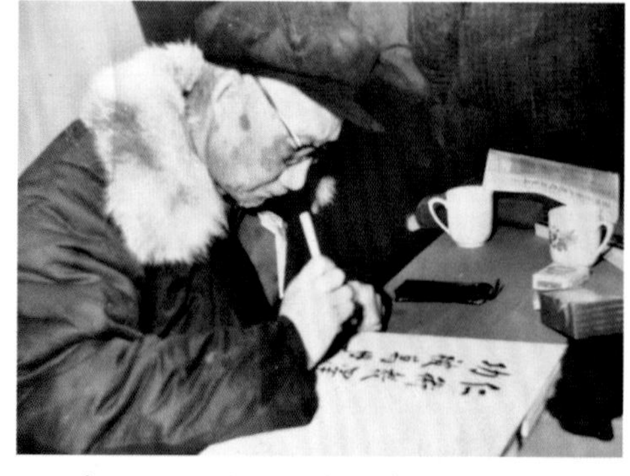

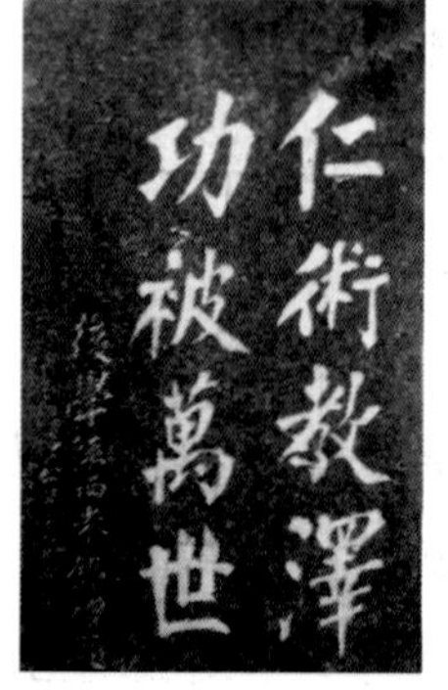

1981年12月，米伯让先生在南阳医圣祠题写“仁术教泽 功被万世”

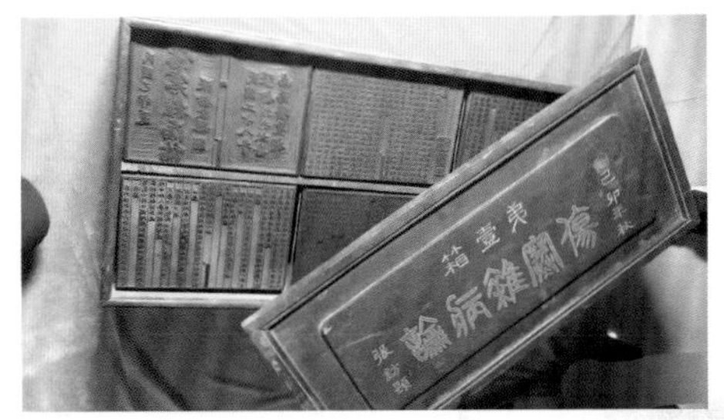

白云阁藏本《伤寒杂病论》木刻版

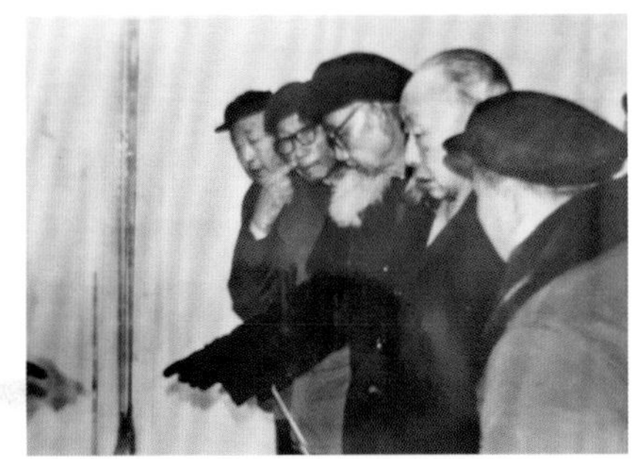

1981 年 12 月，米伯让先生（中）与任应秋教授（右 2）在医圣祠观看白云阁藏本《伤寒杂病论》木刻版

补刻完整存祠内，仲圣佚文再重光。
此书重印播海外，共赞珍贵五洲扬。
多年夙愿今已偿，党政群贤共表彰。
我今此举乃己任，道衍南阳源远长。
来年若能再谒圣，中外医学聚一堂。
百家争鸣百花放，仲景学术更馨香。
余虽体弱气未衰，不断努力添篇章。
更望吾人再接励，继志寿民万世昌。

回到西安后，米伯让先生分别给河南省卫生厅副厅长郭峻嵩和南阳地区卫生局局长闫熙照写信，盛赞此次大会的成功召开。

米伯让先生牢记黄竹斋先生临终嘱托，亲自与南阳方面联系，圆满完成护送白云阁藏本《伤寒杂病论》木刻版到南阳医圣祠珍藏，为张仲景研究会的成立送去了无价之宝，并将该书印刷后传送到海内外，实现了黄竹斋先生的夙愿，为发扬仲景学说做出了巨大贡献，引起医学界的巨大反响，也为深入研究仲景学说提供了丰富的学习资料。师徒二人致力于仲景学说研究与弘扬，体现了高尚、真挚、宝贵的师徒情谊，在医界传为佳话，被誉为“尊师重道”之楷模，《河南日报》《健康报》、新华社等多家媒体、日本《中医临床》等为此进行了报道。白云阁藏本《伤寒杂病论》木刻版现已成为南阳医圣祠的镇馆三宝之一，被列为国家重点保护文物。

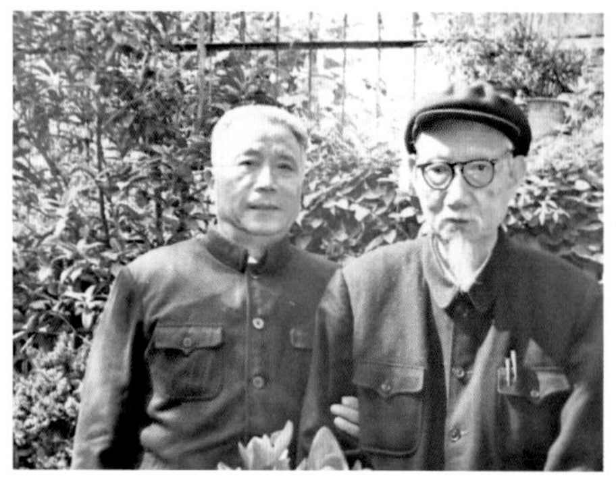

米伯让先生与南阳地区卫生局局长闫熙照（左）

为了推动仲景学术研究，1980 年 10 月，在昆明召开的全国中医理论整理规划会议上，米伯让先生与任应秋先生、刘渡舟先生等十位全国著名老中医共同发起成立中华全国张仲景学说研究会。1982 年春夏之间，米伯让先生为即将在南阳召开的“全国首届张仲景学术研讨会”提出了许多建议，并告知中医界的老朋友们会议时间，相约一同参会。但因宿疾复发住院，未能参加南阳 10 月份的会议。会议结束后，南阳地区卫生局局长闫熙照、南阳张仲景研究会副会长廖国玉来西安探望米伯让先生，畅谈医圣之事，米伯让先生对南阳张仲景研究会的研究方向等提出了意见和建议。

米伯让先生曾为河南南阳张仲景国医大学的成立积极呼吁。1986 年，张仲景国医大学校长赵清理来陕征询米伯让先生关于创办张仲景国医大学的意见，米伯让先生题写了“祝贺张仲景国医大学开学大典”：

国医大学喜开典，
世界必将桃李馨，
仲景学说如天地，
天地不灭永长春。

并向学校捐赠《伤寒杂病论会通》《黄竹斋先生传略》各 500 本以支持办学。米伯让先生被聘请为张仲景国医大学名誉教授兼顾问，开学典礼时，委派陕西省中医药研究院文献医史研究室主任李景荣研究员为代表，到会宣读米伯让先生撰写的“致张仲景国医大学首届开学典礼”贺信，祝愿张仲景国医大学办学顺利成功。

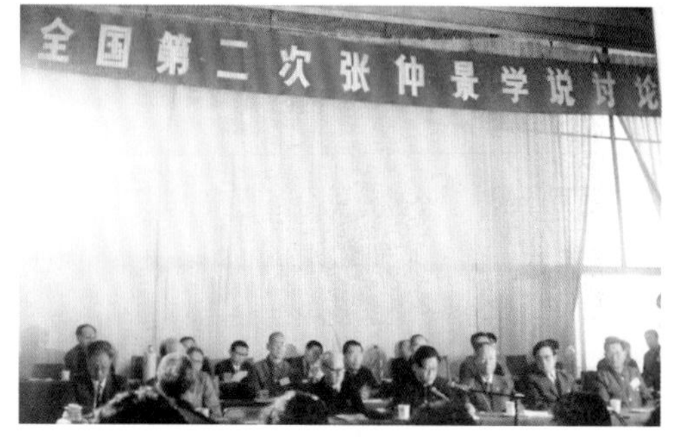

1987 年 10 月，全国第二次张仲景学说讨论会在南阳召开，米伯让先生第四次来到南阳，与刘渡舟先生共同担任大会学术委员会主任委员，会议交流总结了建国以来，特别是第一届张仲景学说讨论会以来有关张仲景学说的研究成果，审定了张仲景标准

画像，讨论了医圣祠修复、设置的建议及发行张仲景邮票的建议，一致通过了“关于成立中华全国中医学会张仲景学说研究会”的提案，拜谒了医圣祠，参观了张仲景国医大学，对办好国医大学和编写仲景学说系列教材等问题提出积极的建议。米伯让先生在本次大会上做了专题报告。会议期间，米伯让先生、刘渡舟教授和报告起草人廖国玉先生代表全体与会人员向时任卫生部副部长、国家中医药管理

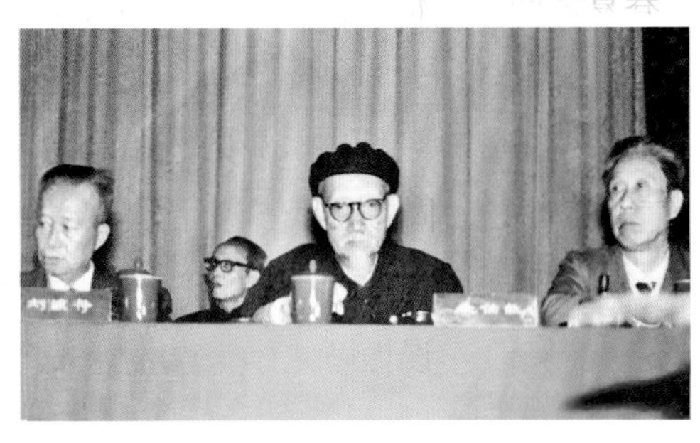

1987 年 10 月，米伯让先生（中）在全国第二次张仲景学说讨论会主席台，左为刘渡舟教授，右为张仲景国医大学赵清理校长

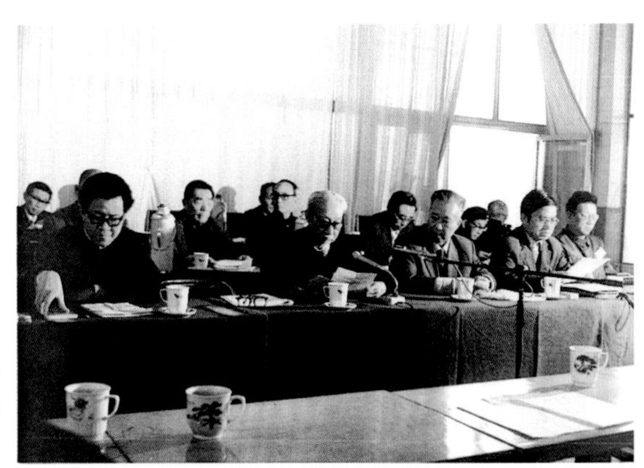

1987 年 10 月，米伯让先生（第 1 排左 2）在全国第二次张仲景学说讨论会上发言

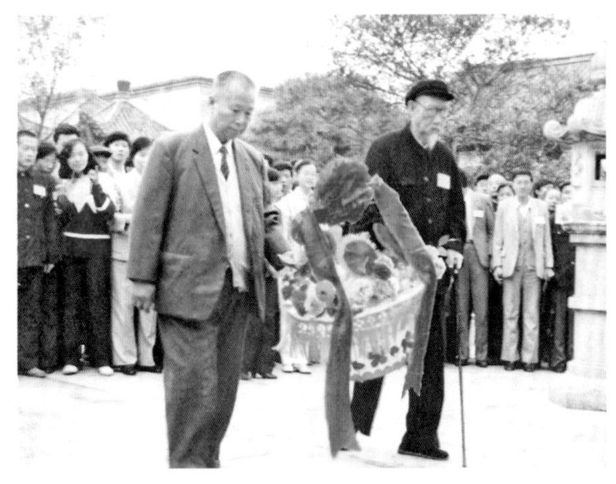

1987 年 10 月，米伯让先生与刘渡舟教授（左）代表参加全国第二次张仲景学说讨论会的全体代表向南阳医圣祠敬献花篮

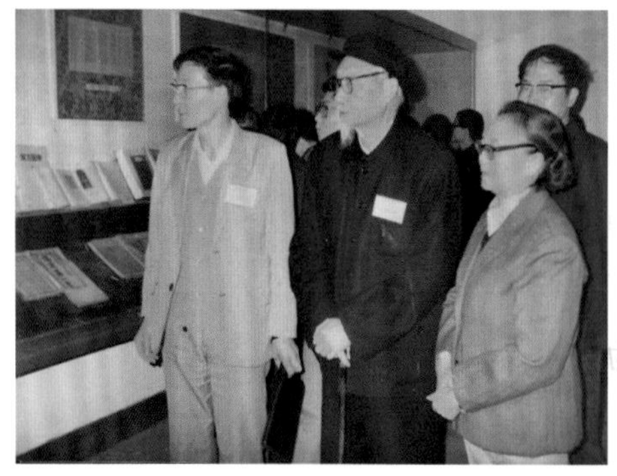

1987 年 10 月，米伯让先生拜谒并参观医圣祠，左一为米烈汉教授，右一为时任云南中医学院戴淑芬院长

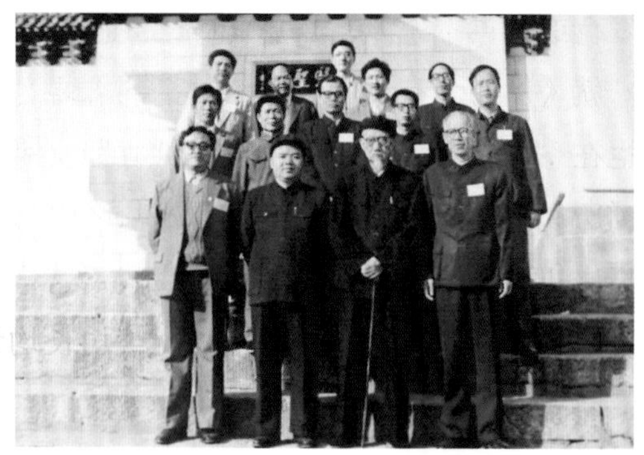

1987 年 10 月，米伯让先生（第 1 排右 2）与参加全国第二次张仲景学说讨论会的陕西代表合影，陕西中医学院杜雨茂教授（第 1 排左 2）傅贞亮教授（第 1 排右 1）参会

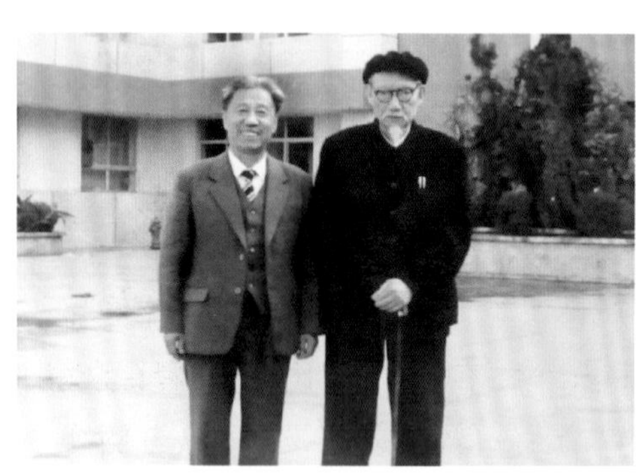

1987 年 10 月，米伯让先生与时任南阳张仲景国医大学校长赵清理（左）

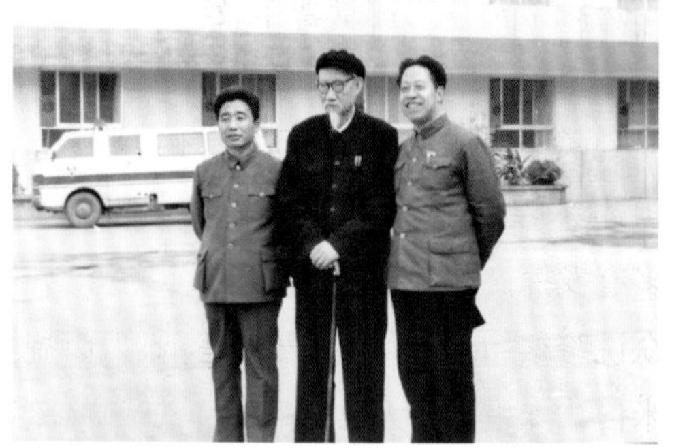

1987 年 10 月，米伯让先生（中）与时任南阳张仲景国医大学副校长廖国玉(左 1)、赵安业（右 1）合影

局胡熙明局长进行了汇报，胡熙明局长当即表态支持成立全国性的张仲景研究机构。会议闭幕时，米伯让先生做了“弘扬仲景学说，培育国医精英”的总结发言，再次建议：“在大会审定张仲景标准像的基础上，由邮电部门发行一套医圣张仲景纪念邮票，以纪念这位为解除人类疾苦做出巨大贡献的医学科学家和医学教育家，从而激励后学，振兴中医！”这次会议的召开，极大地推动了当时全国中医界对仲景学术的研究，对全国仲景研究会的建立发挥了主导作用，对促进仲景学说研究和进一步提高中医药人员的学术水平有着不可估量的价值。多家媒体对会议盛况进行了宣传报道，对米伯让先生进行了专访报道。

米伯让先生时刻关心张仲景学术研究的进展情况，当南阳创办了面向国内外发行的《国医论坛》杂志时，他写信表示全力支持。创刊号上首发了米伯让先生“就《周易》有关问题致罗德扬同志函”，米伯让先生所撰《黄竹斋先生传略》也在《国医论坛》上发表。南阳张仲景文献医史馆模拟汉画石刻医圣《张仲景组画》《历代名医像》，米伯让先生撰写了“《张仲景组画》《历代名医像》评赞序”，指出“此组画像为石雕艺术家张一平同志画雕造像，其工艺之精巧，栩栩如生。卫生部崔月犁部长、中医司吕炳奎司长均为之序，予以很高评价。《组画》每幅又有各地医家名流题诗写形予以评赞，令人敬仰！”鼓励作者继续努力完成此项艰巨而光荣的任务。

米伯让先生专注研究仲景学说，四次拜谒南阳医圣祠。南阳张仲景研究会副会长廖国玉先生等称赞米伯让先生“是现代全国中医界拜谒南阳医圣祠最早的人之一”“是早期拍摄医圣祠照片最多的人”“是宣传医圣祠最多的人之一”“是赠送医圣祠有关仲景著作最丰的人”“是建立西安和南阳中医学术关系暨仲景学说研究最早的人”。2022 年，张仲景邮票正式发行。

关于《伤寒论》的研究，代有人出。自东汉以后，晋代王叔和、唐代孙思邈，祖述其本，方使其广为流传。宋代成无己、朱肱、庞安时、许叔微等各抒己见，多有发挥。自明代方有执错简重订开始，启后代伤寒流派之先河，于是诸家蜂起，众说纷纭，使后学者莫衷一是，难识原貌。自宋以来，有关《伤寒论》的注释百余家，米伯让先生对成无己、柯琴、方有执、曹颖甫、黄竹斋等医家的著述均反复阅读，加深理解，对重要章节加以注释，多能背诵。

米伯让先生的学术思想源于医圣张仲景，后得黄竹斋先生真传，并创新发展，成为全国研究《伤寒论》的名医大家。1980 年，他在《陕西中医》创刊号上发表“《伤寒杂病论》分合隐现的简介”一文，从汉代建安十年至宋代治平三年上下 800 年间《伤寒杂病论》版本的分合隐现入手，将各种古本加以分析比较，详细考订，认为以白云阁藏本之版为优，因该版本内容比宋本多三分之一，且纠正了通行本错讹之处，符合仲景自序所云 16 卷之说，对研究《伤寒论》《金匮要略》有重要参考价值。

米伯让先生研究《伤寒论》，不论从其学术渊源，抑或其版本流传，都起到了承前启后的作用。他继承黄竹斋先生“伤寒金匮合一炉而冶”“三阳三阴钤治百病”的特点，尤对六经理论有所创新，在《伤寒论》《金匮要略》研究方面造诣颇深，他善于将理论与临床密切结合，常以经方为主加减化裁，屡起顽难大疾。他认为，六经名称是在《素问·热论》六经分证的理论上发展起来的。伤寒六经是根据热病过程中正邪消长、部位深浅等划分的六个病理阶段。三阳即太阳、阳明、少阳，是病变的部位；三阴即太阴、少阴、厥阴，是病变的质体。他结合现代医学研究，认为六经的发病机制关键是正邪相争，辨证应根据各经主证和疾病发展演变规律来判定。这些新颖的学术论点，对全面正确地理解六经的生理、病理、辨证、治疗均大有裨益。

米伯让先生融古训和新知于一体，反复探索，不断总结，十分重视临床资料的积累，他记录了大量学习《伤寒论》的心得笔记，将保存的大量病例资料进行归纳总结，使之上升到理论，再用来指导实践，不断提高临床论治水平，逐步形成自己的临证特色。他认为，在学习中医理论的同时，也应掌握现代医学基本知识，采用现代科学成果，将中医的四诊延伸，力求辨证论治体系的创新研究。他在六经病证、鉴别、气化等方面，衷中参西，均有新的见解。他认为：蓄水、蓄血证的鉴别要点在于小便利否及精神症状；小结胸证包括渗出性胸膜炎、肺水肿；大结胸证包括腹膜炎；脏结证属肝肿大出现心衰；痞证类似急性肠胃炎等。提出气化与脏腑、经络的关系极为密切，气化离开脏腑、经络就失去了活力，而脏腑、经络离开气化就不能完成其生理活动，因此气化是脏腑、经络生理活动的表现。这些论点对于我们研究伤寒学说，理解《伤寒论》原文都具有重要的启迪和帮助。

20世纪50年代，克山病在我国东北和陕西省黄龙、黄陵地区流行，当时西医没有较好的治疗方法。1959年，米伯让先生主动请缨，深入黄龙、黄陵发病区，探索运用中医药防治克山病的有效方法。通过大量的实地调查并结合临床实践，提出克山病是由于饮食劳倦、不服水土等因，内伤脾胃，中气不足，进而累及心脏，结合疫区独特的环境外因所构成的一种有地区性的慢性虚衰疾患，属虚劳内伤范畴。慢型为虚劳内伤病之续发病，急型为虚劳内伤病突受外因过度刺激所诱发之突变病。他通过调研分析，对潜在型克山病、急型克山病、慢型克山病、克山病合并症、夹杂证等提出了一套完整、系统而有效的中医防治方案。如对潜在型克山病病人提出了“甘温补中、健脾益气”的预防治疗法则，将潜在型克山病分为虚劳心脾气虚中气不足证，治以调补脾胃，升阳益气，方用补中益气汤加味；虚劳心脾血虚心悸证，治以健脾益气，补血养心，方用归脾汤加味等。他认为急型克山病之轻症为休克早期，重症为休克期，中医辨证属厥证。对急型克山病要早发现、早诊断、早治疗，及时纠正厥逆。由于陕西地区的气候环境，当年所见到的急型克山病之厥证皆系寒厥。米伯让先生根据《伤寒论》理论，认为厥证虽属危候，但可根据患者机体的虚衰程度和病邪侵犯的轻重程度而决定疾病的转归。若能及时、准确地诊断病情，合理治疗，是可以转危为安的。他还特别指出，克山病发病多处偏远山区，如遇伤寒直中三阴寒厥暴脱证，因病情紧急，煎药往往来不及，缺少药物时可选姜酒汤或制备硫黄散、正阳散急服，配合针灸或大葱或吴茱萸敷脐法等以解燃眉之急，为中医药治疗克山病开创了新的路径。米伯让先生通过研读《伤寒论》，借鉴仲景关于使用灸法治疗寒厥无脉证之旨意，认为前人用灸法治疗寒厥证不但可升阳固脱，并可通过灸后脉象的变化推测寒厥证之预后转归。因此，他创造性地运用大炷艾灸疗法治疗急型克山病伤寒直中三阴寒厥暴脱证（急型克山病合并低血压），可使血压上升 20~40 mmHg，为抢救危重克山病患者提供了重要的辅助疗法。1960 年春，米伯让先生在黄陵县诊治一名慢型克山病男性住院患者张某，该患者夜间突然发病，心前区不适，恶心欲吐，胸闷胸痛，呼吸迫促，四肢厥冷，双手无脉，血压测不到。米伯让先生辨为伤寒直中三阴寒厥暴脱证，因当时没有中药，急用大炷艾灸神阙穴 20 壮以升阳固脱。灸至 11 壮时，收缩压回升至 70 mmHg 以上，脉搏出现，血压继而稳定在 80 mmHg，症状渐渐好转而脱险。有鉴于此，米伯让先生又选择 10 例克山病低血压患者采用艾灸治疗，证实该灸法不但可使血压回升，而且还有调整脉律的作用。如有的患者灸前有解索脉，心电图检查为多发性期前收缩。灸后血压回升，脉律亦转正常，脉搏较前有力，消化道症状好转，食欲增加，精神转佳。通过克山病防治实践，米伯让先生总结心得体会，编著了《中医对克山病的认识和防治》一册，在全国第一次克山病会议上作了专题报告。

米伯让先生受《伤寒论》方后注语之影响，非常重视中药的煎服方法和处方计量，他提倡每剂中药加水多少要以中药的总量衡量；先煎、后煎必须严格明确，否则影响疗效。凡每剂药，先以大火煮沸，后用慢火煎煮 30 分钟，每剂煎两次，总量 400 mL，早晚温服，每次 200 mL，每日 1 剂。有的每剂可煎 3 次，4~8 小时服一次，每次以 200 mL 为宜。此外，他翻阅整理了以往数十年来自己对历代中医用药计量问题所做的笔记，通过对桂枝汤计量古今差异的研究考证，探讨古今中药处方计量的换算，认为古今计量发生变化的原因是古今衡制的变化和煎服方法不同之故。他还指出，目前“1 钱等于 3 g，尾数不计”的换算不符合中药传统用药的有效量值。今旧市值 1 钱应折合公制 3.73125 g，为了换算方便，拟用 3.5 g，比较接近治疗有效量的实际数值，并撰写了《中药计量沿革与中药计改之我见》一文。米伯让先生专门致信时任卫生部中医司吕炳奎司长，经吕炳奎司长转国家计量局局长李乐山，他们均复函，认为米伯让先生提出的中药计量单位改革意见很好，批示有关部门应予以重视研究。米伯让先生关于中药计量的研究、煎服方法对中医方剂计量改革具有重要的现实意义，为准确换算中药计量提供了理论依据，充分反映了他师古不泥古、学古有创新的治学精神。

《伤寒论》有“热入血室”之论，治用小柴胡汤加芒硝、大黄以釜底抽薪。米伯让先生受仲景理论启示，对妇女经期发热、神昏谵语之症，常采用小柴胡汤合四物汤加芒硝、大黄治疗，收效显著。他善用大黄䗪虫丸异病同治，认为大黄䗪虫丸是祛瘀生新、缓中补虚的良药，仲景早有明训。所谓缓中补虚就是去瘀血，瘀血去则新血生，意在取其攻补兼施，以达扶正不留瘀、祛瘀不伤正之良效，并嘱病人用药的第一周可能出现大便溏稀，次数增多，以后会逐渐正常，故要坚持用药，一般连服 3~6 个月后方能见效。1955 年，米伯让先生在西北医学院工作期间，因过度劳累，不幸罹患肝硬化合并腹水，肝脏、脾脏肿大至肋缘下 11 cm，被西医宣布为不治之症。他对前来探望的同事说：“现在形势这么好，为了弘扬中医事业，我绝不能倒下去。”以勇敢顽强的非凡意志自诊自治，坚持服用大黄䗪虫丸，结合气功、养生、书法、抚琴、武术等综合治疗，1 年后肝脾明显缩小到肋下 1 cm，并最终战胜病魔、恢复健康。大病初愈后，米伯让先生又投入到紧张繁忙的工作中，续写了半个世纪的传奇人生。这个消息在西安医学院（今西安交通大学医学院）广大医务人员和学生当中引起轰动，改变了人们以往“医不自治”的偏见，反映了祖国医学的博大精深和米伯让先生自强不息、顽强拼搏的大无畏精神。

米伯让先生一生为传承仲景学说、光大中医药事业无私奉献，不懈努力，做出了巨大贡献，堪称杏林泰斗，一代大医！

倡导寒温统一　开创临证优选

米伯让先生于伤寒学说造诣颇深，屡用经方起沉疴大证；对温病熔张仲景、吴又可、戴天章、吴鞠通、柳宝诒、余师愚等医家之学术经验以及现代医学知识于一炉。在伤寒学说和温病学说的理论研究中，遵从中医辨证规律，独辟蹊径，独树一帜。他认为：“《伤寒论》是以伤寒命名概括了温病，《温病条辨》是以温病命名而概括了寒湿、伤寒。伤寒与温病都有广义和狭义之分，两者是一脉相承的，不过是前人受当时历史条件和科学技术水平的限制制定出了不同的名称，承先启后，各有发明。”他常告诫学子，医不分伤寒、温病，方不分经方、时方，唯从其真。在辨治传染病时，将六经辨证、卫气营血辨证、三焦辨证融会贯通，进一步探索疾病证治规律，以找出诸种热性病的共性与个性，解除了长久以来中医对伤寒、温病命名的广义和狭义之争，逐渐把伤寒与温病学说统一起来，形成了“寒温统一治热病”的学术特色。综观米伯让先生辨治钩端螺旋体病、流行性出血热等疾病的诊疗用药经验，无不体现这一学术理念。

米伯让先生早年立志于什么病对群众危害大，就在什么病上下功夫。为中医闯出一条路来，他是这样想的，在工作中也是这样做的。他认为中医学术的发展，首先应突破中医急症的环节。为了给中医闯出一条治疗急性传染病、地方病的路子，解除人民疾苦，贯彻执行党的中医政策，他不顾个人安危，多年转战疫区，致力于钩端螺旋体病、流行性出血热、传染性肝炎、克山病、大骨节病等传染病、地方病的临床研究，用自己的聪明才智，在潜心钻研理论的基础上，经过长期反复的临床实践，取得了突破性进展。整理出上述相关疾病的系统性论述资料，汇集成册，不仅在陕西省发挥了指导作用，在全国医务界也引起了反响，并多次在全国相关学术会议上进行交流，或著文在中医杂志发表，彰显了米伯让先生最崇高的医道，因而他被人们称作“九指大医”。

钩端螺旋体病对人民群众的生命安全危害极大，1963—1968 年间，米伯让先生以中医药理论体系为指导，辅以现代医学微生物、生化等检验方法，总计对 657 例钩端螺旋体病例进行了系统的中医辨证施治和临床观察，治愈率 98.93%，充分说明中医中药肯定能够治愈钩端螺旋体病。米伯让先生认为，钩端螺旋体病属于祖国医学“温病时疫”范畴，因陕西省发病高峰在 8 至 10 月份，故名“秋瘟时疫”。首次提出钩端螺旋体病的中医证型有伏暑、湿温、温燥、温毒、温黄、暑痉 6 个证型，将卫气营血辨证、六经辨证、三焦辨证融为一体，用于钩端螺旋体病的辨证论治。伏暑证之卫分证以银翘散加减，气分证用白虎增液汤加金银花、连翘、白茅根，营分证用清营汤，血分证用清瘟败毒饮；湿温证用三仁汤；温燥证病在卫分兼咳嗽、咯痰不利等，用桑菊饮加浙贝母、瓜蒌、知母、黄芩、焦栀子、侧柏炭、鲜白茅根，温燥证之重证咯血频数等用清燥救肺汤加生地黄、玄参、瓜蒌、贝母；温毒证轻证用银翘散加马勃、玄参、板蓝根，重症用普济消毒饮，

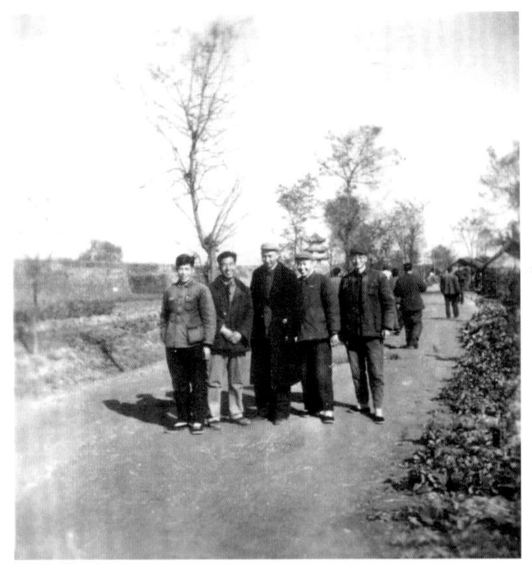

1963 年，陕西省汉中地区钩端螺旋体病流行，米伯让先生（中）主动请缨，带领医疗队深入疫区，运用中医中药进行防治

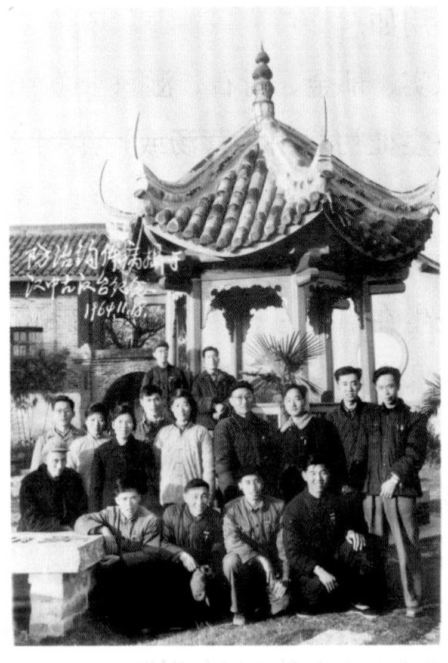

1964 年 11 月，米伯让先生（第 2 排左 1）在汉中防治钩端螺旋体病时与防治组同志们合影

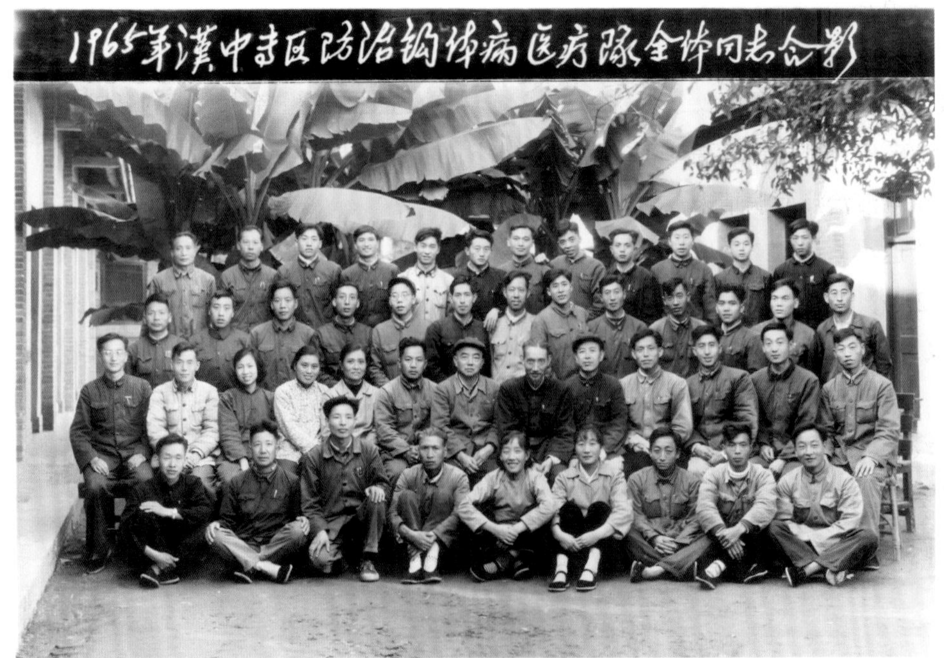

1965 年，米伯让先生（第 2 排右 6）到汉中地区防治钩端螺旋体病，与医疗队全体同志合影

外用如意金黄散等；温黄证热重于湿者，方用茵陈蒿汤加金银花、连翘、白茅根、枳实、郁金、滑石，湿重于热者用茵陈五苓散为主，随症加减，或三仁汤加茵陈；暑痉证初起用清营汤或羚角钩藤汤加减，重者用清瘟败毒饮，随证轻重配服至宝丹、安宫牛黄丸。咯血或危重患者须保持安静，不可随意搬动（详见《中医防治十病纪实》）。由于该病具有热淫所胜、伤津耗液、损伤胃气的特点，故米伯让先生在治疗过程中，强调必须始终贯穿祖国医学“存津液，保胃气”理论和扶正抗邪中心思想。该思想是祖国医学治疗热性病的宝贵经验，首见于《伤寒论》。历代皆有发挥，至明、清温病学说创立，更把它提高到重要的地位。根据“存津液，保胃气”原则，随着热性病病机的变化，临证在方剂的选择、配伍应用方面也应具体的体现出来。米伯让先生在治疗钩端螺旋体病过程中，应用“存津液，保胃气”理论和扶正抗邪思想指导实践，如对本病伏暑气分阳明腑实证采用白虎汤加大剂增液汤，多能起到“增水行舟”热随便解之效。对本病温燥证重证，症见咯血频数或完全血痰，或兼鼻衄，高热不退，躁扰不安，以肃肺化痰，清热降逆，养阴润燥，宁嗽止血之法，方以清燥救肺汤加味治之。余热未尽，善后调理用竹叶石膏汤清热生津、益气和胃。在辨证立法、遣方用药、饮食护理、善后调养的过程中无不贯穿着“存津液，保胃气”和扶正抗邪中心思想，这是辨证治疗本病获得较好疗效的重要原因。对 1963—1967 年接治的 551 例患者统计，体温 39℃以上者 208 例，部分患者高烧 5、6 日不退，6 例长达 9 日，2 例长达 10 日以上，虽未采用输液治疗而病情未恶化，亦无明显脱水体征，退热时间最短 1 日，最长 14 日，平均退热时间为 2.6 天。1967 年，米伯让先生在陕西汉中采用自制六一解毒汤（滑石 21 g，生甘草 3.5 g，金银花 17.5 g，连翘 17.5 g，贯众 17.5 g）预防钩端螺旋体病，经观察对照，六一解毒汤防治作用显著。

1964 年，米伯让先生以切身的经验和精湛的理论，制定出切合实际的《陕西省汉中专区钩端螺旋体病中医防治方案》。同年，被国家科委主任聂荣臻元帅聘请为国家科委中医中药组组员，米伯让先生写下了“聂荣臻元帅聘余为国家科委中医中药组组员有感”：

中医科学大发展，聂帅聘我为组员。

……

中国人有中国志，不比洋人认识浅。

喜见后生多壮志，光大中医心慰然。

1964 年 12 月 16 日，米伯让先生接到了国家科委寄来的聘书和国家科委中医中药组名单，当时他正在乡下防治钩端螺旋体病和流行性出血热。返回西安后，于 12 月 30 日给聂荣臻元帅写信，汇报了防治钩端螺旋体病和流行性出血热有关情况，信中写道：“我深知在党和毛主席领导下，把平凡的工作做好，积极完成组织交给的任务，并愿将自己的一生贡献给党的卫生事业，以尽己责，效忠人民。”信中举例 1963 年 10 月带领医疗队员深入疫区，运用祖国医学防治钩端螺旋体病，尽管遇到很大阻力，但克服困难，采取送医上门、巡回医疗、设家庭病房等方式，治愈 25 例钩体病患者，查血钩体由阳转阴、补体结合试验均为阳性，初步肯定了中医中药的疗效。1964 年 10 月，又去陕南防治该病，共治 94 例钩体病患者，发高热者 58 例，不发热者 14 例，经西医治疗不完全者 22 例，疗效与 1963 年相同。米伯让先生观察中药治疗有其特点，其中有三种不同的证型，使用三种不同的治方，三方无共性而均有抑菌作用，认为这一同病异治的机理问题是值得研究的课题。在实践中发现问题、想方设法解决问题，这是米伯让先生治学的又一特点，为后续开展科研提供了思路。

1965 年，米伯让先生在汉中地区举办了中医防治钩端螺旋体病学习班，为当地培训出中医防治钩端螺旋体病之医疗骨干。经过 6 年的反复实践，系统地总结，米伯让先生撰写出《中医对钩端螺旋体病的认识与防治》一册。从此，陕西省中医界防治钩端螺旋体病有了可以有效指导临床实践的原则和方法，有了可以满足临床工作需要的队伍。在国家科委中医中药组成立会议上，米伯让先生应邀在北京科学会堂作了“中医对钩端螺旋体病的防治”学术报告，他介绍的中医药治疗

汉中专区中医防治钩体病短训班纪念 1965.9.14

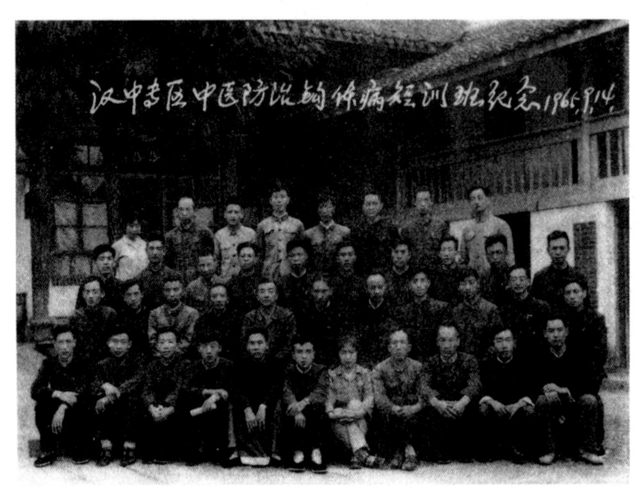

1965 年，米伯让先生（第 2 排中）在汉中地区主办中医药防治钩端螺旋体病短训班

钩端螺旋体病被公认为是普、简、验、廉之良法，破除了世俗认为中医只能治慢性病不能治急性传染病的偏见。像米伯让先生这样，对一种急性传染病进行系统的中医防治研究，其历时之久、规模之大、病例之多、疗效之确，在当时中医界实属罕见，在全国引起强烈反响，《光明日报》《健康报》《人民日报》进行了专题报道。

1966 年，米伯让先生在陕西勉县防治钩端螺旋体病时，发现当地还同时流行有流行性乙型脑炎。为了防治工作需要，他又制定了中医对流行性乙型脑炎的防治方案。针对流行性乙型脑炎与钩端螺旋体病同时流行的特点，米伯让先生自拟了银翘解毒饮作为治疗流行性乙型脑炎卫分重证兼见气营证的主方。该方不仅具有辛凉解表、清气凉营、解毒息风、保津养阴之功效，且有祛邪不伤正、扶正不恋邪和预防病情转危之效用。经临床验证，银翘解毒饮具有明显的退热防痉厥作用，一般服用 3~7 剂症状即消失，对钩端螺旋体病卫分兼见阳明经证及钩端螺旋体病合并流行性乙型脑炎皆有明显效果。

1964 年、1965 年、1970 年间，米伯让先生带领医疗队到周至终南地区运用中医药防治流行性出血热，首次提出该病属于祖国医学“温病时疫”范畴之“温毒发斑夹肾虚病”，以中医卫气营血辨证、六经辨证、三焦辨证为辨证纲领，结合西医分期进行诊治。发热期采用中医治疗退热效果满意，且消除温毒症状较快。米伯让先生认为治疗该病早期卫分证，祛邪必须兼顾扶正，卫分证不得妄用大量苦寒药品，否则不但不能达到迅速解热的目的，反使邪热不得外透，寒邪遏郁，

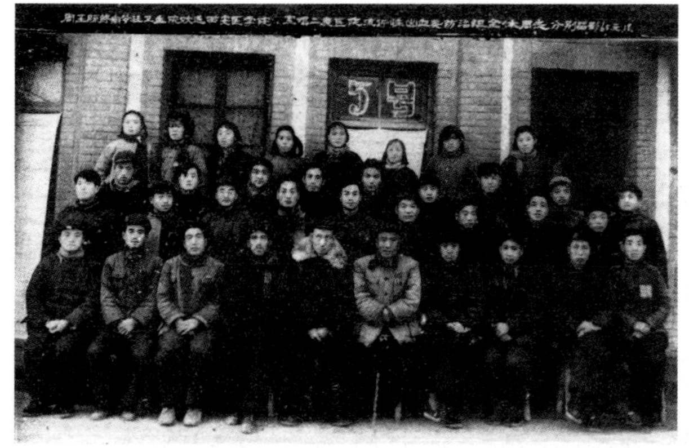

1964—1965 年，米伯让先生（第 1 排左 5）带队到周至县终南地区防治流行性出血热，与中医防治组全体人员合影

易生变证，更忌用大剂量辛温助阳发汗药物以解热，以防大汗耗阴而伤津，宜用辛凉解表、透热解毒之剂。抓紧流行性出血热早期卫分证治疗是治好本病的关键。服药后出汗与否事关重大，如汗出彻底，热随汗解，可变被动为主动，能预防厥证的发生。通过大量的流行性出血热防治实践，米伯让先生以西医发热期、低血压期、少尿期、多尿期、恢复期五期为基础，系统地提出了中医治疗流行性出血热辨证施治方案。在辨治流行性出血热的过程中，米伯让先生发现该病痉厥证有火郁血实热厥证、气脱血郁寒厥亡阳证、火郁中焦热厥证等7种，证实该病不仅反映有热厥证，且有寒厥证，其病理、病机复杂，从而否定了流行性出血热只有热厥之说，提出了“热病寒厥需慎辨”之论点，丰富和发展了仲景学说，有效地控制了该病的发病率和死亡率，为当今中医治疗流行性出血热首发其端，提供了理论依据。米伯让先生在给聂荣臻元帅的信中，汇报了1964年12月，他带领医疗队到陕西周至防治流行性出血热的情况，表示“我们准备今后继续研究，找出更为有效的规律，积累科学资料，不断总结经验，以便将来推广应用，更好地为保护劳动人民的健康而奋斗！以消灭该病为止。”并总结历年防治流行性出血热的实践经验，撰写了《中医对流行性出血热的认识与防治》一册。

米伯让先生在温病及其各种流派的研究上亦有独到的见解和创造性的应用。《伤寒论》《温病条辨》《广温热论》的每条论证，从病理、病机，到辨证、选方，从方剂的化裁，到药味的筛选、煎法、服法及宜忌等等，都一一掌握无遗，运用起来得心应手。他涉足的地方病、传染病种类之多，映射出其超人的学识、魄力、胆略和志向。如白喉一症，米伯让先生旁搜远绍，博鉴约取，通古今之变，不拘一家之言，除对白喉病的界说、审证求因、遣方施治等有所论述外，尚有关于该病的护理、死候辨证、误治坏治、解误药法等内容，颇得仲景之心法。凡方中涉及药物特殊炮制、贵重药品的鉴定、穴位选取方法等随文注出，对初学者颇切实用。

米伯让先生善于古方新用、一方治多病，他使用清瘟败毒饮多年，所治诸多病人，皆为西医治疗无效的急危重症，如流行性出血热三期并发危重症（温毒发斑气血两燔水肿证）、流行性乙型脑炎（秋温时疫风温证）、急性黄色肝萎缩并发胆囊炎（温毒急黄并发肌衄证）、斑疹伤寒（天行时疫伤寒阳毒发斑黄疸病）、外伤骨折并发败血症（外伤血瘀中毒流注高热耗阴证）、流行性出血热少尿期（温毒发斑夹肾虚尿闭证）、流行性出血热并发脑水肿（温毒发斑夹肾虚病并毒邪侵伤脑神证）、蛛网膜下腔出血（类中风迫厥证）、烧伤并发败血症（烧伤血瘀中毒高热耗阴证）等。从上述疾病的致病因子可以看出，有病毒、细菌、立克次体、物理等致病因素，尽管病因不同，病种各异，但用清瘟败毒饮皆获良效。究其原因，就是米伯让先生在运用清瘟败毒饮时，审证立法，充分认识到急危重症发展中的共同规律，发挥中医异病同治之特长和辨证施治的优势，故屡用屡验。

米伯让先生主张治学要有所创新，在长期的诊疗实践中，他总结出了“辨证求因、审因立法、分清主次、依法定方、加减有度”的临证思路与方法，涵盖了中医临床、教学的精髓，开创了“中医临证优选法”，受到“优选法”创始人华罗庚教授的赞同。将优选法运用于中医临床，对某一种疾病的理法方药进行优选，以确定最佳的治疗方法、治疗方药，经过多年的临床实践，收到了很好的临床效果。在诊疗疾病时，米伯让先生对每一个病人都从病因病机、诊断治疗、遣方用药等方面进行详细分析，透过现象看本质，缜密辨证。他特别强调孙思邈“大医习业”“大医精诚”“胆欲大而心欲小，智欲圆而行欲方”，屡屡以精湛的医技拯危救难，妙手回春。

米伯让先生观察到，流行性出血热在发热期的病机证候转化非常复杂，需要根据病情变化、脏腑影响、机体反应、邪正斗争胜负的转化等有关情况进行辨证施治。他认为流行性出血热发热期、低血压期、少尿期、多尿期、恢复期不是固定不变的，卫、气、营、血也不是截然分割的。正如《伤寒论》六经传变有顺传、逆传、越经传、合病、并病、直中等复杂变化。明·吴又可曾说：“疫邪有先表后里者，有先里后表者，有但表不里者，有但里不表者，有表胜于里者，有里胜于表者，有表而再表者，有里而再里者，有表里分传者。”（《温疫论》）流行性出血热的发展变化也是如此，有病发于里的温病，有初起即见气分证，而后又陷入营分血分的。因此，对流行性出血热发热期的治疗一定要按照辨证求因、审因立法、分清主次、依法定方、加减有度的思路分别运用相应治则及方药（详见《中医防治十病纪实》），严密观察病情变化，掌握病机证候开展治疗。如果能够掌握流行性出血热发热期卫分、气分的病机证候转归和治疗，灵活运用，就可以控制病情不至于向营分、血分发展。

潜在型克山病患者没有急发病史，存在心肌受损但损害不严重，或虽有心肌损害但心功能一级代偿者。因此，对于潜在型克山病的早期诊断存在一定困难。急型克山病在心肌受损的基础上，突然发生急剧的心搏量降低，而引起的心源性休克，预后不良。米伯让先生通过对克山病病人的临床表现和体征进行统计分析，结合自身的临证经验认为，中医诊断疾病主要是依靠四诊以搜集临床资料，在此基础上进行辨证论治。如果撇开证候或单凭某一诊则难以说明问题，也无从辨证施治。只有依据潜在型克山病患者的临床表现和体征，以及克山病的诊断条件，运用祖国医学理论做指导进行辨证，就能够为诊断及治疗提供重要的依据。例如根据中医临证优选法辨证求因、审因立法之准则将克山病心源性休克即急型克山病厥证分为：①伤寒血虚寒厥证，治以温经散寒、养血通脉、益气和胃、平肝降逆为法；②气虚血瘀寒厥证，治以通窍活血、益气复脉、回阳固脱为法；③伤寒直中三阴寒厥暴脱证，治以回阳救逆、益气生脉为法。又根据分清主次、依法选方之准则，分别选用当归四逆汤加味、加减通窍活血汤、人参四逆汤合剂、回阳救急汤加减施治于患者，均可取得较好的临床疗效。

“加减有度”是指临证用药药味及药量的加减。米伯让先生尊古而不泥古，多年运用古方，一般不轻易加味，他认为前人之方是从无数患者生命中总结而成的，若要予以肯定或否定，务必通过自己的再实践，临证加减均应慎重考虑，切勿因加减不当而影响治疗效果。药味的加减，是在主证未变情况下使用的，如果主证已经改变，就不是药味的加减变化，而是属于治法或方剂改变的问题。如流行性出血热临床分为 5 期，其中低血压、休克期是病情发展的重要环节，早期治疗应预防此期出现。当发热期突然出现低血压、休克，是为病情危重。米伯让先生认为，抓好发热期特别是早期卫分证的治疗是防止以后各期出现被动局面和提高治愈率的关键。为了解决这一难题，他创新性地在发热期卫分证应用辛凉解表药加入补药进行治疗，以银翘散加党参、杭芍、升麻、葛根作为流行性出血热发热期预防低血压、休克的主方，以达越期而愈的目的，反映了米伯让先生临证用药的科学性。

“加减有度”不仅体现在药味的加减中，也体现在药量的加减。米伯让先生在运用清人余师愚方清瘟败毒饮时认为，余氏之方组成合理，量味严谨，无须添足，若要加减，定要有度，一方之功效，用量是关键。运用该方，用量皆取余氏原方的中剂量，因余氏方中之药，多为清热泻火、清热凉血、清热燥湿、清热解毒之类，性味皆苦寒，若用大剂量，易造成过寒而损伤人体之阳气。纵观米伯让先生病案方剂之用量，生石膏皆为 70 g，犀角皆用 10.5 g（与余氏中剂量相同），生地皆为 35 g（与余氏大剂量相同）。不同之处是玄参 35 g，赤芍 17.5 g，甘草 17.5 g，若低于以上用量，临证则难以取效。究其原因，凡用本方所治之病，其标为火热之证，其本为阴亏之证，先生用大玄参量，与生地配合可达增水行舟、凉血救阴之目的，加大赤芍与甘草用量，可酸甘化阴，以代西洋参凉补之作用，诸药合用共奏“壮水之主，以制阳光”之效。

米伯让先生尊古而不泥古，在经典方剂的运用上，非常注重临证药味的加减。仍以先生运用清瘟败毒饮方为例，先生使用递减法，就是对凡服用清瘟败毒饮之后，症现热退神清者，方中即可减去犀角一味，继服2剂后，再减去黄连等苦寒败胃之药，以达祛邪而不伤胃之目的，此即中病即止，“无不过，无太及”而至中和之义。

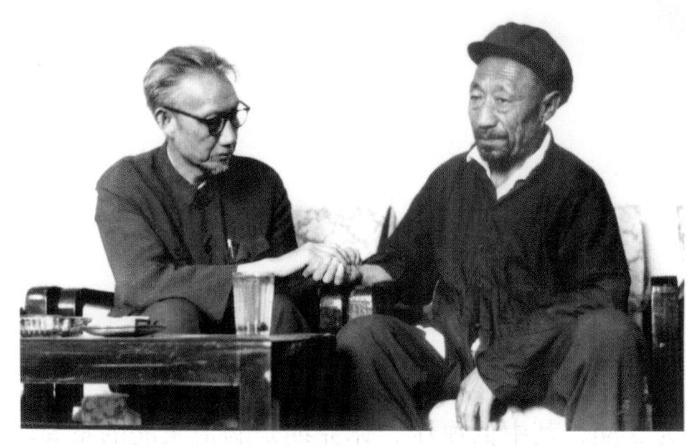

米伯让先生（左）赴延安讲课时，为劳动模范诊病

研究文献医史　精研医理正本

米伯让先生国学功底深厚，非常重视中医基础理论、中医文献医史整理研究。他认为，祖国医学是从长期的医疗实践中逐步发展形成的实践医学，文献医史研究不只是收集整理资料， 而是有组织、有计划地、全面、广泛、深入地科学研究，是继承发扬祖国医学的重要内容之一。他呼吁各级领导对文献医史研究工作的重要性要有足够的认识，要以“继承整理中国医，著史当执司迁笔，仗义执言持真理，科学求实毋自欺”的态度，结合临床实践和现代科学手段开展中医文献医史研究，力争在中医理论和临床研究中有所创新。在米伯让先生提出的《对中医工作的13条建议》中就包括了加强中医文献整理工作，他指出：“我国医学发明最早，经数千年来圣作贤述，代有增益，但历年久远，卷帙浩繁，流派很多，纯驳不一，学此不惟望洋兴叹，而且无所适从。因此，在某一时期前把前一阶段医学的成果进

行一次系统整理和汇集，便成为当时医学上一项十分重要的工作。”他继承先师黄竹斋先生之志，提出编纂《中医各科证治全书》的具体设想，建议将近200年以来中医学成果及以往类书未能收入之各家学说进行整理。他景仰黄竹斋先生“治学不能固步自封、陈陈相因，勿以人之喜怒为喜怒，必须自辟蹊径，有所创新”之治学思想，主张研究中医学最重要的是在继承基础上推陈出新，反对因循守旧、抱残守缺之陋习。他精通《内经》《难经》《伤寒论》《神农本草经》等中医经典，在中医基础理论及临床研究中从不囿于书本知识。在研究方法上，坚持取其精华、去其糟粕、继承发展的观点。

1979年，米伯让先生力主恢复1966—1976年间被迫中断的文献医史研究工作，选调有关人员，成立了陕西省中医研究所文献医史研究组，“主要是研究整理祖国医学的基础理论与临床防病治病的有关文献，以及医史资料的科研工作，同时还结合临床，总结规律，整理一些名老中医的实践经验和学术思想，并将尽可能开展一些实验研究”。1981年，在文献医史研究组基础上，成立了文献医史研究室，附设病床10张，这在西北地区乃为先例，文献医史研究室科研人员轮流上门诊、进病房管理住院病人。他亲自主持并审定白云阁藏本《伤寒杂病论》、黄竹斋先生《伤寒杂病论会通》《三阳三阴提纲》《医圣张仲景传》《孙思邈传》《难经会通》等8种著作的校勘与印行，精心规划了中医文献医史研究的方向、目的、人才培养等诸多内容，强调要逐学科、逐病、逐系统、逐专题地进行全面地、系统地整理，删繁去芜，汇其精要。为了开展研究工作，他多次向有关领导反映情况，争取经费，帮助解决工作中遇到的实际困难。

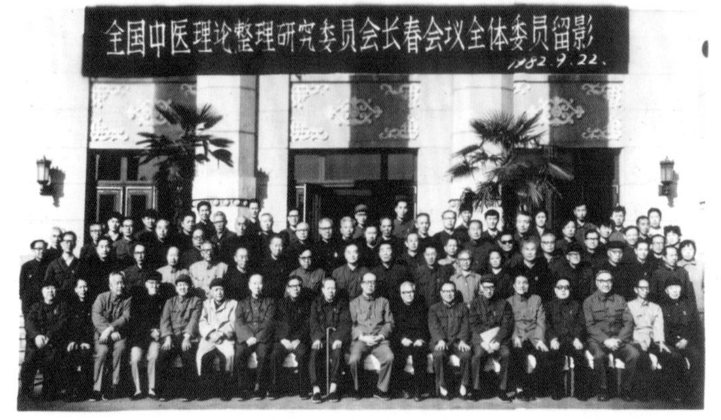

1982年9月，米伯让先生（第1排右6）参加全国中医理论整理研究委员会长春会议

1987 年 6 月，陕西省中医药研究院成立了文献医史研究所，在成立大会上，米伯让先生对中医文献医史研究工作提出了 11 条建议，包括建议卫生部成立中国医药学文献医史研究馆，专门汇集全国各地的文献史料进行审阅分类，编纂《中国医药学图书集成》；将历代已印行的名著进行清理，对原著进行校点笺注，出版发行， 以便读者阅读；对《普济方》《本草纲目》《名医类案》等古文献中确有价值之医书进行续编整理；文献研究不能脱离临床实践，要以中医理论指导实践，以实践验证理论。文献工作者不结合临床实践研究，就会成为真正的抄书匠。何以识别其真伪？应结合临床实践和现代科学手段进行研究，以促进中医临床和基础理论客观化、规范化、现代化进程，不断地发展中医理论体系等。

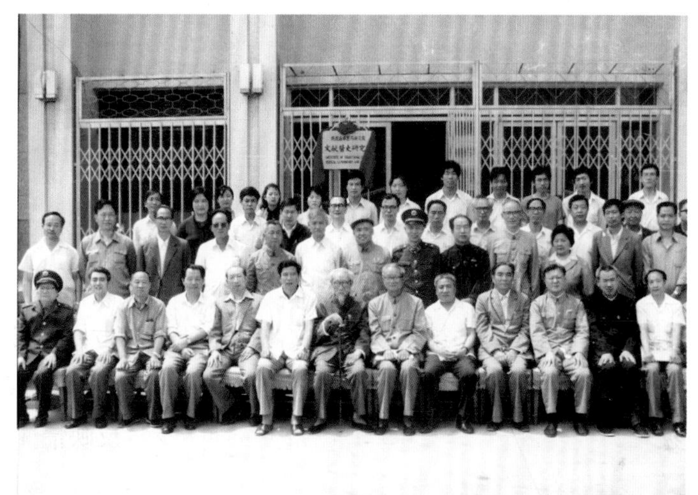

1987 年，陕西省中医药研究院文献医史研究所成立，米伯让先生（第 1 排中）与参会领导、专家合影

由文献医史研究组、文献医史研究室发展到文献医史研究所，经过几代人的共同努力，陕西省中医药研究院在电子计算机整理中医古籍、米伯让研究员学术思想整理研究、孙思邈《千金方》校勘整理研究、中医病案整理研究、陕西医学史研究等方面做出了很大贡献。正是有米伯让先生为陕西中医文献医史研究奠定的坚实基础、精心规划设计的蓝图，创建了我国西北地区第一个中医文献医史研究所，方才成就了具有独特学科优势和较大影响力的陕西中医文献医史研究专业机构。2010 年、2012 年，陕西省中医药研究院中医文献学、中医史学先后被国家中医药管理局确定为中医药重点学科建设项目。

米伯让先生不仅是陕西中医文献医史研究的奠基者、设计者，更是一位硕果累累的科学家。1944 年，米伯让先生与黄竹斋先生在长安少陵塬隐居时，协助黄竹斋先生整理校印了《难经会通》等著作；1949 年撰写了“《伤寒杂病论会通》书后”，将黄竹斋先生致力于仲景之学的历程与成果，昭示于世人；还撰写了《黄竹斋先生传略》等多部论著，在中医文献整理研究方面进行了不断的探索。即便是已年高体弱、右目失明，左目仅能弱视，米伯让先生仍在研究整理《中医解剖生理史料系统新论》《经方古今实用类编》《陕西中医药发展史稿》等著作。

米伯让先生根据《内经》《难经》中有关经络学说的基本理论，以及历代医家对经络学说的阐释，结合自己的研究，提出奇经八脉乃经络系统的中枢系统，肾间动气——命门——乃经络之气的来源。他汲取修炼气功者口授的“开行八脉”运气法中阳维、阴维在上肢循行之说，提出阳维、阴维、阳跻、阴跻既主知觉、运动，就不可能只在下肢循行而不循行到上肢的观点，弥补了旧说之缺憾。他集数十年研究心得，撰写的《十二经气血多少之探讨》一文，对《素问》《灵枢》《针灸甲乙经》《黄帝内经太素》诸书所载的十二经气血多少之说及其互异之处做了对照分析，认为互异之处非尽为传录之误，而亦有各家不同见解；十二经气血多少的来源依据一是解剖实践，二是根据经络学说以表测里而得出；同时，对针刺治则以多血多气、多血少气、少血多气三项为纲，列表对照，提出十二经气血多少及针刺治则、各家说法的不同以及如何统一的问题。他以席汉综合征（现称希恩综合征）为例，详尽地分析了各种症状产生的机制，将该病的部位较为精确地固定到了脏腑、经脉、气血的水平。在治疗时补其亏损，采用大补气血，充养任督二脉的方法，方选十全大补汤，并配以龟鹿二仙胶、鹿茸丸、紫河车之类及当归生姜羊肉汤等血肉有情之品调养任督。又如肾上腺皮质功能亢进者，口唇生须，毫毛旺盛，中医诊为诸脏血气有余，导致冲气偏盛，以调理冲任、泻火降气治之。在上述辨证过程中，米伯让先生将十二经气血多少理论与中医诊断上固有的脏腑气血辨证理论相结合，阐释了十二经气血盛衰之精义，使中医定位诊断更趋精确。

在病机方面，米伯让先生对“病机十九条”进行了深入研究，撰写了《〈内经·素问〉病机十九条初探》一文，对病机的概念、《素问》本节原文中“诸”“皆”“属”的含义、原文对临床实践的指导意义、发展及其基本精神进行了深入浅出的阐发。他着眼于学术发展，结合自己的临床实践，推崇刘完素补入的“诸涩枯涸，干劲皴揭，皆属于燥”一条，指出刘氏开拓了《内经》病机学说之蕴域，强调不应再沿袭“病机十九条”之旧说，而应改称为“病机二十条”。

米伯让先生精研医理，熟识药性，精通配伍技巧，在治疗其他杂病中，传统认为“细辛不过钱”，他每次用细辛均在 10.5 g 左右，收效甚佳。又如在治疗输尿管纡曲中，米伯让先生根据多年来对仲景原著结合临床实践的研究，认为“胞系”即输尿管，“了戾”当作“纡曲”解，“胞系了戾”即输尿管纡曲，以肾气汤治疗胞系了戾，竟起顽疴。该案例见载于第八版中医教材《金匮要略》。

为了促进中西医结合，1959 年，米伯让先生与西医医生合作，在西安医学院第二附属医院内科开设病床 20 张，以中医药为主，与王世臣、丁汉伦等合作观察治疗水、热、血所致疾病，包括了急性病、内科、妇科杂病及疑难病等，如肝硬化、肝硬化腹水、急慢性肾炎、肾病综合征、发热性疾病、再生障碍性贫血等疾病，取得了较好的治疗效果。他运用中医药疗法先后治疗急性肾炎、慢性肾炎、肾病综合征 88 例，疗效显著，《光明日报》曾为此专门刊文配图报道。

米伯让先生精研开鬼门、洁净府、实脾土、温肾阳四法，主张阳水证宜开鬼门、洁净府，方选越婢汤、越婢加术汤、麻杏石甘汤等；阴水证宜实脾土、温肾阳，方选胃苓汤、六君子汤、真武汤、济生肾气汤之类。凡诸水肿，皆佐利湿之五苓散。见诸鼓胀，皆用攻下之舟车神佑丸。他还借鉴古人“水气之为病，虽肺、脾、肾各有所主，但皆归于肾”之论点，采用治肿必先治水，治水必先治肾之法，方以金匮肾气汤类加减，重用桂附二药，以补命门之火而使肾气充实，此法在治疗慢性肾病中收效颇佳。米伯让先生治疗肾病还以擅用麻黄、附子见长。急性肾病常以麻黄为君，用量多在 14~28 g，因配伍得当，收效颇佳；慢性肾病之阴水常选用附子为君，用量多在 28~70 g，反映了米伯让先生深研药理而配伍精当的特点。

振兴中医事业　勇于秉公直谏

1966 年初，米伯让先生调任陕西省中医研究所所长。他一如既往地关心我国中医事业的发展，始终把振兴中医事业作为自己应尽的责任，毕生捍卫党的中医政策。在几十年的中医生涯中，他深刻体会到，党的中医政策一直是在斗争中贯彻执行的。他多次秉公直谏，早在 1963 年，就在全国医院工作会议上提出了“对中医工作的 13 条建议”；1964 年，在国家科委中医中药组成立会议上讲话，就如何进一步发挥西医学习中医人员的作用和特长等发表了自己的见解；1979 年，在全国中西医结合座谈会上提出了“对贯彻中央 56 号文件的 13 条建议”；1980

年，在全国中医和中西医结合工作会议上，提出了“关于中医政策问题的意见”；1989 年，与陕西省 23 位著名中医药专家一起向上级有关部门呈“尽快组建陕西省中医药管理局的建议”。米伯让先生的建议内容涉及中医政策制定、中医立法、中医领导体制改革、如何提高中医药院校教学质量、中西医团结和中西医结合、中医临床研究、中医基础理论研究、中医文献医史研究、中医成果鉴定和同行评议、中医基地建设、技术引进、中药生产和管理、中药计量改革、名老中医经验整理、师带徒管理等方面。初步统计，仅 1963—1987 年间，米伯让先生就先后撰写各种建议、报告近百篇，许多提案和建议得到了卫生部、中宣部及陕西省委、省政府有关领导同志的重视和支持，在国内素有“中医活动家”之美誉。

1972 年，米伯让先生对陕西省中医研究所的科研远景进行了规划和设想，提出了切实可行而又意义深远的建议。为了陕西省中医药研究院的建立和发展，解决建设中存在的资金和设备问题，使研究院发展壮大，米伯让先生呕心沥血，不辞辛苦，多次带病赴京或写信，与卫生部、中医司、国家经委及陕西省委、省政府有关领导商议，争取各方面条件支持，他的意见得到有关部门领导的重视和采纳。1981 年 12 月，米伯让先生在陕西省第五届人民代表大会上提出议案，建议陕西省中医药研究院由陕西省科委和陕西省卫生局双重领导。1986 年 7 月又向时任陕西省委书记白纪年写信，汇报了加强陕西省中医药研究院建设的重要性、必要性及办院指导思想、方向、任务与规划设想，希望给予大力支持。实践证明，陕西省中医药研究院的建立和发展，对推动陕西省中医药事业发展发挥了积极而重要的作用，也反映了米伯让先生的远见卓识，不愧为陕西省中医药研究院的奠基者、创始人。

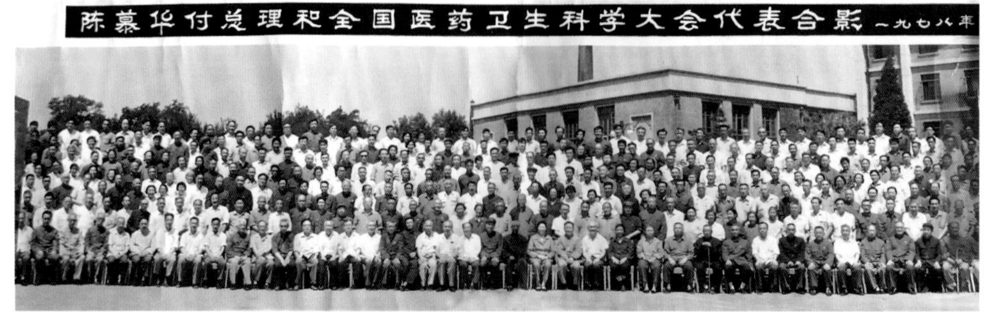

1978 年，国务院副总理陈慕华接见全国医药卫生科学大会代表，米伯让先生参会合影（第 1 排左 3）

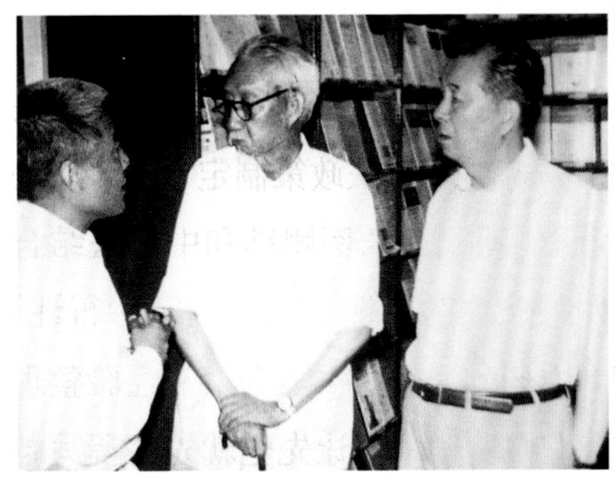

1987 年，米伯让先生（中）陪同卫生部部长崔月犁（右 1）视察陕西省中医药研究院

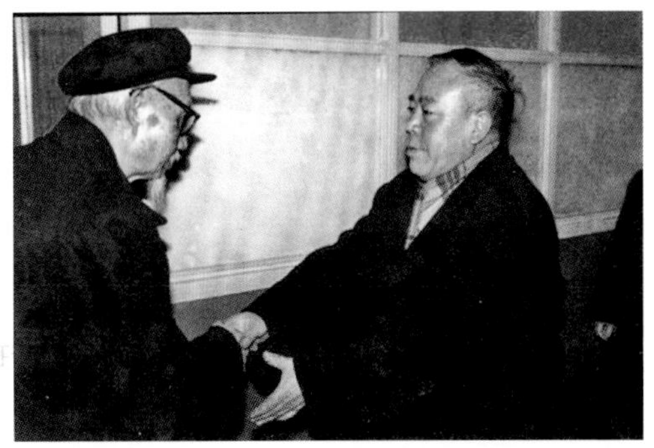

1985 年 12 月，卫生部副部长、国家中医药管理局局长胡熙明（右）看望米伯让先生

陕西省振兴中医大会全体代表合影留念 1985.12.26. 于咸

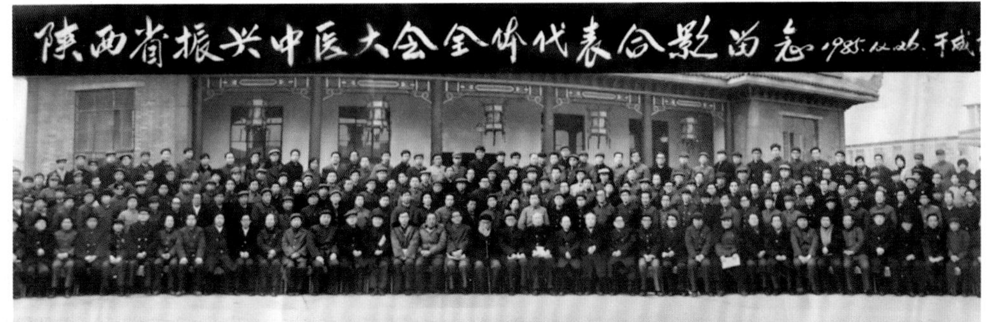

1985 年 12 月，米伯让先生（第 1 排右 20）参加陕西省振兴中医大会

1985 年，中国中医研究院（现中国中医科学院）建院 30 周年，米伯让先生挥毫书写贺词，表达了先生对中医事业发展的殷切期望。

頂天立地繼往開來
振興中醫責無旁貸
立足中國放眼世界
民族自尊始放異彩

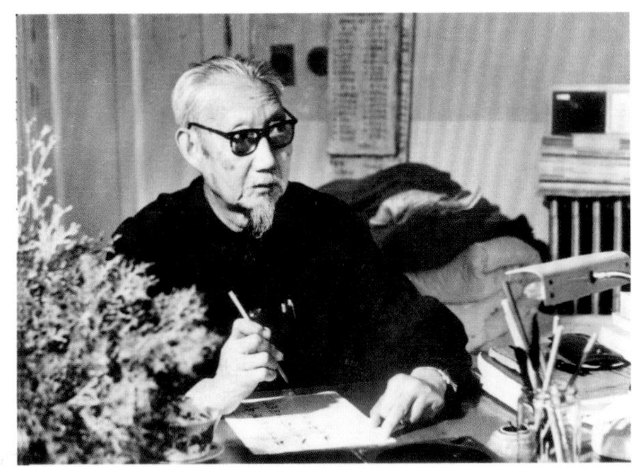

1985 年，米伯让先生为中国中医研究院成立 30 周年题写贺词

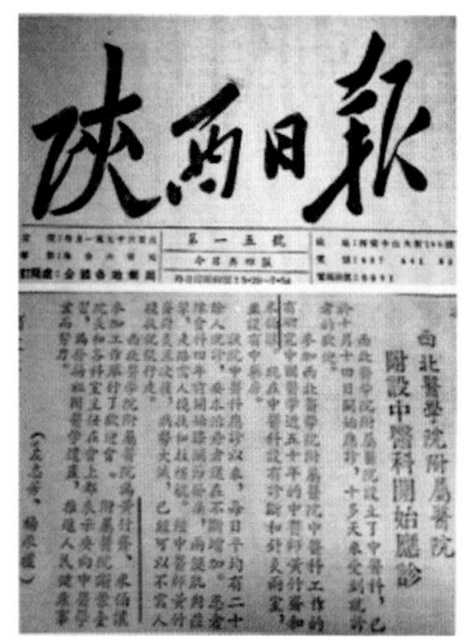

陝西日報

西北醫學院附屬醫院
附設中醫科開始應診

1954年，米伯让先生与黄竹斋先生应聘在西北医学院附属医院工作，《陕西日报》头版报道

中医事业要振兴，人才培养是关键。新中国成立后，中医教育纳入国家教育计划，中医药人才培养有了中医学院、师带徒、西医学习中医等多种方式。1954年，米伯让先生与黄竹斋先生被聘请到西北医学院附属医院（现西安交通大学医学院第二附属医院）工作，创建该院中医科，这是我国中医首批被聘入西医高等院校承担教学和医疗工作。能被聘请进入西医院校工作，在博士、教授云集的医学教育高等学府拥有一席之地，说明了黄竹斋先生、米伯让先生中医学识之渊博、诊病水平之高超，具有真才实学！1955年，黄竹斋先生被调至中国中医研究院，由米伯让先生负责中医科全面工作，他积极宣传党的中医政策，开展中医医疗、教学及科研工作，任中医科暨中医教研室主任。米伯让先生感慨于中医人员进入西医高等院校行医任教，中医与西医团结合作，共同解除群众的疾患，决心将对党和新社会的热爱之情化作为人民健康服务的动力，把自己的所学所知奉献给祖国的卫生事业。他始终以继承发扬祖国医学为己任，一方面勤于教学，一方面积极办好中医科，使教学与实践相结合。为了宣传中医学术，他注重言传身教，定期为各类学员讲授中医理论和临床知识，主讲中医学总论和基础理论，并研究设计了经络针灸人体大型模型一具，以方便针灸教学。

为了贯彻执行党的中医政策和毛泽东主席关于中西医结合，创造中国统一的新医学、新药学指示，在学院党委的领导下，1958年，米伯让先生首次举办了西医脱产学习中医班，至1960年共举办3期，并任专职指导教师，亲自讲授《内经》《伤寒论》《医学三字经》《经络循行路线主治歌》等经典著作和课程，与西医学员交流学术心得并指导学员实习。授课时以纯熟而有节奏的朗诵，引人入胜，令人过耳不忘，回味无穷。他想方设法，不断改进中医教学方法，为了满足中医诊断学教学之需，米伯让先生又研究设计了中医

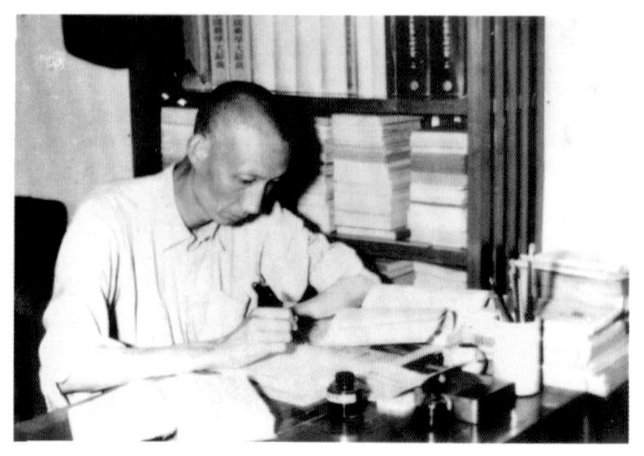

米伯让先生在西北医学院工作期间备课

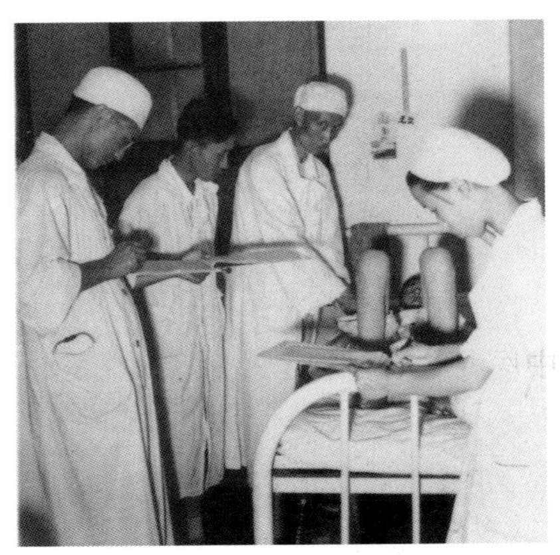
1958年，米伯让先生（左3）在西安医学院第二附属医院教学查房

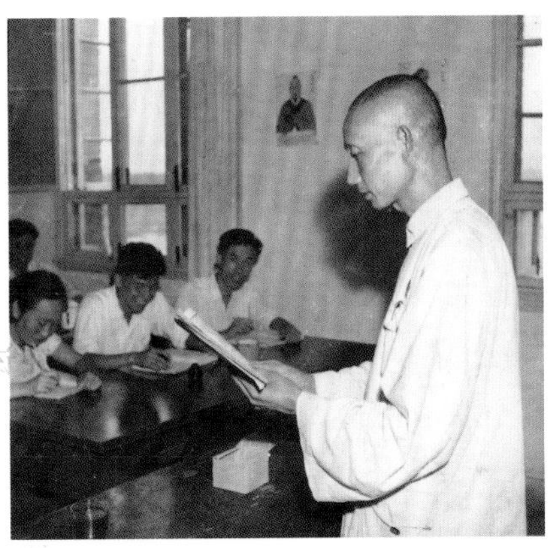
1959年，米伯让先生为西安医学院西学中班学员授课

舌诊模型一套，用于教学工作中，使中医诊断教学更为直观（两个模型皆由西北医学院教材供应科制作）。为了培养中医教研室师资骨干力量，他制定了学习中医6年计划书，并总结自己钻研中医的学习方法为“看、读、写、做、学、会、精、通”8个字，讲课时深入浅出，言辞恳切，论据充分，说理透彻生动，常于浅显处传播大道理，充分调动了学员们的学习兴趣，深受欢迎，取得了很好的教学效果，为培养我国第一代西医学习中医师资骨干做出了积极贡献。此后，陕西省中医研究所、陕西省中医药研究院举办西医离职学习中医班、中医提高班、针灸进修班，米伯让先生皆亲自为学员授课。

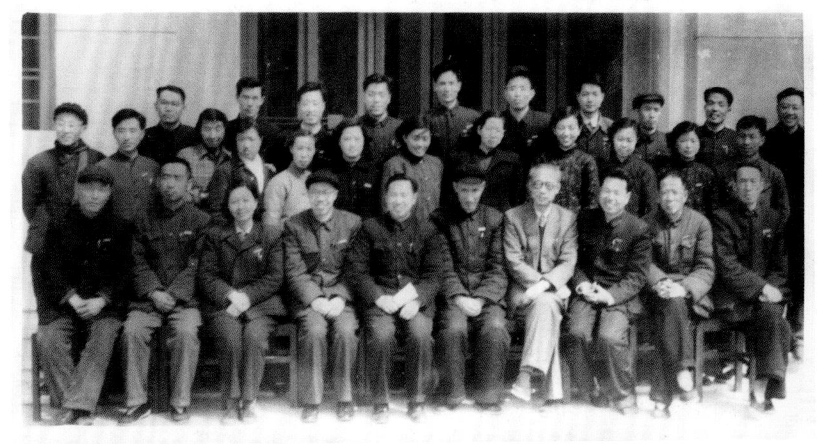
米伯让先生（第1排右5）与第一期西学中班学员结业合影

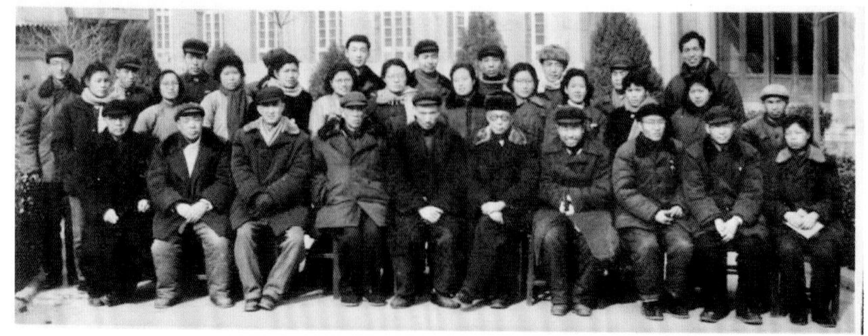

米伯让先生（第 1 排右 6）与第二期西学中班学员结业合影

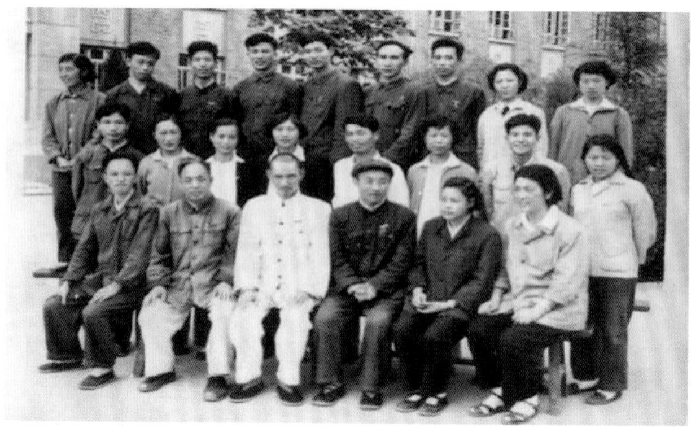

米伯让先生（第 1 排左 3）与第三期西学中班学员结业合影

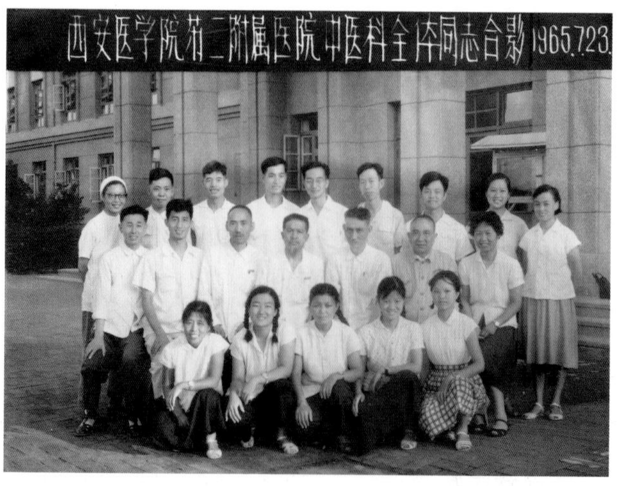

1965 年 7 月，米伯让先生（第 2 排右 3）调离西安医学院第二附属医院时，与该院中医科全体同志合影

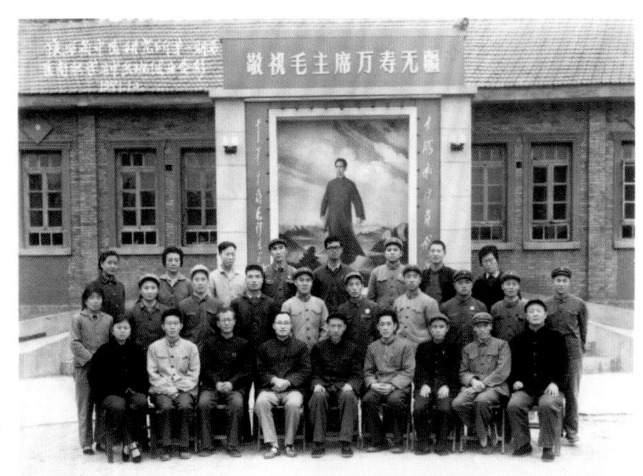

1971 年，米伯让先生（第 1 排中）与陕西省中医研究所第一期西医离职学习中医班学员结业合影

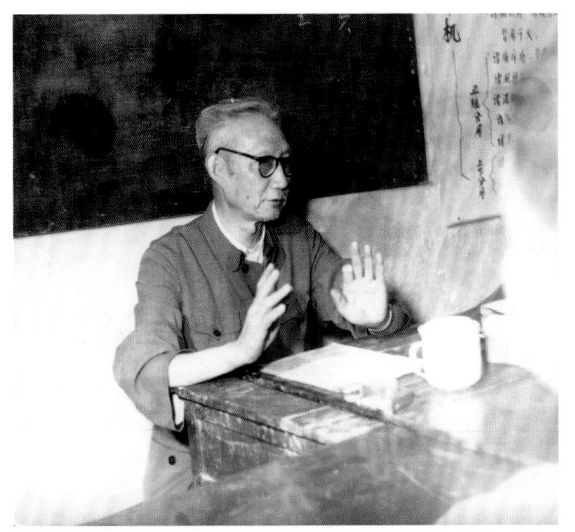

米伯让先生为陕西省中医药研究院医务人员讲授《黄帝内经·素问》“病机十九条”

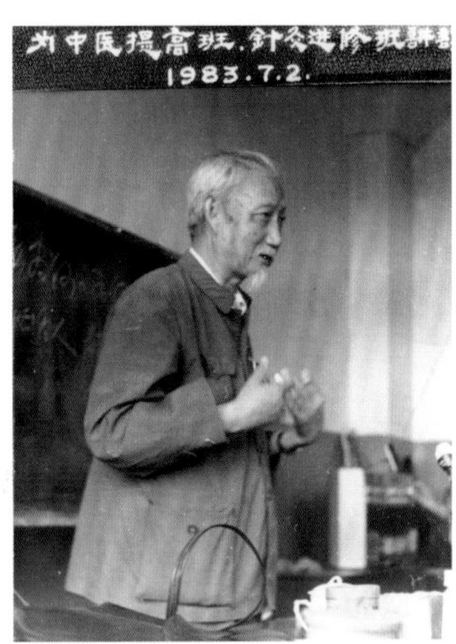

1983 年 7 月，米伯让先生为陕西省中医提高班、针灸进修班学员授课

米伯让先生关心兄弟省市的中医药事业发展，曾应邀为广西中医学院及湖南省中医研究所做“如何学习中医”“学医为何？为何学医？”的报告；先生对中医各学派和中西医学术无门户之见，重视民族之间及疆域间的团结，他团结兄弟民族，共同开展中医药研究整理、临床实践工作。1982 年，米伯让先生远赴新疆辗转寻找回鹘文版《伤寒论》，惜未寻见。期间参加了新疆维吾尔自治区中医第二届、民族医暨中西医结合首届学术会议并在大会讲话，建议将新疆中医学校升级为本科层次的中医学院，内设各民族医学系，聘请各民族医师任教，招收各民族学生，既学汉语，亦学各民族语，既懂各民族医，又懂汉医，共同培养中医人才，收集

整理各民族的医学经验和理论，继承发扬祖国医学理论体系和各民族医疗实践经验、理论知识，丰富祖国医学宝库，为发展边疆中医事业，防病治病做出更大的贡献。

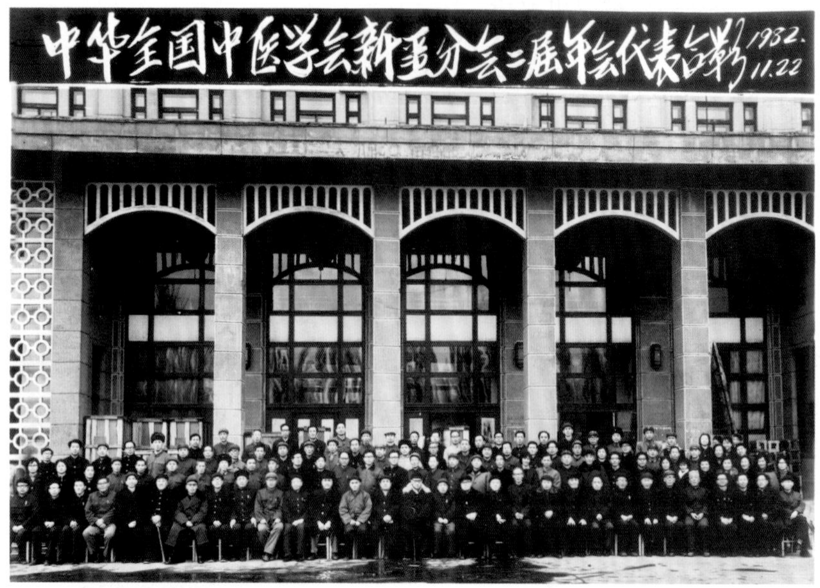

1982 年 11 月，米伯让先生（第 1 排左 15）应邀参加中华全国中医学会新疆分会第二届年会

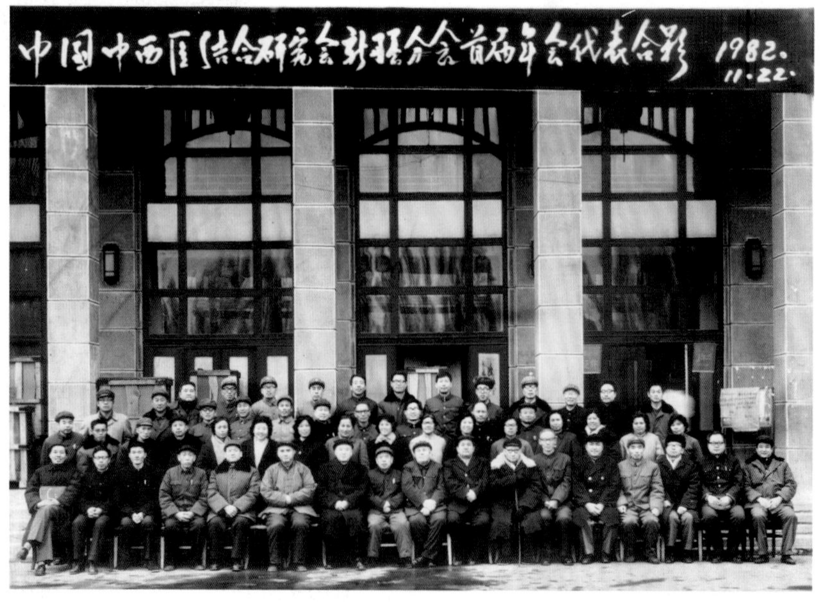

1982 年 11 月，米伯让先生（第 1 排右 7）应邀参加中国中西医结合研究会新疆分会首届年会

米伯让先生将中医传统教育、医学教育、医德教育、爱国主义教育融入中医古迹保护之中，不遗余力地呼吁修复建设南阳医圣祠、东周时期伟大医学家秦越人扁鹊墓、耀县孙思邈故里及唐代伟大医学家王焘墓并建立纪念馆等，以便后学纪念瞻仰。

1947 年，米伯让先生跟随黄竹斋先生从西安乘车到达许昌，步行 3 天来到南阳，路途中夜宿旅店时把钱放在胸前，趴着睡觉，以防丢失。这是米伯让先生第一次来到南阳医圣祠，他随黄竹斋先生沐浴后拜谒医圣祠，献上黄竹斋先生撰写、自己手书的《祝告医圣文》，表达了师徒二人对医圣张仲景的崇敬之情。1964 年，米伯让先生第二次来到南阳医圣祠，拜谒了医圣张仲景祠墓，实地考察，拍摄了原国家卫生部部长李德全在张仲景纪念馆的题词并序、南阳医圣祠正门、张仲景故里碑、张仲景塑像、张仲景像、张仲景之墓、医圣祠张仲景享殿及米伯让先生谒医圣祠留念照片 8 张，与当地名老中医、卫生局领导就白云阁藏本

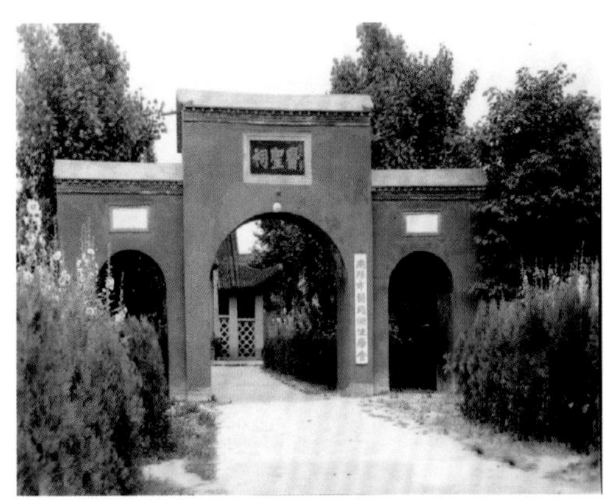
南阳医圣祠正门（1964 年摄）

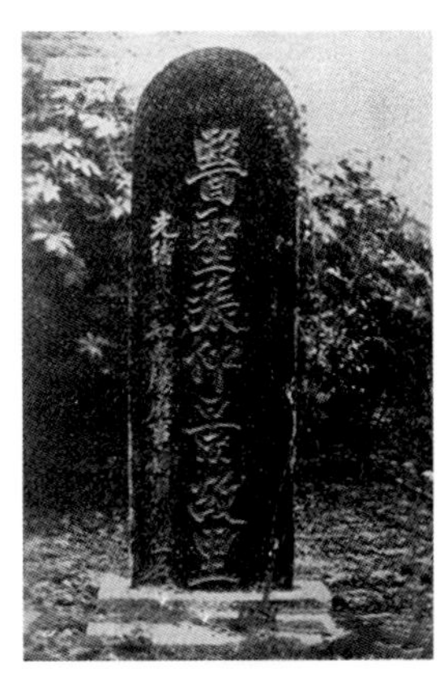
医圣张仲景故里碑（1964 年摄）

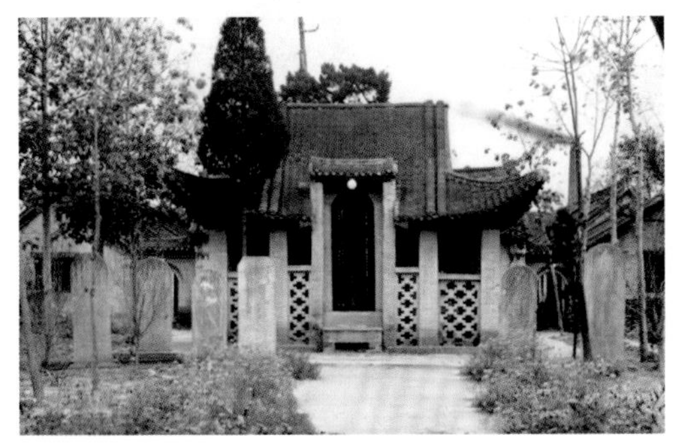
南阳医圣祠内张仲景之墓（1964 年摄）

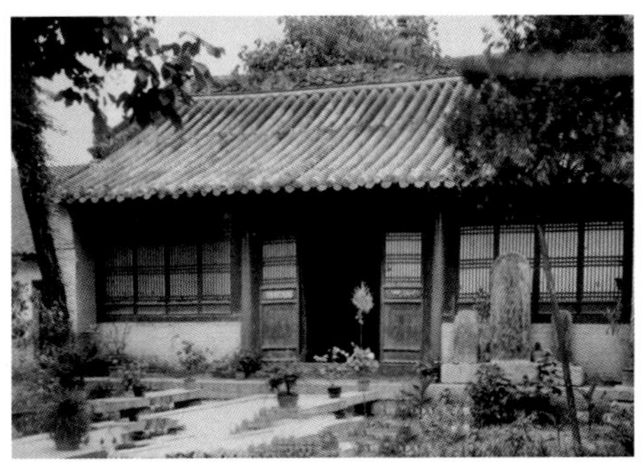
医圣祠张仲景享殿（1964 年摄）

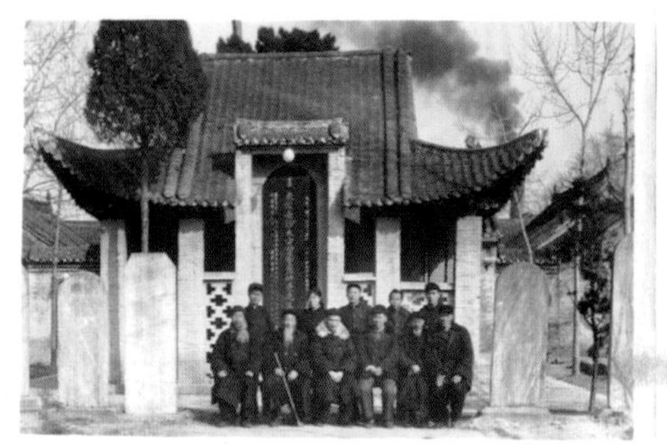
1964年，米伯让先生（第1排左3）在南阳医圣祠与当地名老中医及领导合影

《伤寒杂病论》的发现经过、发扬仲景学说等进行座谈，对研究仲景生平及学术思想、多方呼吁重修南阳医圣祠、完成黄竹斋先生未竟之志产生了很大影响。1981年，在南阳张仲景研究会成立暨首次学术交流大会期间，米伯让先生还与南阳有关领导、医界同仁商讨医圣祠的修复事宜；同年，在致河南蔺雪帆先生的书信中表示全力支持仲景祠墓的修复。1982年，米伯让先生与南阳地区卫生局局长闫熙照、南阳张仲景研究会副会长廖国玉交谈时，对南阳医圣祠的修复远景、大殿圣像雕塑、大殿左右陪亭、东西厢房的文物陈列和祠院布局等提出了建议。1986年，廖国玉先生再次来陕看望米伯让先生，并征求先生对修复医圣祠和办好国医大学的高见。黄竹斋先生与米伯让先生为重修南阳医圣祠辛苦奔波，如今，南阳医圣祠已完成修复工作。

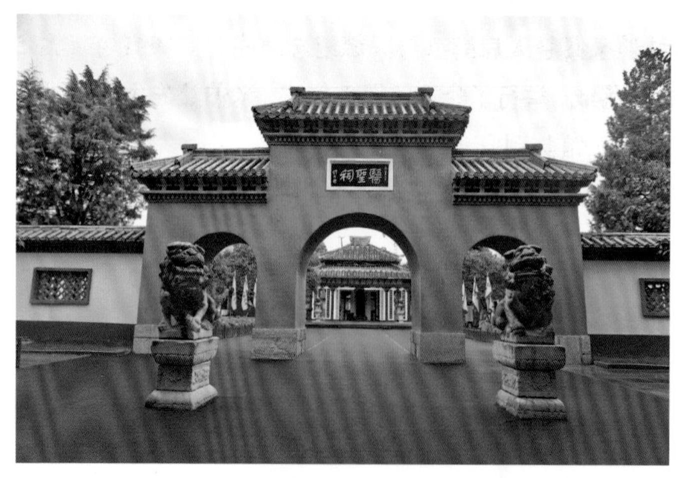

维修后的南阳医圣祠

1958—1991年间，米伯让先生曾8次赴临潼县南陈村考察秦越人扁鹊墓遗址。1981年，又委派陕西省中医药研究院文献医史研究室同志两次去扁鹊墓再做考察，其考察结果与米伯让先生1961年的调查结果相同；1981年6月，米伯让先生向陕西省委、省政府提交了“请求维修临潼秦越人扁鹊墓纪念馆的报告”，

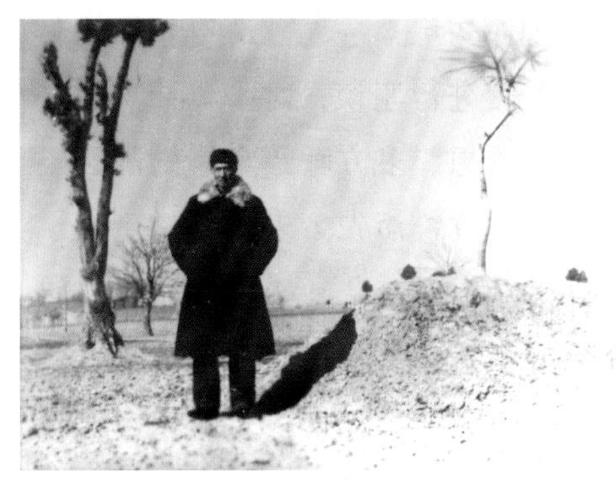

1961年正月初二，米伯让先生赴临潼县马额南陈村再次考察拜谒扁鹊墓

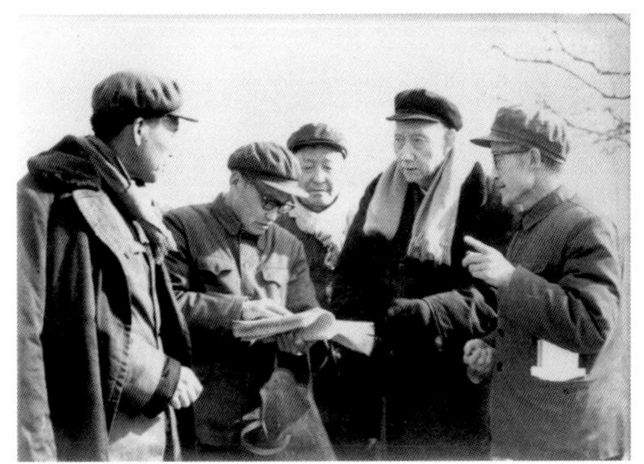

1982年，米伯让先生（右2）再次考察临潼扁鹊墓

指出："维修临潼秦越人扁鹊墓之意义，不仅只是保存古迹，更重要的是表彰先哲、鼓励后人，继承发扬祖国医学，落实党的中医政策，激励卫生战线及各条战线的科学家，同时对当前社会主义建设，实现四化，宣传教育有着重大的政治意义和深远的历史意义。树立为科学事业奋斗一生并做出重大贡献的科学家的光辉形象，以增强民族自尊心和爱国主义思想……" 1984年，米伯让先生和陕西省中医药研究院、陕西省文物局、临潼县有关负责同志在扁鹊墓植树；1990年撰写了"维修东周伟大医学科学家秦越人扁鹊墓与医德纪念碑序"。1991年4月5日，扁鹊医德纪念碑、纪念馆落成，举行了隆重的揭碑仪式，米伯让先生在仪式上讲话。此后，又对秦越人扁鹊纪念馆陈列安排提出了建议。因此，米伯让先生是扁鹊纪念馆落成的奠基者、创始人。1992年，为了交流扁鹊学术思想研究成果，在西安举行了首届扁鹊学术研讨会。

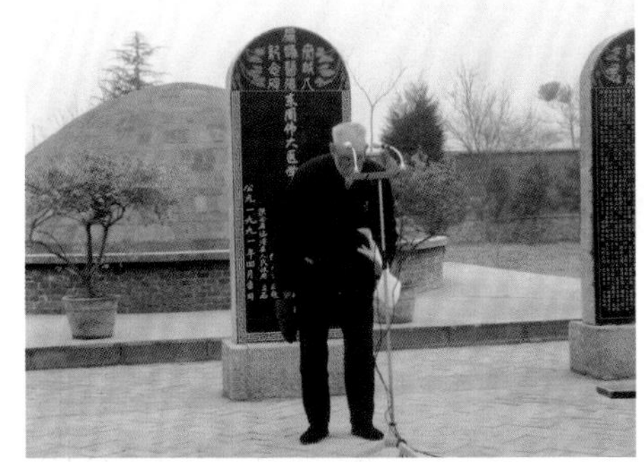

1991年，在扁鹊纪念碑落成典礼上，米伯让先生讲话

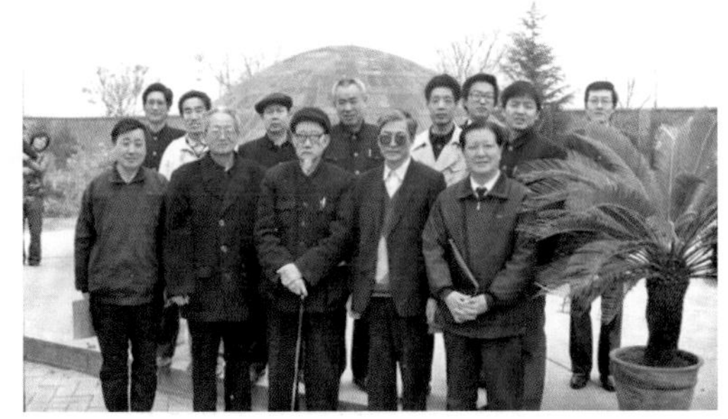

1991年，米伯让先生与时任陕西省政协副主席李经纶、时任陕西省卫生厅厅长卢希谦及有关领导参加扁鹊纪念碑落成典礼合影

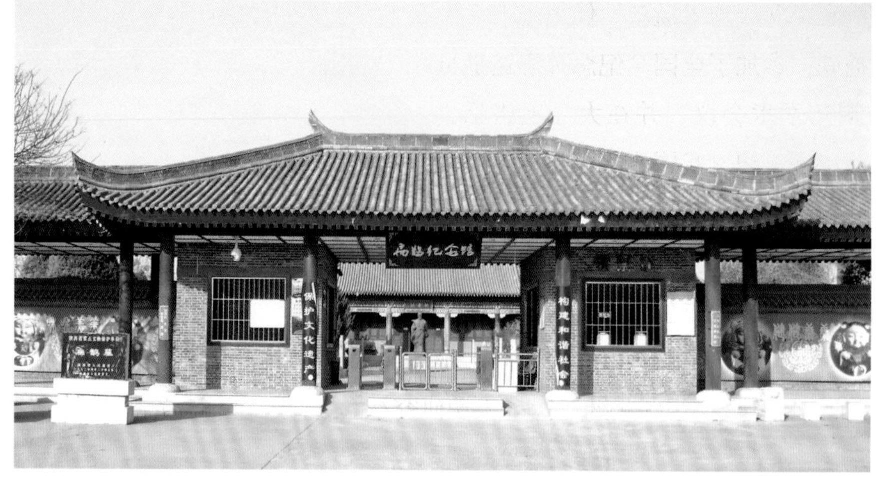

如今的扁鹊纪念馆。1992 年，扁鹊墓被列为“陕西省文物保护单位”

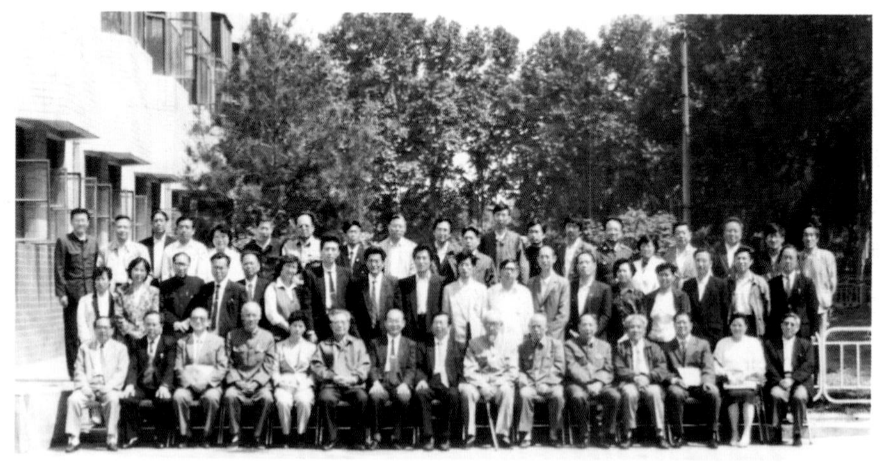

1992 年，米伯让先生与参加首届扁鹊学术研讨会的著名中医学家张灿玾、班秀文、傅贞亮、赵立勋、李景荣等专家合影

新中国成立前，米伯让先生曾随黄竹斋先生走访孙思邈隐迹，先后亲诣药王山太玄洞拜谒 4 次。师徒二人遍访孙思邈在终南、太白诸山的隐迹。1974 年 4 月，为了帮助药王山孙思邈纪念馆尽快完成《孙思邈传略》撰写工作，米伯让先生将黄竹斋先生所撰《孙思邈传》一卷捐赠于药王山孙思邈纪念馆。同年 7 月，又复信耀县县委宣传部，介绍了药王孙思邈的生平、学术贡献及黄竹斋先生撰写《孙思邈传》的经过、撰写《医学源流歌》的愿望，建议重新塑造孙思邈塑像。1982 年，在《伟大的医药学家孙思邈》图册印行之际，米伯让先生题写了黄竹斋先生

撰写的“道通天地术通圣　儒中隐逸医中真”楹联，参加了全国“纪念孙思邈逝世1300周年学术会议”并在大会上讲话，撰写了诗词《纪念我国唐代医学科学家孙思邈先师有感》。1990年3月，陕西卫生志编纂委员会办公室编辑出版了《药王孙思邈》，米伯让先生为该书撰写书序，皆表达了对孙思邈深切的怀念之情。1985年,米伯让先生被聘为中华药王山孙思邈研究社学术顾问委员会副主任委员,在“致中华药王山孙思邈研究社成立大会信”中，建议在耀县建立一所孙思邈中医专科学校和中医医院，培养更多的中医人才，为继承发扬祖国医学、利国利民、造福人类做出贡献。

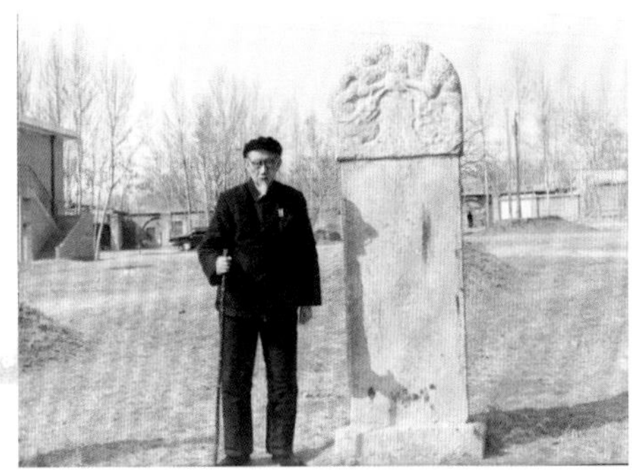

米伯让先生拜谒孙思邈故里

此外，米伯让先生还提交了“请求维修眉县我国唐代伟大医学家王焘墓纪念馆的报告”；向时任陕西省委书记安启元、省长程安东报告，建议尽快修复鼓楼上悬挂的“声闻于天”“文武盛地”匾额，并将保存的“声闻于天 文武盛地”字样献给文物部门。现王焘墓已建成，王焘纪念馆修缮正在进行中；鼓楼上悬挂的匾额已修复完成。米伯让先生提出的表彰先哲，启迪后学，对中医历史遗迹进行抢救性保护和修缮建议，为保护和修缮工作起到了积极的作用，也为后人留下了珍贵的中医药文化遗产，对振兴中医，弘扬中医药传统文化，继承发扬祖国医学有着十分重要的意义。米伯让先生可谓用心良苦，功德无量！

行医首重医德　热心公益事业

米伯让先生非常注重个人品德修养，生活十分俭朴，在他的卧室中悬挂了他用楷书恭录的横披、对联、中堂，反映了他一生的志向、操持和做人的准则。

立志居敬
窮理反身
明誠並進
敬義偕立
恭錄
朱子白鹿洞語
歲次己巳除夕
後學

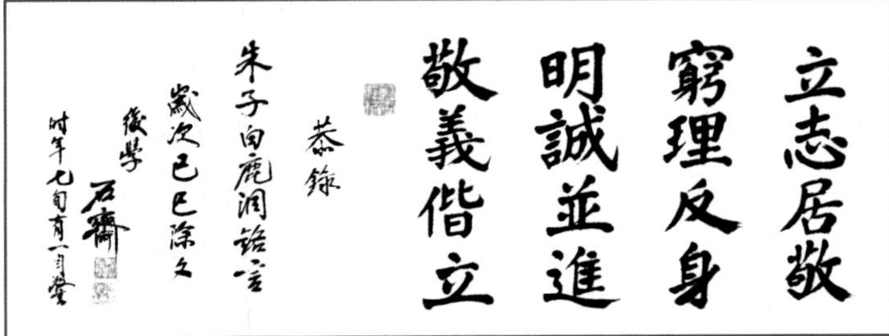

对联：行不得反求诸己，躬自厚薄责于人。

清麓正谊书院的创始人贺复斋先生终生笃守朱子学说。米伯让先生接受师训，一生都以高标准严格要求自己，他立志高尚，曾说：“余忝列医林数十载，深感欲做一名医易，而欲做一医德高尚而医术高明之名医实为难矣！”作为一代名医大师，米伯让先生遇事多做自我批评，时常以宽以待人、严以律己的胸怀自我警示，故而取得了巨大的成就。

1964 年，米伯让先生刚从陕南防治钩端螺旋体病回到西安，又要到周至县用中医药防治流行性出血热，恰巧他的幼子被一个孩子误伤眼睛住院，有摘除受伤眼球的危险，家人焦急万分。米伯让先生说：“孩了的眼睛有医生治，我守在跟前也帮不上忙、使不上力，最坏的结果也只是瞎了一只眼，可周至县随时都在死人，救人命要紧！”匆匆到医院看望了受伤的儿子就直奔疫区，这种以救死扶伤为己任，公而忘私，舍小家、顾大家的博大仁爱之胸怀令人敬佩和感动。

1965 年，米伯让先生在周至县终南镇公社卫生院防治流行性出血热时，写下了《赴周至防治流行性出血热有感》：

……

献身革命不怕难，赴汤蹈火只等闲。
雷锋王杰皆榜样，主席思想照心田。
人生自古谁无死，鸿毛泰山分别看。
舍己救人总牺牲，大公无私才得安。
崇山峻岭总有路，只是游人不去寻。
若有愚公移山志，不拘一格皆是春。
此地流行出血热，危害人民似虎烈。
主席思想指引我，终有妙方可回厥。
夜半凝神忆前程，愧将毛著未读精。
不在口头能背诵，重在实践察言行。

……

真实记录了米伯让先生面对疫情时，牢记毛泽东主席的教导，以英雄人物为榜样，立志防治流行性出血热的信念和愿为此奉献生命的革命精神。

麻风病是一种危害性极大、治疗棘手的传染病。20 世纪 60 年代，米伯让先生曾 3 次考察麻风村，与麻风病患者握手、交谈，了解治疗及生活情况，鼓励患者树立战胜疾病的信心。先生带领医疗队下乡防治传染病、地方病时常说："哪里病人最多、疫情最重，就到哪里去；哪里条件最差，就到哪里去。"当患者病情需要时，即使是路途再远，条件再差，雨雪天气也要前往。为了及时解决工作中遇到的疑难问题，他常常不辞辛苦地查阅古今医籍文献，甚至通宵达旦，夜以继日，为后学树立了典范。

米伯让先生从不接受患者报酬或礼物，即便是一点点水果、一盒糖，都要想方设法退回患者。曾有一名患有严重疾病的患者，经米伯让先生会诊治疗后取得了一定的疗效。该患者的战友为了表示感谢，专程看望米伯让先生并带去礼品。米伯让先生知道礼品之事后，因不知该战友的家庭住址和单位名称，考虑若将礼品直接退回患者，又恐患者不理解、心情不舒畅，为此专门给患者的战友写信，表示"……就是目前在治疗上取得的一点效果，主要是二医大全体医务人员的积极努力，患者与疾病作顽强斗争的结果，我在其中做的工作是微不足道的……我是国家干部，每月照发工资，给患者治病无论怎样都是分内之事，绝不应该接受患者的报酬，如果这样做是不符合我们社会主义制度的……这件事情确实使我内心不安，由于我向来不接受患者的报酬，我的意见，请您来一趟让我把情况向您谈清，把患者的礼品带回去，婉言转告患者不要这样做……你们的心情，我表示感谢！请您接到信后，即时来我处，不要拖延……"，真实地反映了米伯让先生处处为患者考虑，坚持将礼品退回，廉洁从医的高尚之德和谦恭之风。

在米伯让先生诊治的患者中，既有国家领导人，也有普通百姓，对待不同的患者，他皆如至亲之想，一视同仁，以诚相待，精心调治，即便有人问起为领导诊病之事，他也是一笑而过，从不炫耀。1959 年、1961 年，米伯让先生先后 2 次为来陕的陈毅副总理诊治疾病，他坚持己见，依据病情遣方用药。陈毅副总理病愈后，设便宴招待，姬鹏飞、廖承志副外长，陕西省李启明省长作陪，席间陈毅副总理赞扬了中国医药神妙，对他辨证准确、用药精当颇为赞赏，并说"中医是个宝，应当认真继承和发扬"，为世界人民造福。并嘱给他再多开几剂中药，以便带到国外去服。期间还交谈了中西医结合等问题。

米伯让先生重视中西医团结，曾长期与西医同志共同进行多种疾病的探讨研究，从不计较个人名利得失、署名先后，工作面前勇挑重担，荣誉面前以"如临深渊，如履薄冰"为座右铭。他积极响应党和国家发出的老年干部退休让贤号召，多次请求辞去担任的领导职务和学术职务，为年轻同志让贤。为了加快中医药事业的发展，他对自己的科研成果和临床经验、诊疗心得没有丝毫保留，将自己在运用中医药防治钩端螺旋体病、流行性出血热、克山病、大骨节病、乙型肝炎等工作中积累的临证经验、心得感悟，或撰写成中医对这些疾病的认识与防治文章，或以举办培训班、讲座等方式及时分享给医界同仁，尽可能使大家在临床工作中少走弯路，在最短的时间内取得最好的治疗效果。第四军医大学中医科主任吴一纯教授于20世纪70年代带领医疗队到户县余下防治流行性出血热。出发前，米伯让先生毫无保留地将自己防治流行性出血热的宝贵经验传授给吴一纯教授，详细讲解了流行性出血热低血压期的预防。根据米伯让先生的指导，医疗队于1975年冬至1976年春对137例住院患者，按照1975年全国诊断标准确诊后进行观察治疗。结果显示：治愈130例，占94.89%，死亡7例，病死率5.11%，病死率较1974年明显下降。在防治钩端螺旋体病和流行性出血热取得成绩后，米伯让先生向国家科委主任聂荣臻元帅写信表示："我们所做的工作很少，即或取得的微小成绩也应归功于党和毛主席的正确领导和党的卫生方针及中医政策的光辉照耀。我们今后要再接再厉，不断努力，克服困难，在国家科委的指导下，一定要在医学科学事业上做出巨大贡献，以报答党和国家对我的关怀……凡事只要认真贯彻党的方针政策，按照中央指示办事，在工作上可以说是无往不胜。"米伯让先生用一生的实际行动，践行了一位共产党员谦虚谨慎、不骄不躁、无私奉献的革命精神。

米伯让先生高风亮节，对于组织上为他涨工资、提职称，总是一再推让。1954年底，组织上要为他提一级工资，他主动找到领导表示"论贡献应该给我的老师黄竹斋先生提一级工资，而我的贡献太小了"，最后说服了领导；1956年、1973年，组织上先后2次要为他涨工资，他皆予以推辞，坚决要求让给工资低的同志。他曾说："儿女胜过我，要钱做什么？儿女不胜我，要钱做什么？"1961年，组织上要晋升他为副教授，并送来晋升表格，他以才学浅、贡献小为由，婉言谢绝。对国内外始终称自己为"陕西医生"，从不介绍自己的职务职称，充分反映了米伯让先生不为名利所困的宽广胸怀。

1985年，针对医疗卫生行业存在的医德医风问题，为了促进社会主义物质文明和精神文明建设，米伯让先生倡议并捐资为我国唐代伟大医药科学家孙思邈建立医德纪念碑，同时召开孙思邈医德思想研讨会，此举受到社会各界人士的热情支持。1989年6月，铜川市政协、陕西省中医药研究院在耀县召开了孙思邈医德思想研讨会，11通孙思邈医德纪念碑亦同时在药王山落成，其中就有米伯让先生撰写并亲笔手书的“唐代伟大医药科学家孙思邈医德纪念碑序”，这是米伯让先生克服因眼疾而导致的右目失明、左目弱视，用工整的楷体，一字一字认认真真写下来的。时任全国政协副主席马文瑞为孙思邈医德纪念碑落成典礼题写了“学习孙思邈的精湛医术、优良医德，振兴中医事业，为人民健康服务”。为“孙思邈医德纪念碑落成典礼暨医德思想研讨会”题词的还有：时任卫生部部长陈敏章题词“医德之宗师，学习之楷模”，原卫生部部长崔月犁题词“研究和学习孙思邈的医德理论和实践，对提高中医医疗质量，培养一代名医，开创新时期的医德医风具有重要的现实意义”，中共陕西省委原书记陈元方题词“要方千金传万方　药王芳名胜帝王”，时任卫生部副部长、国家中医药管理局局长胡熙明题词“医德宗师”。通过学习孙思邈的高尚医德，在广大医务人员中开展广泛的宣传教育，为树立优良的医德医风起到了积极的作用。

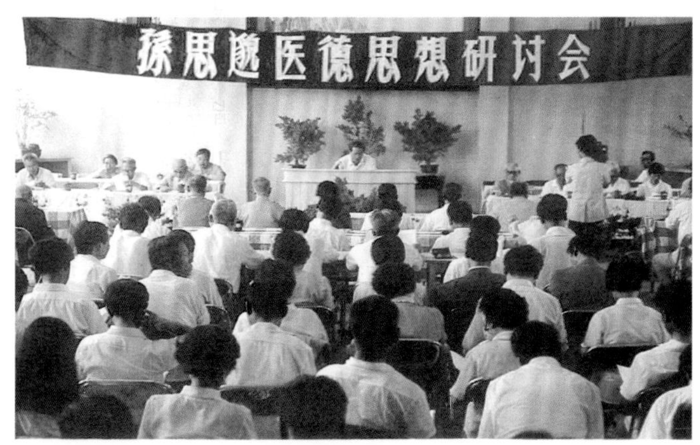

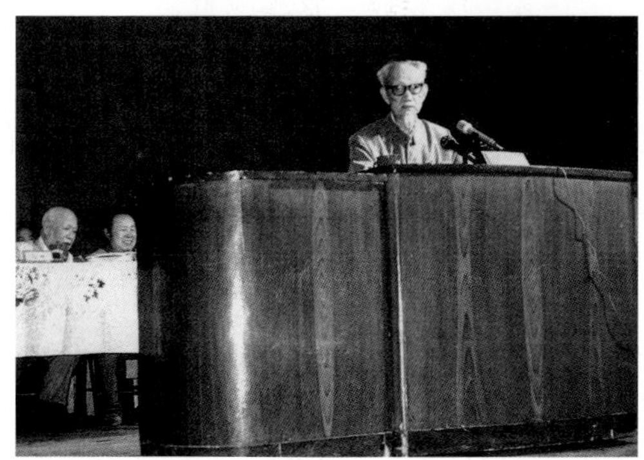

1989 年 6 月，米伯让先生在“孙思邈医德纪念碑落成典礼暨医德思想研讨会”开幕式上讲话

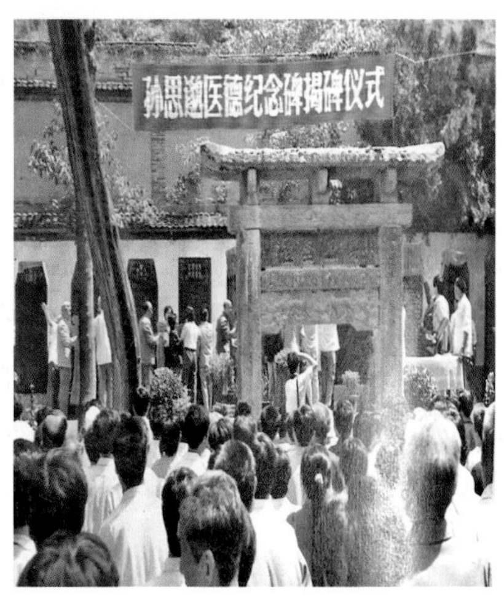

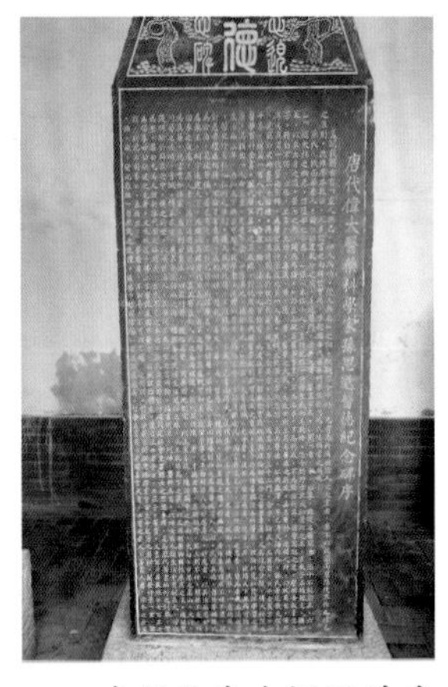

米伯让先生撰写并手书的“唐代伟大医药科学家孙思邈医德纪念碑序”

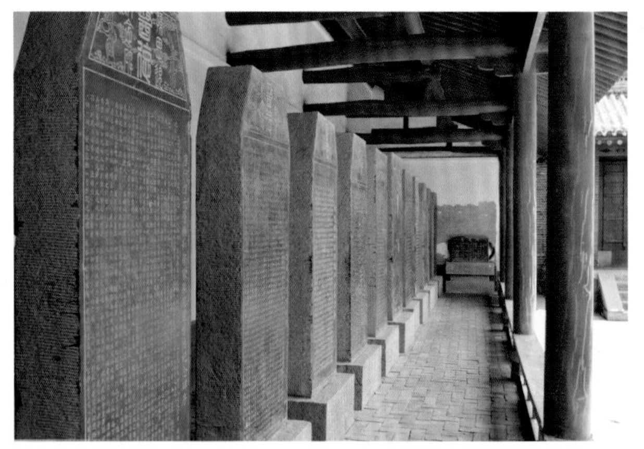

药王山孙思邈医德纪念碑 11 通

米伯让先生晚年回忆 20 世纪 50 年代至 70 年代，在党的领导下，多次上山下乡、入村下厂，运用中医药防治传染病和地方病的难忘岁月，深感有必要将当年一同前往全省传染病、地方病疫区进行防病治病的中西医界同仁、同道们昭示于世，以怀念并光大他们不顾个人安危、全心全意为广大人民群众服务，送医送药上门，抢救危重患者，开展防病治病的崇高精神。为此，在整理米伯让先生《中医防治十病纪实》时，米伯让先生反复叮嘱米烈汉教授，表示当年跟随其下乡的医生、护士和其他人员甚多，为了防病治病，大家共同付出过艰辛的劳动，书中也凝结有他们的心血结晶，一定要向世人说清楚，方不泯灭众人之功。于是根据米伯让先生的回忆所及，米烈汉教授等编写了“历次同米伯让先生下乡防病治病有关人员简录”，记录了参与防病治病的年代、防治病名、疫区名称、人员姓名、从事何种防治工作、当年的工作单位及职务（职称）、现工作单位及职称、协作单位等，以及炊事员、药师、司机等所有参与防病治病的工作人员，附于《中医防治十病纪实》书后，使人一目了然，深刻地反映了米伯让先生不贪功、不居功的高风亮节，令人感动！

科学没有国界，但科学家有祖国！米伯让先生热爱伟大的祖国，具有强烈的爱国主义精神。1982 年，他应邀赴日讲学，临行之际，因日本政府篡改侵华历史，把“侵略”我国说成“进入”，欺骗子孙后代。米伯让先生闻知后，气愤地说：“日本既能背信弃义，有何学可讲？我不能为羡慕异国一游而屈辱民族气节。”

遂坚决取消行程。1983 年，日本学者矢数道明先生写信给米伯让先生，请他为纪念大冢敬节先生逝世一周年写一悼联。米伯让先生回信说：近拜读《大冢敬节先生年谱》以后，知大冢敬节先生未曾参与侵华活动，深感先生善行可嘉，特书赠挽联一副，以示悼念凭吊之意。联云：

念君昔未参与侵华活动是为善行我方敬挽

仰尊尚有志能钻研汉医继承炎黄芳名可嘉

米伯让先生对军国主义翻案者写道：

人应悔过重作人，心即是佛佛即心。

背着牛头不认赃，口是心非难成神。

中日人民本友好，炎黄子孙情义深。

背信弃义掩罪行，世界铁史永不泯。

在大是大非面前，米伯让先生展现出了凛然正气和民族气节。

米伯让先生热爱人民，热心公益事业，经常慷慨解囊为贫困者解决困难。早在 1937 年，为了死去且无力安葬的穷苦人士，他出资购买木材制作棺木多口，并出资聘请医生在三原善堂免费为穷苦病人诊病、送药。1939 年，遵照父亲的遗嘱，他倡议修建甘肃省定西县王公桥，捐款 2000 元（占修桥费用五分之二），并上书甘肃省政府，请求敦促当地县政府尽快完成修桥事宜。甘肃省政府主席谷正伦寄亲笔题写“乐善好施”4 个大字的褒奖状及信函。王公桥竣工后，定西县派地方绅士骆子政先生持县政府褒奖来西安致谢，并告知已在桥头树碑刻石，以永志捐资修桥的事迹。1940 年，米伯让先生将祖田祖业捐赠给穷苦百姓。1943 年，他加入西安红十字会，为了抢救抗日的伤病员，救济从沦陷区逃出的难民，分别向西安红十字会、西安慈善团体、西安理善劝戒烟酒会、泾阳县冶峪乡下河村首建完全小学等捐款。1950 年，米伯让先生应邀在泾阳县云阳镇行医，时值抗美援朝，国家号召医务人员以实际行动支援前线，他第一个报名响应，带头将每月初一、十五两日的诊费收入捐献抗美援朝，反映了米伯让先生强烈的爱国主义情怀，受到当地政府芦景侠区长在动员大会上的表扬。米伯让先生一生为修建定西县王公桥、家乡办学、抗美援朝、特大水灾、儿童福利院、敬老院、盲哑学校、维修黄帝陵、孙思邈医德纪念碑、临潼扁鹊纪念馆、王焘墓等捐资 21 次。担任陕西省中医药研究院名誉院长时，将单位发的年终奖退回院里，请院里发给一线同志。1992 年，又将国家颁发的每月 100 元国务院政府特殊津贴，从发给之日起到他去世，全部捐献给家乡泾阳县蒋路乡徐家岩小学，反映了米伯让先生乐善好施的仁爱之道。《西安晚报》以“圣心”为题传记了他为国为民的业绩，《女友》杂志以“平民慈善家”为题、《健康报》以“杏林老枝发新华”为题，记述了他半个世纪从未间断地为社会公益事业无私奉献的事迹。

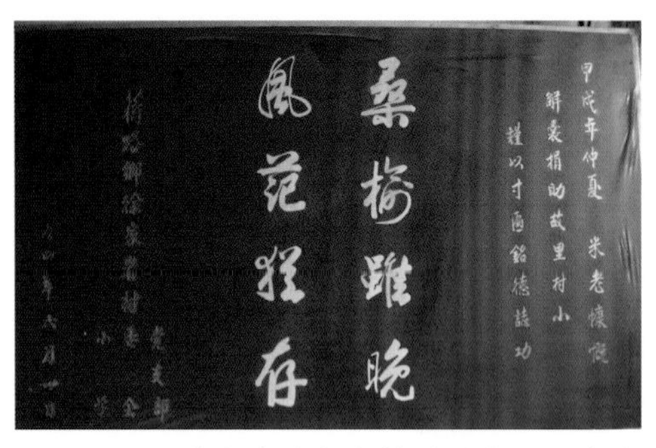

泾阳县蒋路乡徐家岩村赠送米伯让先生牌匾

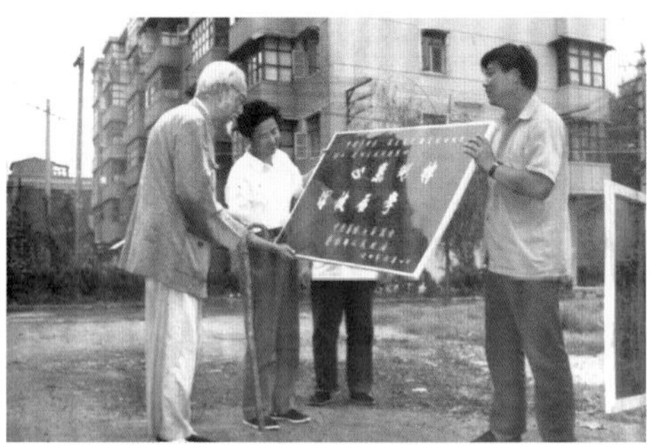

中共泾阳县蒋路乡委员会、蒋路乡人民政府向米伯让先生颁赠捐资兴学牌匾

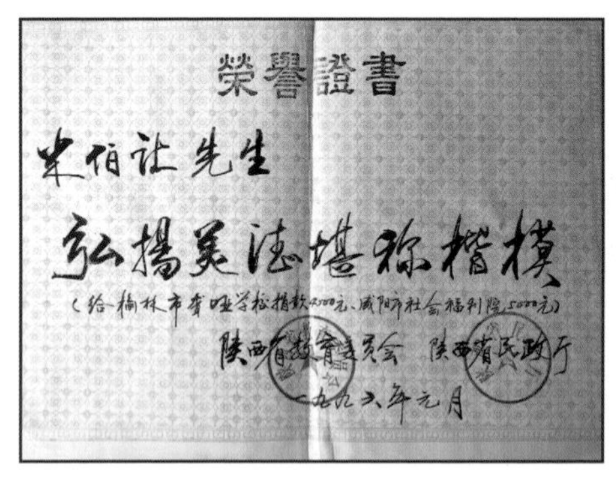

荣誉證書

米伯让先生

弘扬美德堪称楷模

（给榆林市聋哑学校捐款5000元、咸阳市社会福利院5000元）

陕西省教育委员会 陕西省民政厅

一九九六年元月

1996年1月，陕西省教委、陕西省民政厅为米伯让先生给榆林市聋哑学校、咸阳市社会福利院捐款颁发荣誉证书

米伯让先生毕生以“厚德弘道、济世笃行、崇圣传薪、报国惠民”为宗旨，守真忘我，坚守自信，其大医风范与天地永在，崇高精神与日月同辉。

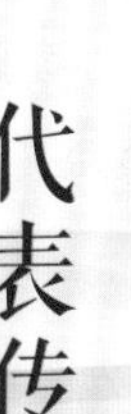

第四章 代表传人

米烈汉

米烈汉（1951 年—），陕西泾阳人，九三学社中央委员。一级主任医师，二级教授，十一届全国政协委员，全国著名中医学家米伯让先生学术继承人，全国名中医，国家级名老中医，享受国务院政府特殊津贴专家，国家自然科学基金评审专家，中国中医科学院临床医学（中医师承）博士专业学位导师，全国第三、四、五、六批老中医药专家学术经验继承指导老师，全国优秀中医临床人才研修项目指导老师，全国中医临床特色技术传承骨干人才项目指导老师，陕西省有突出贡献专家，陕西省首届名中医，陕西省“三五”人才，国家级长安米氏内科流派和陕西省非物质文化遗产米氏传统诊疗技艺代表性传承人，北京同仁堂中医大

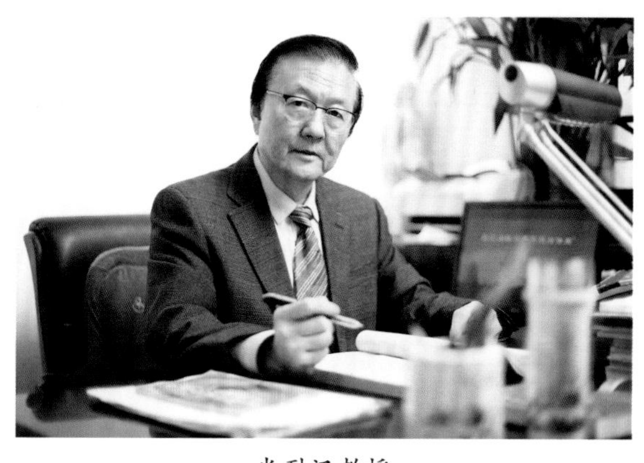

米烈汉教授

师，仲景书院仲景国医导师，中华中医药学会老年病分会常务理事，中国老年学和老年医学学会常务理事，中国中医药研究促进会中医药传承发展工作委员会专家顾问，陕西省老年学和老年医学学会会长，陕西省对外友好协会理事，陕西省中医药学会呼吸病专委会名誉主任委员，陕西省中西医结合学会内分泌专委会名誉主任委员，陕西省健康促进与教育协会中西医结合内分泌代谢病分会名誉主任委员，陕西省中医药专家协会首席专家，国家中医药管理局重点学科（中医老年病学、中医文献）、重点专科（内分泌）及国家区域中医（内分泌）诊疗中心学术带头人，陕西省中医药研究院、陕西省中医医院米伯让研究所所长，西安交通大学第二附属医院特聘教授，南京中医药大学附属南京中医院中医经典指导专家，甘肃省张掖市中医药传承创新发展特聘专家，北京中医药大学孙思邈研究院名誉院长，英国牛津中医药研究中心特聘专家，法国

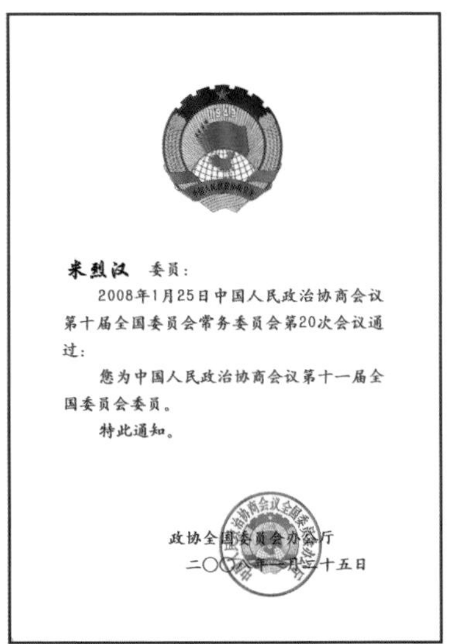

米烈汉　委员：

2008年1月25日中国人民政治协商会议第十届全国委员会常务委员会第20次会议通过：

您为中国人民政治协商会议第十一届全国委员会委员。

特此通知。

政协全国委员会办公厅

二〇〇八年一月二十五日

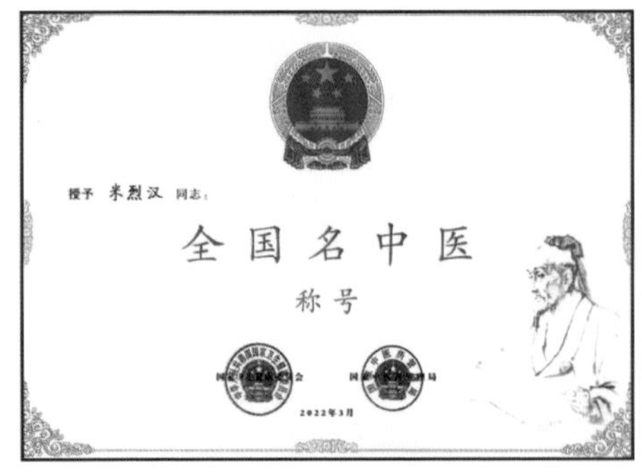

授予　米烈汉　同志：

全国名中医

称号

2022年3月

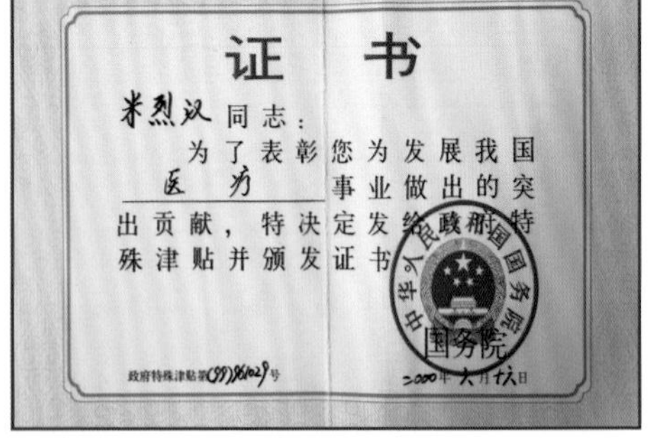

证　书

米烈汉　同志：

为了表彰您为发展我国医疗事业做出的突出贡献，特决定发给政府特殊津贴并颁发证书。

国务院

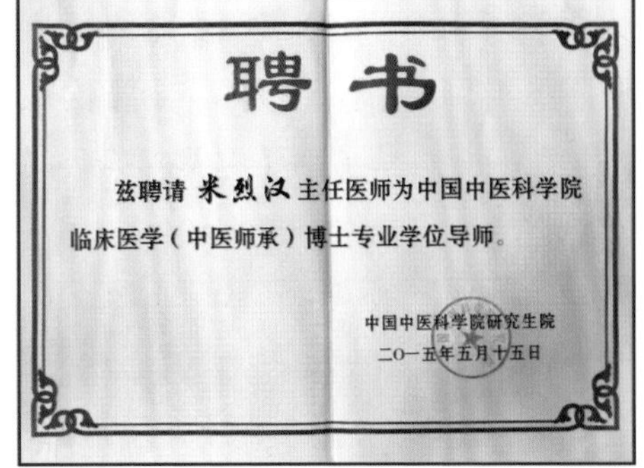

聘　书

兹聘请米烈汉主任医师为中国中医科学院临床医学（中医师承）博士专业学位导师。

中国中医科学院研究生院

二〇一五年五月十五日

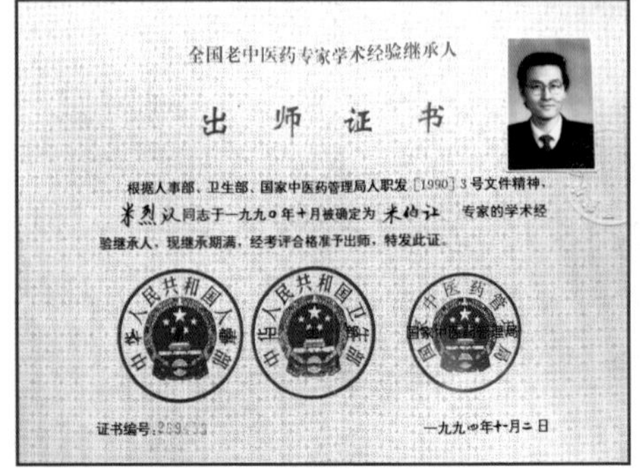

全国老中医药专家学术经验继承人

出　师　证　书

根据人事部、卫生部、国家中医药管理局人职发［1990］3号文件精神，米烈汉同志于一九九〇年十月被确定为米伯让专家的学术经验继承人，现继承期满，经考评合格准予出师，特发此证。

证书编号：

一九九四年十一月二日

全国老中医药专家学术经验继承指导老师
证 书
米烈汉 同志于2008年8月被确定为第四批全国老中医药专家学术经验继承指导老师，为培养中医药人才做出了贡献，特发此证。
证书编号：ZDLS201227457
二〇一二年九月四日

米烈汉 同志为陕西省有突出贡献专家，特颁此证。

证 书
命名米烈汉为陕西省非物质文化遗产项目米氏传统诊疗技艺代表性传承人。

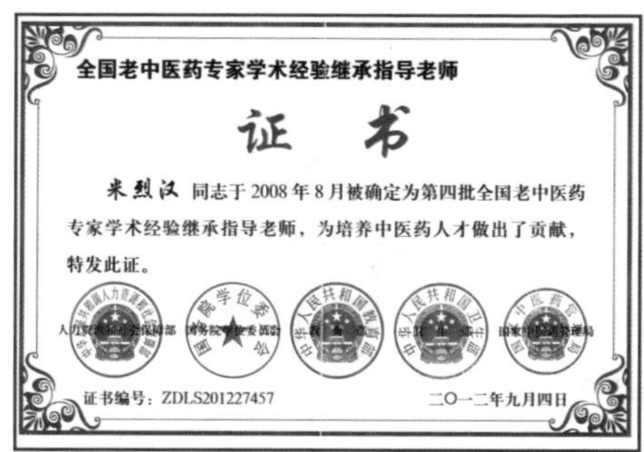

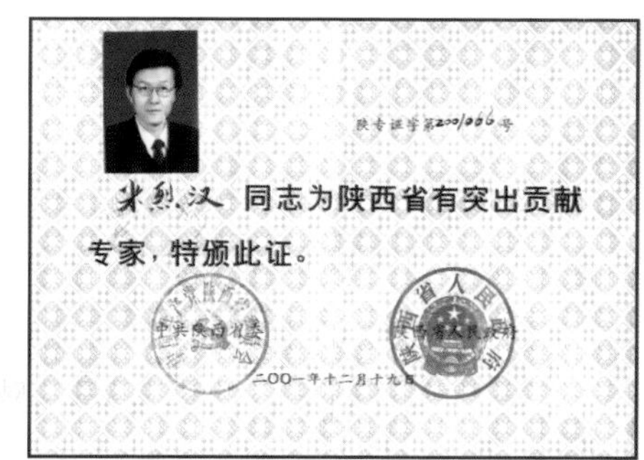

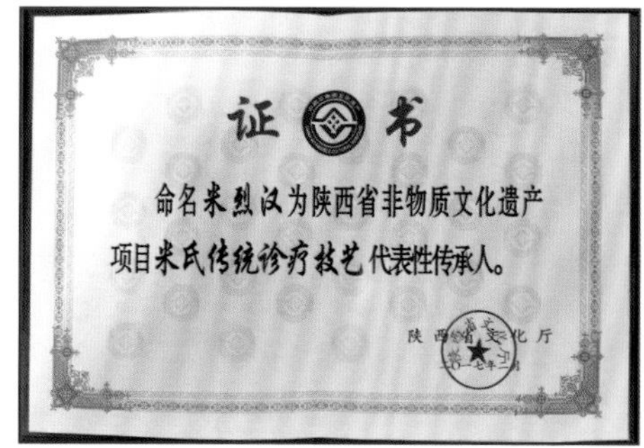

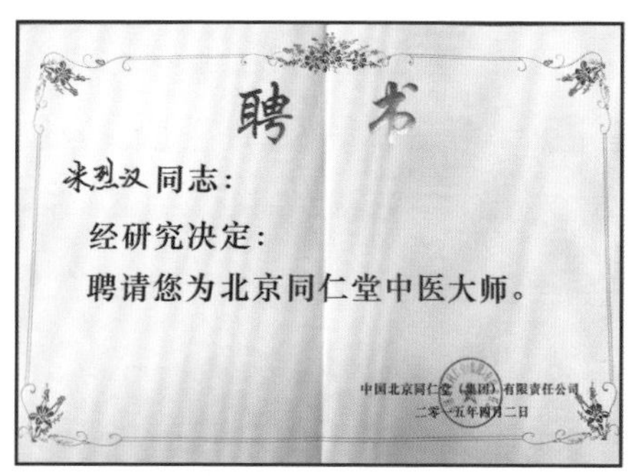

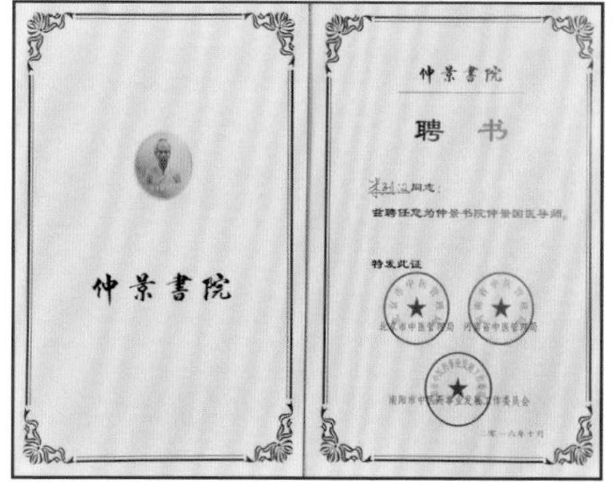

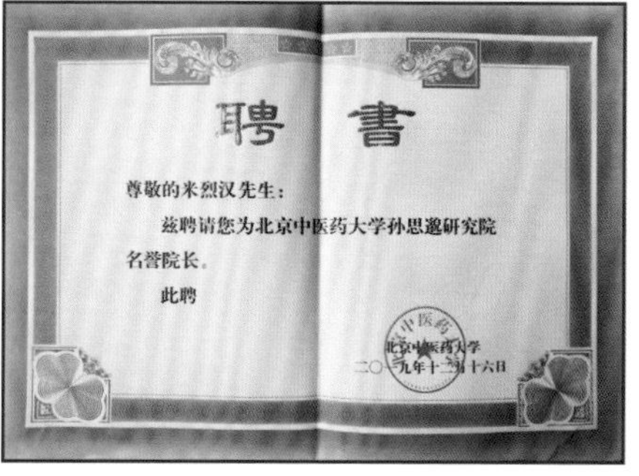

承信中医与气功学院特约专家，陕西省十三届政协特聘专家。

历任九三学社中央委员、九三学社陕西省委副主委，陕西省政协第七届、第八届委员、医卫委员会委员，陕西省十届人大代表、常务委员会委员、教科文卫委员会委员，中华中医药学会理事、老年病分会常务理事、肺系病专委会主任委员，中国中西医结合学会变态反应专委会委员，中华中医药学会仲景分会委员，陕西省中医药学会副会长，北京中医防治慢性病促进会全国学术委员会主任委员，陕西省健康细胞示范建设指导专家，陕西省体育科学学会特聘专家，陕西省政协医卫体委员会特聘专家，陕西省长安医学传承发展专家委员会委员，陕西省专家讲师团副团长，陕西省文史研究馆研究员，西安市人民政府科学技术奖励委员会委员，陕西中医药大学、宁夏医科大学中医学院兼职教授，陕西省军区中医保健顾问，陕西省中医药研究院附属医院业务院长，陕西省中医药研究院、陕西省中医医院院务助理兼医疗管理处处长、老年病研究所所长、文献信息研究所所长等职。

先后荣获中国首届百名杰出青年中医奖、全国卫生系统先进工作者、全国医药界精英奖、全国“老有所为楷模”、白求恩精神奖、中国老年学和老年医学学会杰出贡献奖、全国社科联优秀社会组织工作者、人民好医生特别奖、2018第五届“西部（丝路）十大风云人物”、2020年陕西最美科技工作者、陕西省中医药突出贡献奖、陕西省第七届道德模范等殊荣。2011年受到时任中共中央总书记、国家主席、中央军委主席胡锦涛，时任全国政协主席贾庆林的亲切接见。

杰出青年中医
宋任穷

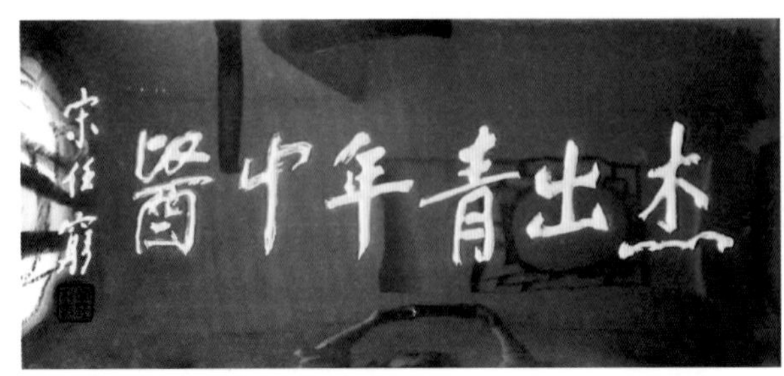

1995年，米烈汉教授荣获中国百名杰出青年中医奖，第四、五届全国政协副主席宋任穷为获奖者题词

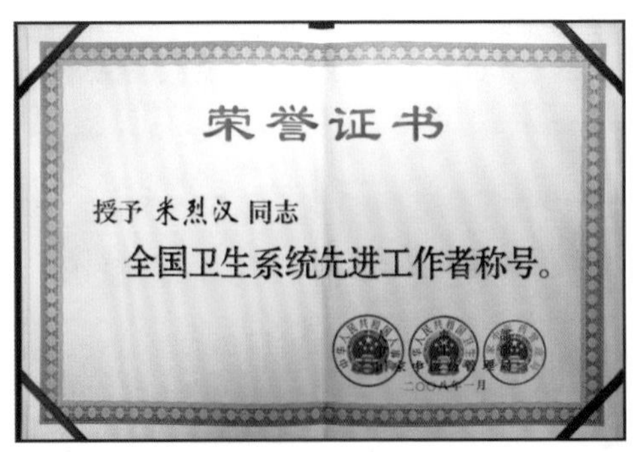

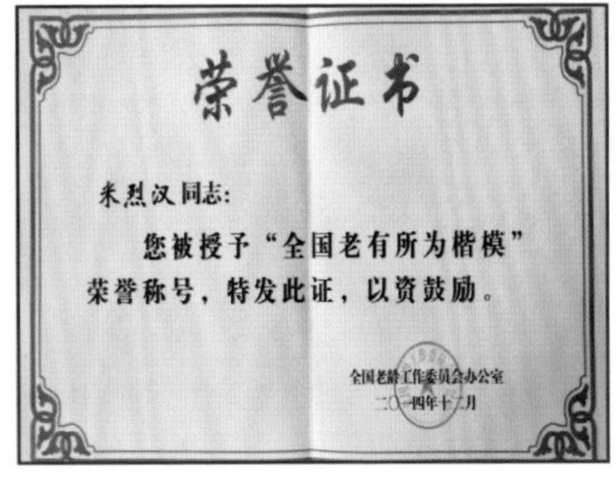

荣誉证書
授予：米烈汉同志
白求恩精神奖
陕西省卫生厅
陕西省人事厅
二〇〇一年二月

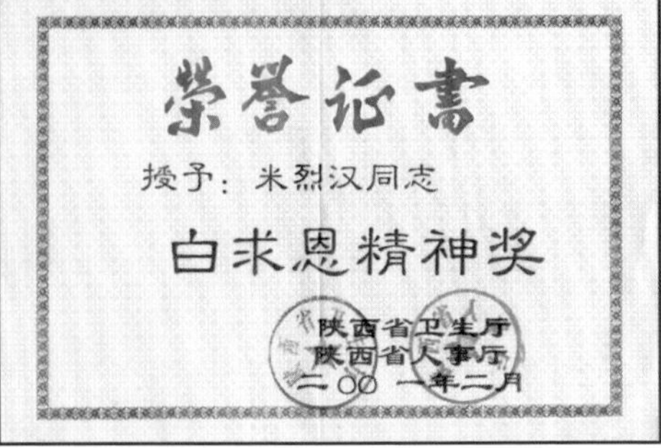

PGD 人民好医生
PEOPLE'S GOOD DOCTOR
荣誉证书
特别奖
米烈汉

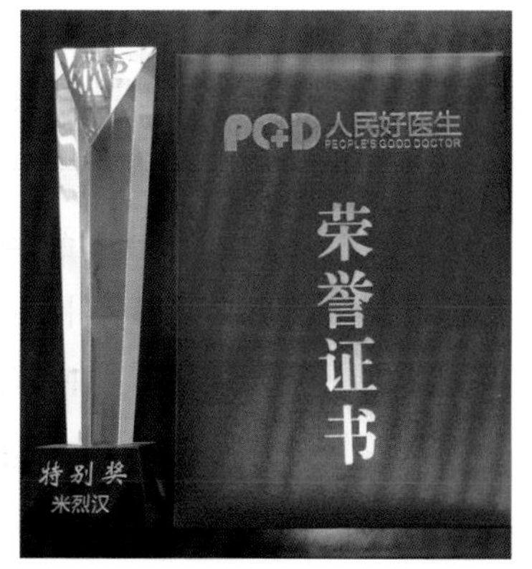

米烈汉教授荣获2018人民好医生特别奖

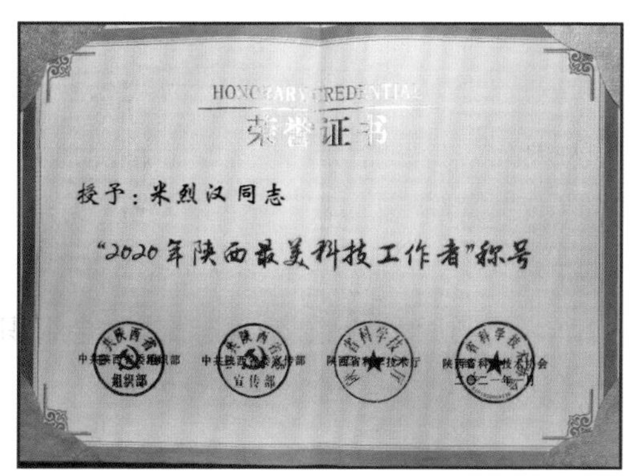

荣誉证书
授予：米烈汉
“陕西省中医药突出贡献奖”称

荣誉证书
授予 米烈汉 同志：
陕西省敬业奉献模范

省委领导同志接见陕西省第七届道德模范合影
2023年1月16日

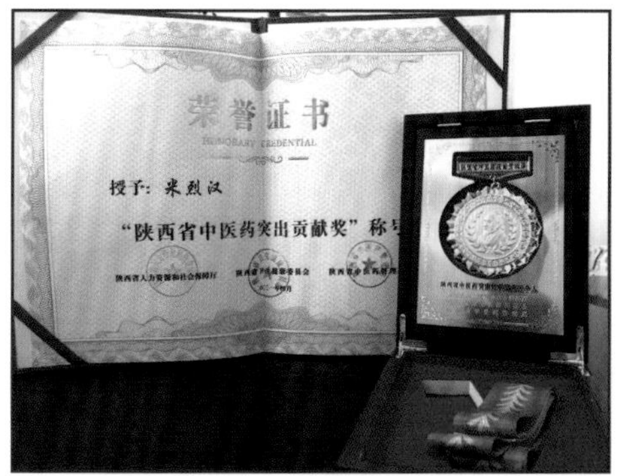

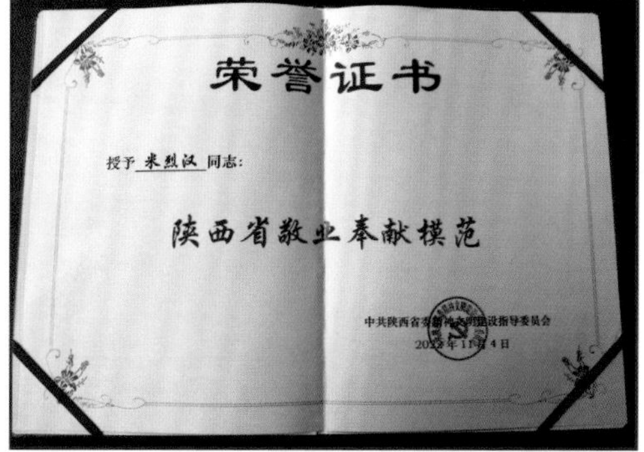

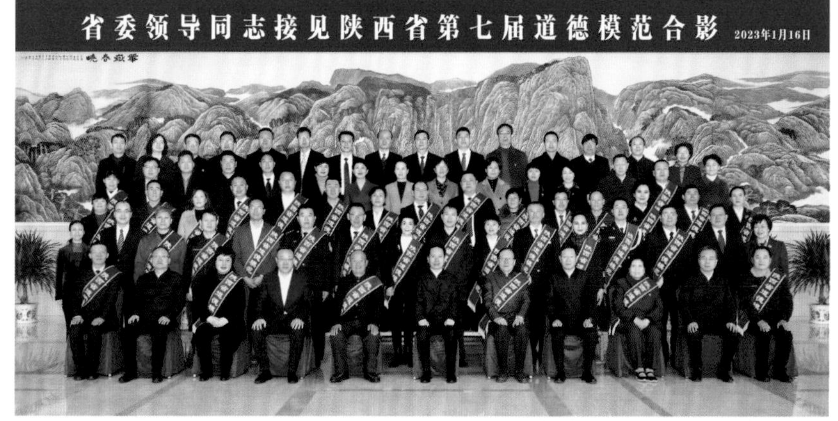

2023年1月16日，陕西省委领导同志接见陕西省第七届道德模范，第1排右6为陕西省委书记赵一德，第1排右5为米烈汉教授

米烈汉教授继承著名中医学家黄竹斋先生、米伯让先生学术思想和临证经验，在长期的临床实践中积累了丰富的诊疗经验，坚持立足临床做科研，先后承担及参与各级科研课题10余项，主持完成国家临床新药观察30余项，获科技成果奖10项、发明专利2项，总结出特色病种诊疗方案23个，创制有效方剂32首（部分被《中国中医药报》刊登），研发院内制剂4项，出版了《米伯让文集》《米伯让医案》《中医临床家米伯让》《中华中医昆仑·米伯让卷》《米伯让全书》等著作。

1995年，米烈汉教授担任陕西省中医药研究院附属医院业务院长，不仅要负责医院的各项业务管理工作，还要继续整理研究米伯让先生学术思想、临床经验，肩上的担子更重了。他像父亲那样努力工作，合理安排好业务工作与医疗管理工作，在医院的规划建设、医疗发展、人才培养等方面开拓创新，恪尽职守，坚持内练素质、外树形象，制定了一系列规章制度，不断提高医院的医疗水平和服务能力，为医院的发展做出了积极的贡献。在他和全院同志的共同努力下，2000年，医院被评为陕西省中医管理局先进中医医院。

幼承庭训博学　潜心磨练成才

米烈汉出身于名医世家。幼年时身体羸弱，父亲米伯让先生对他的教导非常严格，年少时即开始接受中医启蒙教育，寒暑假期只要稍有空闲时间，父亲就让他抄写、背诵《汤头歌诀》《药性歌括四百味》《医学三字经》等中医典籍。长期的学习，使他慢慢对中医有了兴趣，将中药的性味、功效、主治熟记下来，也逐渐理解了父亲的良苦用心，12岁即可背诵所学的中医典籍。随着年龄的增长，在米伯让先生的指导下，他开始学习家藏的中医典籍。家庭的熏陶和父亲的言传身教，耳濡目染，为他学医、献身祖国医学打下了坚实的思想和理论基础。

1967年，米烈汉随陕西省中医研究所医疗队到永寿县永平公社卫生院开展医疗实践，农村“缺医少药”的现实，使他对“治病救人”有了深刻的理解和认识，从而坚定了从事中医事业的决心和信心。1968年，知识青年上山下乡，他来到泾阳县蒋路公社徐家岩村，因当地“缺医少药”现象极为严重，鉴于他有一定的医学基础，组织决定让他做“赤脚医生”，为群众防病治病。他深切地感受到了农民看病难的艰辛，立下了全心全意为群众诊病疗疾的志向，白天他为附近的乡亲们诊治疾病，夜晚潜心钻研医学知识，凭着坚实的家学和勤奋努力，为不少患者

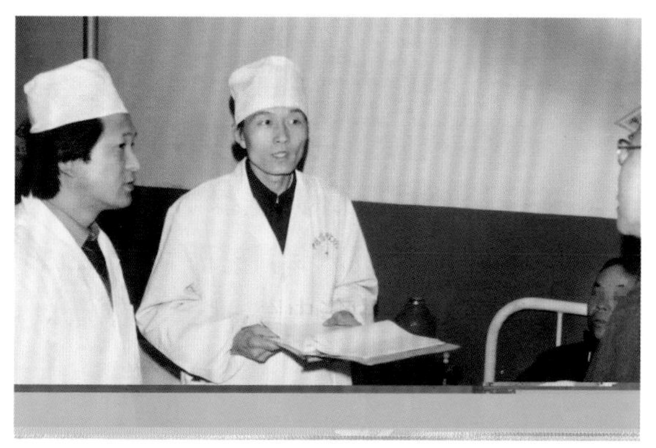

米烈汉教授（左 2）查房，带教国外学员

解除了病痛，在当地颇具影响。1972 年返城，被分配到某军工厂卫生所工作。1974 年进入西安医学院第二附属医院进修学习，1981 年毕业于西安市两年制西医离职学习中医班，并调入陕西省中医药研究院工作，组织安排他成为米伯让先生的助手，从事米伯让先生学术经验整理继承工作。为了更好地学习继承名老中医经验及文献研究方法，1988 年，他参加卫生部在北京师范大学举办的全国中医古籍整理研修班学习；1998 年，在西北大学汉语言文学专业学习，奠定了他扎实的中医理论和中医古籍整理研究基础。

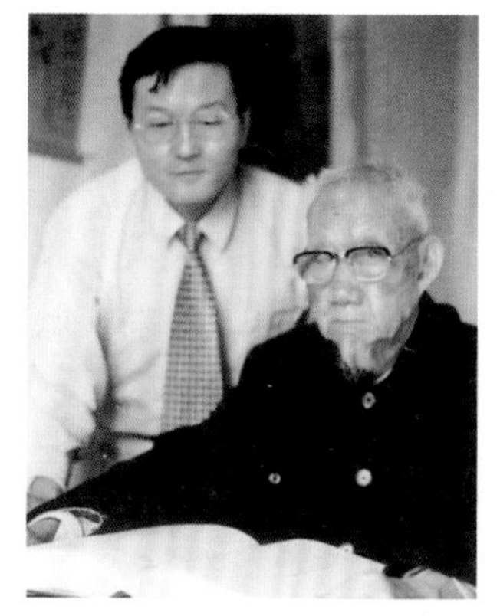

米伯让先生（右）与米烈汉教授

1990 年，为了抢救名老中医学术经验，人事部、卫生部、国家中医药管理局确定米烈汉为首批全国老中医药专家学术经验继承人，成为著名中医学家米伯让先生的弟子。同年 10 月，作为陕西省老中医药专家学术经验继承人代表，出席在北京人民大会堂召开的全国继承老中医药专家学术经验拜师大会，受到中央领导同志的接见。1994 年，米烈汉完成全部学业，经过严格考核顺利出师，学习期间撰写的《米伯让防治流行性出血热发热期用银翘散加参芍葛麻方的经验与体会》一文获得全国老中医药专家学术经验继承工作优秀论文二等奖。

在米伯让先生身边学习工作的几十年中，对米烈汉教授的从医生涯产生了极其重要的影响，他全面继承了米伯让先生深厚的国学底蕴、崇高的医德医风、丰富的临证经验、精湛的医术和承古创新的学术思想，主持的“米伯让老中医医疗经验整理研究”被列为陕西省科委科研课题，在该课题研究中，米烈汉教授创新性地提出以编写“年谱”，收集资料、分类归纳，汇编校刊、凝练经验，专题研究、撰写论著，专题设计、研发验方作为整理名老中医经验的“五步曲”。经过认真细致的研究工作，该课题于2001年获陕西省政府科技进步三等奖。

从事医、教、研工作50余年来，米烈汉教授秉持医者仁心、科学求实、传承创新的初心，以锲而不舍、勤奋努力、刻苦钻研的拼搏精神，在继承家学的基础上，潜心研究，临证精审，灵活配伍，在中医内科、妇科、肿瘤康复、疑难杂病的治疗及中医养生等方面多有心得，并有独到建树，总结出米氏流派特色诊疗技术和独到的诊疗体系，擅长糖尿病及其并发症、肺纤维化、甲状腺疾病、慢性阻塞性肺病、干燥综合征、痛风、更年期综合征、肿瘤术后康复、大骨节病、骨质疏松症等疾病的中医诊疗，以高尚的医德赢得患者的信任，以精湛的医术受到患者的赞誉，以渊博的知识指导学生开展辨证施治。研制出治疗糖尿病及慢性并发症的益气固本汤、益气通络汤，治疗甲状腺功能亢进的米氏消瘿汤，治疗甲状腺功能减退的调中益气汤，治疗亚急性甲状腺炎的亚甲消毒汤，治疗甲状腺结节的行气消瘿颗粒，治疗慢支、肺气肿、肺心病等疾病的益肺化痰汤，治疗肺纤维化的抗纤汤，治疗顽固性痤疮的野菊祛湿汤及治疗骨质疏松症新药壮骨滋肾片和冠心病外治新药三益冠心宝，惠及无数患者。

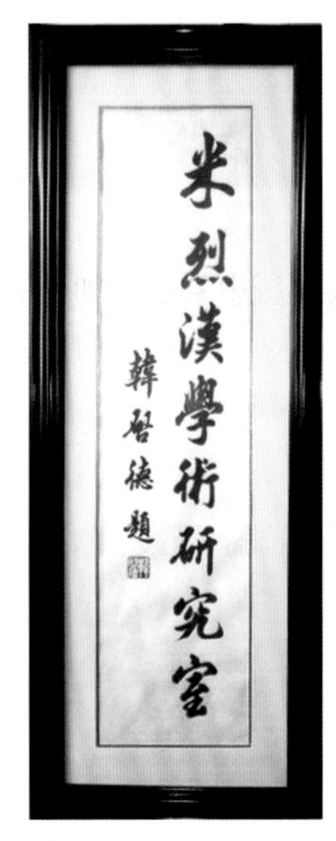

2008年，时任全国人大常委会副委员长韩启德为米烈汉教授题词

2012年，国家中医药管理局确定“米烈汉名老中医传承工作室”为全国名老中医药专家传承工作室建设项目。经过4年的建设，2016年6月16日，由国家中医药管理局、陕西省中医药管理局共同组成的专家组对“米烈汉名老中医传承工作室”建设项目进行专项验收。专家组通过听取汇报、现场查阅资料等方式展开检查，高度评价了工作室在建设期间取得的成绩，顺利通过验收。

创立宗气为本　调中致和达衡

米烈汉教授继承长安米氏内科流派“会通治学、躬行实践”传统，精于学术，勤于临床，在50多年的临床实践中以“四诊合参，谨守病机，师古不泥”为特点，积累了丰富的诊疗经验。在继承流派先师黄竹斋先生及流派祖师米伯让先生学术思想基础上，结合《内经》宗气、仲景营卫概念，抓住多种致命性疾病终末期均缺氧的共性，结合大气污染导致疾病谱变化的现实，在流派治疗出血热气陷证启发下，创立“宗气为本”诊疗思想，提出“宗气为后天诸气运动输布之本始”学术观点。他认为宗气是全身气运动输布的出发点，乃水谷精微之气、吸入之自然界清气化生而成，聚于胸中，是诸气之纲领。宗气的基本理论和生理功能包涵了主宰气机升降与调控机体神明活动的机制。宗气走息道、司呼吸，贯心脉、行气血，是维持人体心肺功能的根本动力，具有推动心肺、气化津液、周流血脉、温养五脏、调节寒温、运动机体等功能。人体的生理病理表现皆可概括为“宗气”，宗气为本是生命体的状态表达、变化规律、影响因素和调控方法。宗气亏虚则百病由生，宗气亏损或郁阻是导致多种肺系、心系、脾胃疾病发生的原因，主张“调和脾胃化生宗气，调息肺心畅达宗气”，创立了“补、清、敛、降、升”治宗五法，以补土养宗法治宗气亏虚，清热护宗法治热伤宗气，敛气固宗法治宗气耗散、甚或亡脱，肃降畅宗法治宗气郁阻，升清举宗法治宗气下陷。

米烈汉教授阐发《内经》“邪之所凑，其气必虚”“正气存内，邪不可干”之大义，认为宗气即正气，故宗气为本，邪不可干。在治疗慢性疾病时首重补法，缓中补虚，加减有度，使气血平和，脏腑协调，阴阳平衡。在防治肺痿、消渴、瘿病等疾病时形成了独有的诊疗体系。

肺纤维化是慢性进展性疾病，较为难治，病死率较高。米烈汉教授认为该病乃本虚标实之证，是因素体虚弱，宗气不足，水饮、痰浊、瘀血等邪气影响肺脾肾三脏功能，导致脏腑阴阳失衡，形成“痰、瘀、毒”，并藏于机体膜原之位，而成“宿根”，每遇外感四时不正之气即可导致该病发生。本病日久缠绵，总体以“宗气亏虚”为病机关键。米烈汉教授结合本病发病过程，认为其多属祖国医学“肺痿”“肺痹”范畴。肺为阳中之少阴，主宣发肃降；肾为阴中之太阴，降极反升；脾胃居中央，脾升胃降，以上三脏共同构成脏腑气机的升降回环，任何一个环节出现问题，则会影响全身气机的运行，进而导致宗气亏虚。米烈汉教授将该病按照疾病进展分为三个时期，各个时期症状变化常相互夹杂，治疗时需详加辨证，将辨病与辨证、宏观与微观相结合，针对病机，以“顾宗保元为根本，祛邪通络贯始终”为大法。“顾宗保元”即协调肺、脾、肾三脏，保守三脏正气；“祛邪通络”指祛除邪气，通达血络，为宗气运行创造良好的内环境。熔补肾纳气、

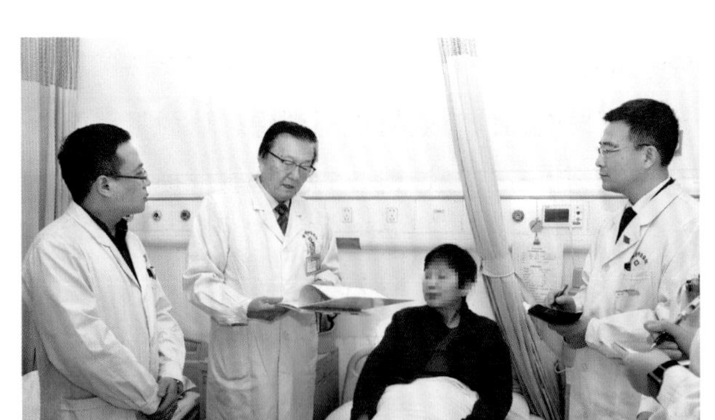

米烈汉教授（左 2）带领路波主任医师（左 4）、肖洋副主任医师（左 1）等查房

健脾益肺、清气化痰、逐瘀排毒等多种治法于一炉，获得显著的临床疗效。早期以发热、胸闷，咳嗽咯痰、咽干，舌质红，舌苔黄腻，脉细数为特征，治疗宜“清宣排毒保肺气”，常以自拟五子汤、抗纤汤宣通肺气，并随症加入桔梗、紫菀、生地、丹皮、三棱、莪术等以清肺化痰及黄芪、冬虫夏草等以保肺气。慢性期可见咳逆上气，咳嗽气喘，随着病情的不断发展，临床可表现为久咳不愈，动则加重，干咳少痰，口干咽燥，时有低热，舌红少津，苔少或薄白，脉细数等症状，治疗宜“固本培元调气机”，常用自拟抗纤汤、益肺化痰汤等生津液润肺燥，填补肾水实下元，使气机调畅。晚期临床多表现为咳喘胸闷，气短无力，口干咽燥，五心烦热，面色晦暗，咯吐涎沫，颜面口唇指甲紫绀，周身水肿，嗜睡或神昏，舌质紫暗，苔少，脉弦细弱或脉微欲绝，治疗宜“扶正祛邪通肺络”，常用自拟抗纤汤、五子二陈汤等补益肺脾肾三脏，化痰祛邪，并随症加入活血通络之品。纵观米烈汉教授治疗肺纤维化早期、慢性期及晚期所用方药，皆灵活运用了自拟抗纤汤，该方是他在多年临床实践中不断总结经验、萃其精华自拟的方剂，对于邪阻于肺，络脉不通，肺失宣降，气虚血瘀所致肺痿/肺痹疗效显著，可有效改善患者的临床症状，显著提高患者的生活质量及生存率。以该方治疗肺纤维化的临床观察相继发表于《陕西中医》《光明中医》等杂志，并获批陕西省中医管理局课题 1 项。该方曾作为名医名方刊登于《中国中医药报》，目前已研制成院内自产制剂“抗纤丸”，用于肺肾两虚、痰瘀阻络所致的肺痿、肺痹、肺胀等，西医诊断为肺纤维化、慢性阻塞性肺疾病、尘肺、矽肺等，症见咳嗽，咯痰，气短，动则喘甚，气怯声低，肢倦乏力等，舌淡暗或有瘀斑、瘀点，舌下脉络迂曲，脉沉细或细涩等，起到补

肺益肾、祛痰平喘、化瘀通络的作用。一70多岁的患者王某罹患肺纤维化，并左侧肺癌切除术，经多家医院治疗，效果均不理想，认为最多能活5年，家属慕名找到米烈汉教授用中医药治疗。经过精心调理，显著提高了患者的生活质量，病情较为稳定，生存了13年余。患者临终前再三嘱咐家属，一定要给米烈汉教授赠送锦旗，以表感激之情。类似事例，不胜枚举！

米烈汉教授认为神经性皮炎的发病乃因宗气不足，肺燥津伤，瘀血内停，因肺主皮毛，气血不能达于肌表所致，故以顾护宗气，清肺润燥，凉血散瘀为法治之；将“宗气为本”“顾护宗气”思想用于治疗支气管哮喘合并低钾血症，均取得了较好的疗效。

对于新冠病毒疫情，米烈汉教授在继承米伯让先生诊治急性传染病经验基础上，结合亲身参与非典、甲流及艾滋病等疾病的防治经验，总结提出了对新冠肺炎的认识及中医药预防策略。他认为，新冠肺炎属于祖国医学温病范畴。吴鞠通《温病条辨》曰：“凡病温者，始于上焦，在手太阴”，肺居上焦，为娇脏，五脏六腑之华盖，最容易遭受温邪侵犯，宗气亏虚，肺气不足，不能鼓邪外出，使温毒时邪聚于肺中发为本病，首次提出该病病名拟为“温毒伏藏夹肺虚病”。病因主要有内因和外因两方面，乃内外兼病。内因为宗气亏虚，精气失藏，御邪不能，肺脏虚损；外因包括“温气毒邪”与“六淫”。其发病乃新感引动伏邪。新冠肺炎发病急、传染快、病机和症状变化多端，临证务必坚持“辨证求因、审因立法、分清主次、依法定方、加减有度”的原则，充分发挥中医药在防治新冠肺炎中的特色与优势。米烈汉教授认为，“防重于治”是新冠肺炎防控的关键，而“顾护

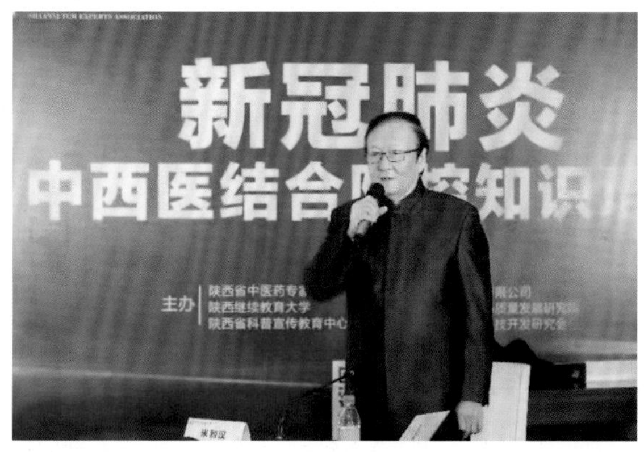

米烈汉教授在“新冠肺炎中西医结合防控知识培训班”上作“新冠肺炎的中医认识与防治”专题报告

宗气”则为基本大法，他提出了一系列预防办法，包括拟定的中药“清温扶正散”方等。在新冠肺炎疫情扫尾阶段，最应注意“疏肝醒脾、统调升降、平衡阴阳”，调动全身气机升降出入，调节脏腑功能致和，达到机体阴阳平衡。当新冠肺炎疫情防控由应急状态转为常态化防控阶段时，米烈汉教授提出了“新冠疫情常态化的中医防控”思路，以中医“治未病”思想为指导，培固宗气，调畅气机，配合食疗预防方法，“未病先防，既病防变，瘥后防复”，达到防病祛邪的目的，亦是中医扶正固本的体现。他应邀为“新冠肺炎中西医结合防控知识培训班”“2020年全国中医药传承与创新发展暨后疫情时代下新冠肺炎防控”高峰论坛等学术会议作“新冠肺炎的中医认识与防治”专题报告；撰写的《新型冠状病毒肺炎的中医病因病机与防治》一文，发表在《陕西中医药大学学报》。2020年5月22日，米烈汉教授赴汉中市中医医院二级工作站指导工作时，再次讲解了新冠肺炎的中医认识与防治。

“调中致和”是米烈汉教授临证时常用的大法。调中，泛指调理中焦脾胃。脾胃属土，为万物生长之本；脾胃居于中焦，与其他脏腑联系密切，五脏不足皆可殃及脾胃。《内经》云：“人以水谷为本，故人绝水谷则死。”“营气之道，纳谷为宝。”脾为后天之本，气血生化之源，有散精、升清、降浊之作用，脾胃是维持人体生命活动的重要器官，在临床中具有重要的地位。脾主升，胃主降，脾胃是调节一身气机的重要枢纽，气是构成和维持人体生命活动的基本物质，气机失调、脾胃失常是造成多种慢性疾病的根本原因，故在治疗慢性疾病中首重调中之法。

致和即达到脏腑气机阴阳合和。米烈汉教授认为，人体是由多层次、多方面的阴阳对立组成的统一体，其阴阳之间相互抑制约束，互根互用，在此基础上的相互消长与转化，维持人体的相对平衡。“五脏合和”强调五脏功能的协调统一。疾病的发生皆因正气不足，可因虚致病，亦可因病致虚，故正虚是疾病发生之本，临证应固护正气，缓中补虚，加减有度，达到使人体气血平和，脏腑协调，阴阳平衡的目的，故依此定“和”为治疗疾病的大法之一。

“调中”是手段，“致和”是目标。“阴平阳秘”是“调中致和”思想的具体体现。“调中致和”使人体处于一种最佳的动态平衡之中，以促进宗气的化生，维持人体正常的生命活动。

对于再生障碍性贫血而言，病变在骨髓，病位关乎五脏，但以脾肾为主。因脾主统血、肾主藏精，精血同源，精能化血，精足则血旺。若因先后天不足，使精血化生无源；或因脾不摄血，血溢于脉外；或因阴虚火旺，迫血妄行，都可以形成本病。米烈汉教授认为再生障碍性贫血的中医病名为“虚劳脱血病”，治疗时以补虚为主，重于补脾，兼以补肾，以达脾肾调和。脾胃既壮，则饮食可入，能旺荣卫，荣卫既旺，滋养骨骸，保养精血，新血乃生。临床常用甘露饮、地黄汤、滋肾清肝饮、归脾汤等方剂化裁使用，并注重地黄一味的应用及调补脾胃，使脏腑阴阳合和。

在治疗干燥综合征时，亦重视补中调脾，因“饮入于胃，游溢精气，上输于脾，脾气散精，上归于肺……”脾气散精功能正常，筋肉、脏腑、经络才能得到充分营养。脾虚则津液生成不足，或脾的散精功能障碍，津液输布不利，五脏六腑失去脾胃后天的给养，肺通调水道的功能失常，肾蒸腾气化功能减退，肝疏泄气机不利，都可引发津液代谢失常，五脏所对应的诸窍及诸体等失于津液濡润，产生津枯干燥诸症。如《内经》所云“燥胜则干”“燥者濡之”，提示本病燥邪致病的病理特征及治则。另外，脾虚水谷精微运化不利，不但不能营养全身，还停滞于肌肉关节，表现为关节肌肉疼痛。米烈汉教授以补中调脾为法，常选用太子参、黄芪、山药等甘平之品益气健脾，气阴双补，以防温燥伤阴；茯苓、薏苡仁性质平和，淡渗甘补，渗湿健脾除痹，兼顾扶正祛邪。其中黄芪有鼓舞正气、助机体驱散潜伏深部之邪气的作用，剂量常用至 30~50 g。

治疗重症肌无力时，米烈汉教授认为其根本病机为脾胃虚损，故从补益脾胃入手，治用补中益气汤化裁，方中常加大黄芪、白术用量以调理脾胃、补益中气，使脾运健旺，气血化生有源，肌肉得到荣养。

深入研究伤寒　注重脏经辨治

米烈汉教授认为，阅读中医经典著作，犹如与古代先贤大师对话，可以吸取知识的养分，增长学识，掌握医学真谛，对学习和掌握中医理论并运用于临床，有着非常重要的作用。他通过对《伤寒论》系统性、规律性、理论性及辨证施治的严谨性、用药的规范化、治疗中心思想的研究，总结了自己“学习《伤寒论》的几点体会”，认为《伤寒论》的系统性“是把极其复杂的疾病经过分析总结，用三阳三阴学说归纳为有条不紊、有序可寻的六大类证，使人容易辨认疾病的性质和所在，掌握其治疗法则”。六经辨证是《伤寒论》辨证论治的系统纲领，它将外感病发生、发展过程中具有普遍性的证候特点（临床表现），以阴阳为纲，根据疾病发展过程中不同的传变证候，划分为太阳、阳明、少阳、太阴、少阴、厥阴六大类证。以三阳三阴作为辨证纲领，临床运用时贯穿了八纲辨证内容，如太阳属表，阳明属里（又为里中之表），少阳属半表半里，三阴属里。从邪正与病变的性质来分，三阳多属表、热、实证，治以祛邪为主，三阴多属里、虚、寒证，治以扶正为主。如六经中的太阳病，虽属表证，而同一表证，无汗与有汗，表实与表虚，它的临床表现和治法截然不同，只有辨证准确，才能采取正确的治疗方法。《伤寒论》的规律性是“把六经的传变、合病、并病、直中、转归与八法治疗的基本原则和随证治疗的机理，总结而成规律，有法可循”，用六经不同证型及发展规律、治法，说明《伤寒论》辨证论治的完整性和规律性。《伤寒论》认为外感病的发生主要是风、寒之气，疾病的发展变化及转归不外乎邪正斗争和胜衰消长变化。六经病证是脏腑、经络病理变化的反映，某一经的病变常可涉及另一经出现相互传变、合病、并病，应观其脉证，随证治之。理论是实践经验的总结，事物都是先通过实践而后上升为理论的，反之理论又指导着实践。解决处理复杂情况，必须要有充分的理论依据，分析它，指导它，才能得到正确的思想和解决办法，这就是理论的重要性。《伤寒论》理论是在《内经》《难经》的广义伤寒理论、六气病理变化理论、经络学说生理病理变化、六经传变理论及病因学、发病学、治疗学基础上，结合亲身实践，“勤求古训、博采众方”而形成的，它以辨证为纲领，创造性的总结了外感病发生、发展变化规律、治疗原则、配伍方法，严密地用理法方药一线贯联，概括了脏腑、经络、气血的生理功能和病理变化，总结出了系统性、规律性、提纲挈领的六经辨证纲领，有效地指导着外感疾病及

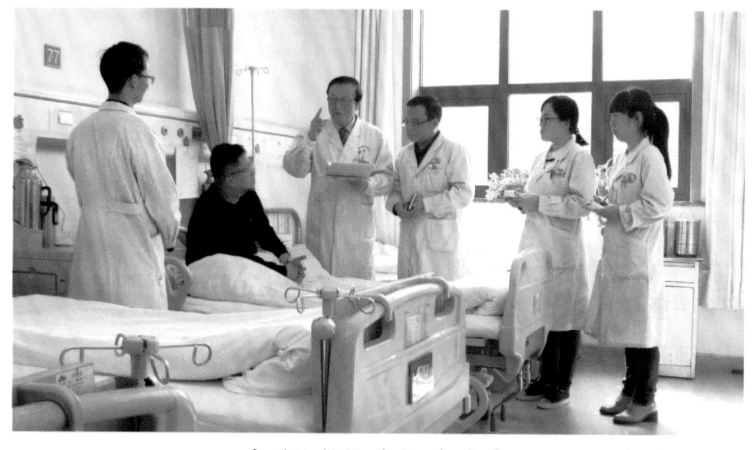

米烈汉教授（右4）查房

其他杂病的辨证施治，为后世医学发展做出了极其重要的贡献。

米烈汉教授认为，辨证论治理论是根据病因学、发病学、治疗学总结出的系统的、规律的诊治疾病方法，是《伤寒论》的基本法则，它揭示了疾病发生发展的普遍规律，主次分明、治法严谨，既有原则性又具灵活性。它根据患者体质强弱、发病原因、病变部位、本病、兼证、传变、直中、转归、禁忌及误治造成的坏证等不同情况，制定出一套完整、合理的治疗方法。《伤寒论》的处方用药法度原则性很强，有着严格的标准和规范，从桂枝汤方药组成及方后语就可看出张仲景对用药情况、煎服药方法及注意事项提出了规范的要求，充分说明《伤寒论》处方用药的严谨性，具有一定的科学道理， 提示我们要严格掌握用药法度。由于津液的存亡、胃气的盛衰， 对疾病的预后至关重要，历代医家对此颇有发挥，至明清温病学说创立，更是提高到重要的地位。《伤寒论》中从始至终贯穿着“存津液、保胃气”中心思想，体现在发表时要滋补化源， 攻下时要存津保胃、固津液之本以扶正， 病瘥时要注重培补后天等几方面。

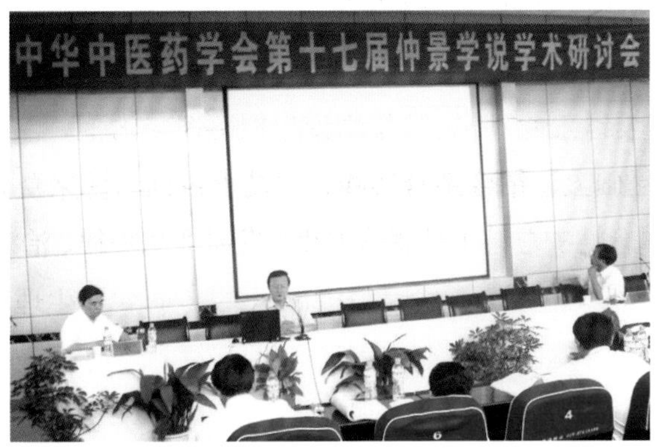

米烈汉教授详细研究了米伯让先生对《伤寒论》研究做出的贡献，于2009年在中华中医药学会第十七届仲景学说学术研讨会上做“米伯让先生对《伤寒论》研究的贡献”专题报告

米烈汉教授在运用六经辨证、脏腑辨证经验基础上，倡先师“三阳三阴钤治百病”之说，在长期的临床实践中，活用先师六经辨证之基础，善于运用经方，结合疾病发展规律，将六经辨证、脏腑辨证、经络辨证及八纲辨证合为一体，联合引经及归经中药的特点，注重“脏经辨治”，主要用于慢性疾病及顽难杂病的治疗。他认为脏腑经络是一个统一的辨证体，不应将两者割裂开来，离开脏腑经络则无以言整体。十二经络“内属于脏腑，外络于肢节”，是连接人体内外之通道，脏腑病循经络可反映于体表，外邪亦可由经络逐渐传入脏腑为病。《素问·脏

气法时论》中“肝病者，两胁下痛引少腹；……肺病者，喘咳逆气，肩背痛……”为脏腑病在经络循行部位之反映。以此涵盖多种疾病辨证体，遣方用药时亦特别注意引经药与归经药的使用，在辨明疾病所属脏腑、经络的同时，选取相应引经、归经药物，使药力直达病所。通过调整脏腑功能、疏通经络，达到治疗疾病的目的。

米烈汉教授诊治糖尿病时提出了“糖毒”致病之说。《金匮要略心典》云：“毒，邪气蕴结不解之谓。”《素问・六微旨大论》云“亢则害”；祖国医学还认为“物之能害人者， 皆谓之毒”。糖毒乃由水谷精微所化，是水谷精微过剩、不能为机体所利用、堆积成为血脉负担，涩滞于脉络，不仅需五脏六腑气化代谢，亦需消耗脏腑本身气血，成为一种导致脏腑受损、功能失调、壅滞脉络之毒，从某种程度上可以理解为西医学中的糖毒性及脂毒性。阳明脾胃乃十二经之长，为人体气血津液生化之源，因此分布于脾胃的络脉比其他脏腑络脉更为丰富。当糖毒经脾胃之络输布周身，或伤及于脑，或戳及于目，或损及于心、肾，或戕伐四肢脉络等，可引起糖尿病系列并发症。临床治疗糖尿病时将其分为：糖毒伤正，气阴两虚型；糖毒内郁，肺燥胃热型；糖毒阻络，气虚血瘀型；糖毒伤肾，阴阳两虚型四型。治疗时以“扶正调中为根本、祛瘀排毒贯始终”。糖毒伤正、气阴两虚型用益气固本汤；糖毒内郁、肺燥胃热型用清热润燥汤；糖毒阻络、气虚血瘀型用扶正通痹汤；糖毒伤肾、阴阳两虚型用益肾调中汤；外用六味通痹散以舒经通络，化瘀排毒，内外兼治，共祛糖毒。研制出的院内自产制剂“扶正通痹颗粒”已广泛应用于临床，可有效治疗肾虚血瘀型糖尿病周围神经病变、类风湿性关节炎及骨质疏松等属于中医“痹证”范畴的病证，症见肢体麻木，关节不利，肢体刺痛，畏寒肢冷，腰膝酸软，口干咽燥，夜尿频多，五心烦热，舌暗或有瘀斑，或舌下青筋紫暗怒张，脉弦或沉涩等，起到益气滋阴，活血通络的作用。

米烈汉教授在治疗甲状腺疾病及乳腺疾病时遵循足厥阴肝经分布于胁肋，沿喉咙后面上行之经络循行路线，侧重从肝论治。甲状腺疾病属于祖国医学“瘿病”范畴，多因情志内伤、饮食及水土失宜所致，与体质因素也密切相关。气滞痰凝壅结颈前是其基本病理，日久引起血脉瘀阻，以致气、痰、瘀合而为患。部分病例因痰气郁结化火，火热耗伤阴津，导致阴虚火旺的病理变化，尤以肝、心两脏阴虚火旺病变更为突出。米烈汉教授注重中医辨病辨证与西医辨病相结合，根据异病同治与同病异治及米氏临证优选法，总结临证经验，自拟米氏消瘿汤用于甲状腺功能亢进、调中益气汤用于甲状腺功能减退、亚甲消毒汤用于亚急性甲状腺炎、行气消瘿汤用于甲状腺结节、甲状腺囊肿、甲状腺瘤，疗效显著。其中，行气消瘿汤已被研发成院内自产制剂行气消瘿颗粒，具有行气养血、化痰消瘿之功，用于治疗气血亏虚、肝气郁滞所致的瘿瘤（甲状腺结节、甲状腺囊肿或甲状腺瘤）。中医学认为，乳房的生长发育和泌乳功能与脏腑、经络、气血等的生理功能密切相关，乳房虽属局部器官，但通过十二经脉和奇经八脉的纵横联系，与内在脏腑形成一个有机的整体。米烈汉教授认为，乳腺增生病的发生、发展与足厥阴肝、足太阴脾、足阳明胃最为相关，且“女子以肝为先天”，故治疗乳腺增生病首以疏肝解郁为主，常选柴胡疏肝散加减；肝郁化热者常选丹栀舒肝散加减以疏肝解郁清热，健脾化痰散结。部分患病日久，乳房肿痛严重者，考虑久病入络，常嘱服大黄䗪虫丸以活血散瘀，消癥化积，清热解毒，收效颇佳。

米烈汉教授严谨治学，精审临证，遣方用药，融会贯通，临证时坚持原则，兼顾灵活，因而在运用旋覆代赭汤治疗胃肠道疾病辨证属于胃虚痰阻气逆证，运用大黄䗪虫丸治疗肝硬化、脂肪肝、高脂血症、子宫肌瘤、脉痹等辨证属久病正虚而兼瘀血内停者，异病同治，取得了较好的疗效。

不忘初心使命　传承米氏流派

米烈汉教授在跟随米伯让先生学习的同时，也全盘接受了米伯让先生的学医理念、行医之道和立身原则，始终遵循医者首先必须是充满爱心、尊重生命、珍惜生命和不遗余力挽救生命的人，是对每位患者都怀有父母般柔软心肠的人。他常说“做事先做人、行医首重德”，一名合格的医生必须具备高尚的品德和精湛的医术，体恤患者的病痛，怀有恻隐之心，“若己所病，感同身受”，视患者为亲人，心系患者。在50余年的医疗实践中，米烈汉教授将“医者父母心”“做人无愧首重德，处事必敬在于诚”作为他的人生信条，时刻不忘医者的神圣职责，对工作认真负责，严格要求自己，始终以白求恩精神及先进人物为榜样。他将米伯让先生手书的“行不得反求诸已，躬自厚薄责于人”对联悬挂在自己的办公室，抬头即可看见，起到勉励、自警的作用。

从事赤脚医生工作的经历，让米烈汉教授对患者、对农民有着非同一般的感情。他心怀大爱，心系患者，总是耐心地回答患者询问，不厌其烦地叮嘱患者如何服药、保健以及调适身心。他的专家号常一号难求，经常会出现加号的情况；诊室里常常挤满了来自四面八方的患者，他总是以热情和负责的态度接诊每一名患者，遇到外地、或是远路而来、或病情疑难、危重的患者，尽量照顾加号，直到看完所有患者方才离开诊室。为此，“工作超时”、不能按时下班，对米烈汉教授而言已是常态，但他毫无怨言，曾有一次本该是半天的门诊时间，竟然持续了 7 个多小时。许多患者说，我到您这里看病，还没有吃药，病就好了一半了。他从来不用被吹嘘的珍贵药材，只开最简单、便宜的药材，这些药材总能发挥出最佳的治疗效果，他的处方被患者称赞为“花钱少、效果好”。遇到特别贫困的患者及家庭，米烈汉教授不仅为其诊治疾病，还常慷慨解囊，带头为其捐钱捐物、捐助药品。在繁忙的工作之余，米烈汉教授经常利用休息时间，到行动不便的患者家中免费提供医疗服务。一些患者家属出于感激，要给他出诊费或赠予礼品，都被他谢绝了，始终保持着一名大医的清正廉明、高风亮节。西安市莲湖区一 80 岁老人李某，患重病卧床不起，米烈汉教授多次上门为老人诊治，甚至垫钱送药上门；雁塔区一 90 岁的老人刘某，患冠心病心功能衰竭，生活不能自理，他了解情况后，三年如一日，坚持上门为老人诊病。老人及家属非常感动，给医院送来锦旗及感谢信，深情致谢。

2015 年 9 月的一天，米烈汉教授带队到安康市中医医院二级工作站指导工作，恰逢紫阳县中医医院有重病人请求安康市中医医院义诊帮扶，米烈汉教授闻之主动请缨，立即奔赴该院查看患者，指导主管医师完善诊疗方案。一名危重患者紧握他的手说“救救我吧”，米烈汉教授非常同情患者，拿出身上仅带的 2000 元现金，请院长代为转交两位贫困的住院患者，帮助患者战胜病魔。类似事情还有很多。他担负着省、市医疗保健和陕西省优秀运动员健康调理工作，无论是何种患者群体，皆一视同仁，全力以赴，严格执行医务人员的道德规范，婉言谢绝患者的酬金感谢，始终恪守医生的职责，全心全意为患者提供精湛的医疗服务和人文关怀。他常说：“治病，医心至为重要！”他眼里看的是病，心里装的是人。由于米烈汉教授临证时中医药特色鲜明，医德高尚，医术精湛，疗效显著，对待患者和蔼可亲，费用低廉，经他治愈的患者不计其数，因此受到患者的广泛赞誉和欢迎，英国、美国、比利时、新加坡、巴基斯坦、德国等国家和我国香港地区的患者也慕名前来就诊，并多次应邀在省内外、国内外进行疑难重症会诊及学术交流，《中国中医药报》《各界导报》《三秦百姓健康》《老年健康报》等多家媒体分别以“高风亮节铸医魂”“生命不止 奋斗不息”“大医精诚 仁术济世”“米烈汉：当好三秦父老的‘健康卫士’”等为题，多次对其医术、医德予以报道。2021 年，中国共产党建党百年之际，陕西省卫健委在《医心向党　百年百人》一书中收录了米烈汉教授的先进事迹。

米烈汉教授不畏艰险、勇于担当，面对严重威胁人民群众的疾病，总是能挺身而出，尽最大努力帮助患者解除或缓解病痛的折磨。他多次带队深入大骨节病、艾滋病等疾病的发病区，调研发病特点、制定防治方案。20 世纪 60 年代，大骨节病作为一种严重危害劳动人民健康的地方病，在陕西永寿、彬县、麟游等地区发病率较高，米伯让先生曾对此进行了系统的防治研究。为了延续米伯让先生对该病的研究，米烈汉教授不顾恶劣的气候环境、山路崎岖，多次带领课题组深入学校和病区，通过详细调研，取得了大量翔实的第一手资料。经过 3 年的临床观察和总结，研制出防治该病的中成药“滋骨片”，这一研究成果被列入陕西省“九五”地方病攻关项目。

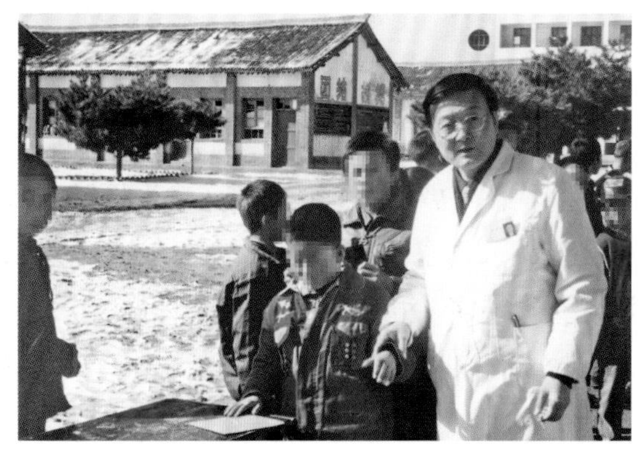

1995 年，米烈汉教授在彬县对中小学生进行大骨节病调查防治

2003 年，“非典”肆虐全国。米烈汉教授主动请战，会诊患者，在继承米伯让先生治疗急性传染病的学术经验基础上，结合自身临床实践，拟定了防治“非典”的中药处方，在省内外多家媒体刊登，受到群众普遍欢迎，被评为“抗击非典先进个人”。2009 年冬，甲型 H1N1 流感进入高发期，针对一些群众为预防甲流盲目吃药的现象，他提出了“预防甲流盲目吃药不可取”的观点，并从中医角度阐述科学的预防方法和注意事项，为防治甲流发挥了积极而重要的作用，彰显了当代名医的敬业风范。

艾滋病是一种危害性极大的传染病，米烈汉教授在担任陕西省艾滋病中医防治专家组组长期间，多次带队深入艾滋病患者家中，与艾滋病患者近距离交流，问病情、拉家常，把脉诊察，根据艾滋病的发病特点和所处阶段，辨证论治、遣方用药，尽力救治这些患者，并拟定了可以长期服用的方药，明显延长了艾滋病患者的生存时间，改善了他们的生活质量，使他们重新鼓起了生活的勇气。一次，在山阳县为艾滋病患者诊病现场，一只牛虻紧紧叮咬住米烈汉教授的脚面，人们担心如果牛虻将艾滋病患者的血传输给他，后果不堪设想。面对此情此景，米烈汉教授神情自若，用手捏住牛虻用力拔起，轻轻甩掉。事后他风趣地说：“还好，虚惊一场。我是代表政府服务艾滋病患者的，岂能被小小的牛虻吓倒！”第二天，他又坚持出现在第二个巡回点，为防治艾滋病做出了积极的贡献。

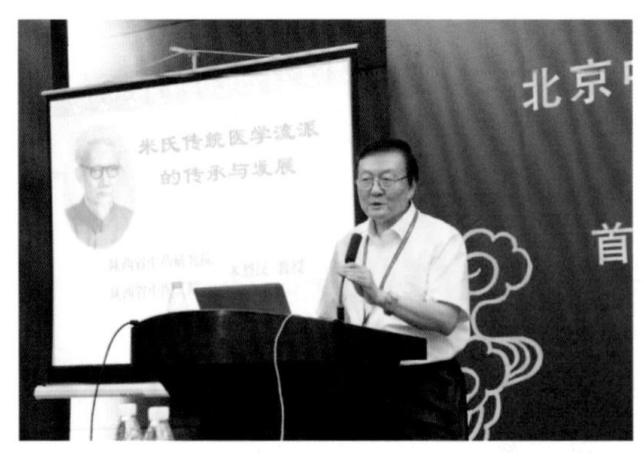

米烈汉教授应邀赴北京做米氏流派传承与发展学术报告

中医药事业的发展，离不开人才培养，米烈汉教授是全国老中医药专家学术经验继承工作等多个国家级人才培养项目指导老师，是长安米氏内科流派、米氏传统诊疗技艺代表性传承人，肩负着发扬长安米氏内科流派、培养中医后继人才的重任。他牢记父亲的教诲，把弘扬仲景学说作为义不容辞的责任，把推广长安米氏内科流派学术特色放在工作的首位，带领团队克服各种困难，在省内或省外宣传中医药、宣传长安米氏内科流派，为众多学科的发展做出了巨大贡献。他积极参与有关经方研究的学术会议，交流经方研究及运用心得，先后在2015年第二届“西部经方论坛”和2018年第五届“平遥国际经方论坛”做了“米伯让先生对《伤寒论》研究的贡献”“经方运用之我见”及“长安米氏流派经方传承与运用”学术报告。

米烈汉教授处处以身作则，言传身教，不仅给学生教授医术，更注重培养学生“医者仁心”、无私奉献的职业道德和“尊师重道”的求学精神；他对待学生、低年资医生、进修实习人员一视同仁，严格要求，耐心指导，把诊室当作课堂，不时考查年轻医师掌握中医知识并灵活运用的能力。培养指导了四批全国老中医

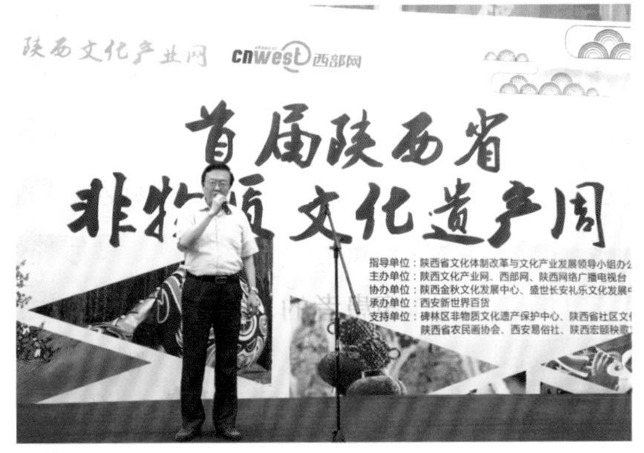

2016 年 6 月，米烈汉教授在首届陕西省非物质文化遗产周上宣传米氏传统诊疗技艺

药专家学术经验继承人及全国优秀中医临床人才、全国中医临床特色技术传承骨干、陕西省优秀中医药临床人才、陕西省第四批老中医药专家学术经验继承人、硕士研究生等，其中不乏高级职称的中医人才，有的已成为省级名中医，多人成为当地学术带头人、科室负责人或临床骨干。他先后为三届仲景国医传人授课，并被陕西省、广东省，以及西安市、宝鸡市、安康市等聘为师带徒导师，培养多名学术继承人。在他的不懈努力下，长安米氏内科流派规模日益扩大，相继建立了门诊、病房，已具有较强的区域影响力。流派在全国范围建立二级工作站 15 个，培养流派传承人、后备传承人 200 余人，流派的传承队伍不断发展壮大。

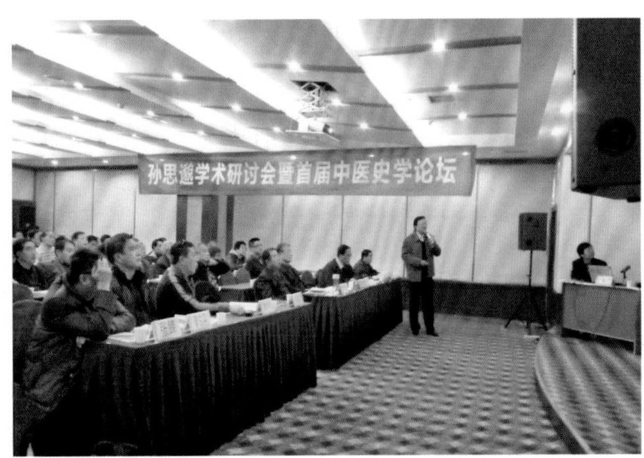

米烈汉教授在孙思邈学术研讨会暨首届中医史学论坛作学术报告

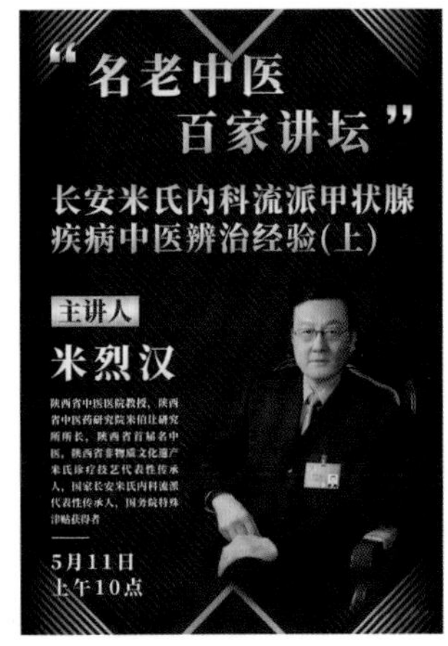

2022 年 5 月 11 日，米烈汉教授在中国针灸学会与世界针灸学会联合会主办的“名老中医百家讲坛”讲学

2022年12月8日，米烈汉教授为参加陕西省中医药高层次人才——科主任培训班的全省各中医院60多位骨干科主任讲授“长安米氏内科流派传承及学术影响”。12月16日，又为参加“2022年陕西省中医药管理局高层次中医药人才培训(研修)项目”学员讲授“米伯让先生防治流行性出血热经验”。

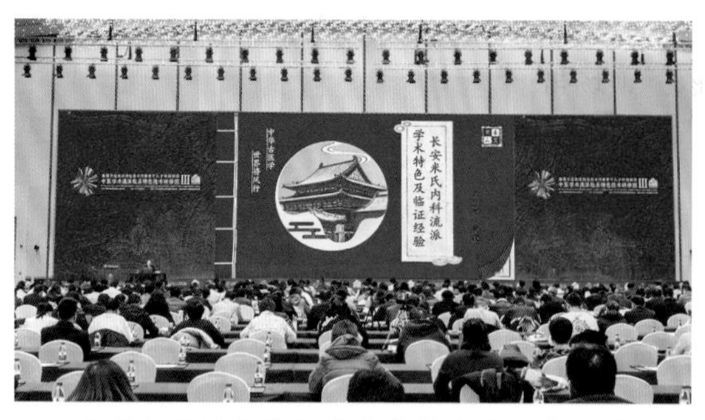

全国中医临床特色技术传承骨干人才培训项目第三期中医学术流派临床特色技术研修班现场

2023年2月21日，米烈汉教授、肖洋主任医师应邀参加由国家中医药管理局人事教育司主管，中华中医药学会主办，中华中医药学会学术流派传承分会、南京中医药大学附属南京中医院承办的“全国中医临床特色技术传承骨干人才培训项目第三期中医学术流派临床特色技术研修班”，米烈汉教授以“长安米氏内科流派学术特色及临证经验”为题，为来自全国各地的五百余名中青年中医骨干人才系统介绍了长安米氏内科流派精神、学术特色、临证经验、传承发展，再现了“厚德弘道、济世笃行”的米伯让精神内涵。中华中医药学会学术流派传承分会、南京中医药大学附属南京中医院向米烈汉教授颁发了“中医经典指导专家”特聘证书。

为了弘扬名医大家的学术思想，加强中医药高层次人才队伍建设，2023年9月21日，米烈汉教授应邀为鄂尔多斯市中医医院首届“岐黄骨干”研学班学员讲述长安米氏内科流派学术特色，阐释了“中华古医学，世界将风行”的流派中国梦，为提升学员的中医辨证思维能力、临床研究能力、科研创新能力打下了良好的基础。

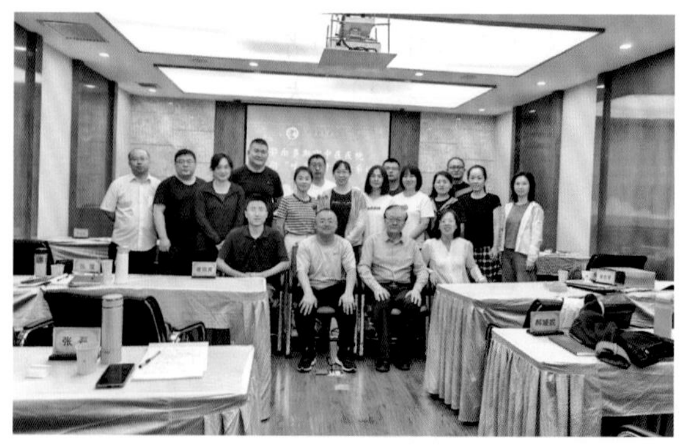

米烈汉教授（第1排右2）与部分“岐黄骨干”人才合影留念

米烈汉教授关心基层中医药事业的发展，他经常深入基层、深入农村，开展临床带教及讲学活动，2022 年 7 月 26 日，“全国名中医米烈汉传承工作室”在大荔县中医医院建成，举行了隆重的揭牌仪式，陕西省中医药管理局副局长孔群、大荔县县长杜鑫为工作室揭牌，这是米烈汉教授服务基层、培养基层中医骨干人才，提升基层中医药水平的具体体现。揭牌仪式后，米烈汉教授为参加“渭南市中医骨干人才培训班”学员讲授了长安米氏内科流派概况、脾胃病辨证论治及临证体会。此后，米烈汉教授定期到大荔县义诊，现场带教当地医务人员，不仅让患者在家门口就能享受到国家级医疗专家的优质诊疗服务，也为提升当地医院的医疗水平起到了积极的推动作用。2023 年 1 月，米烈汉教授被大荔县政府聘请为特聘专家。同年 5 月 15 日，大荔县人民政府副县长张金玲、大荔县中医医院院长张辉一行专程来到陕西省中医医院，送来大荔县政府表彰米烈汉教授长期赴基层指导工作、为患者诊治疾病、精心服务的感谢信和大荔县政府特聘专家证书。

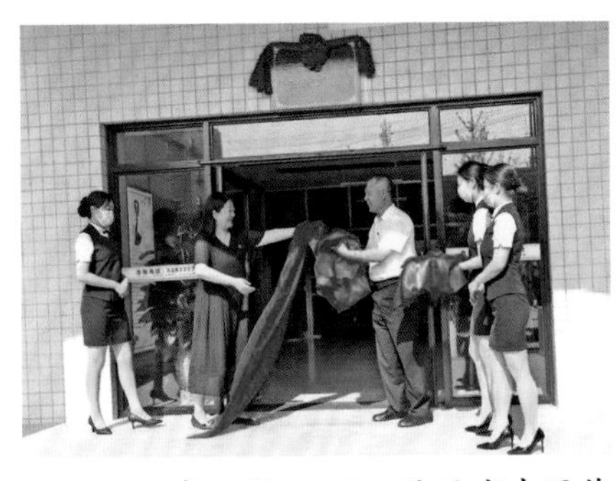

2022 年 7 月 26 日，陕西省中医药管理局副局长孔群（左 2）、大荔县县长杜鑫（左 3）为大荔县中医医院“全国名中医米烈汉传承工作室”揭牌。

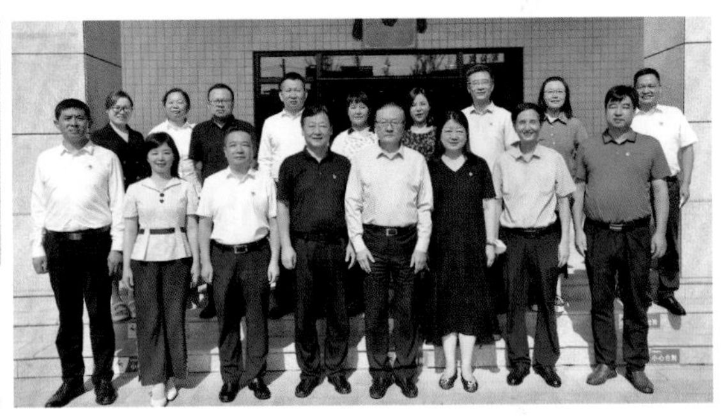

2022 年 7 月 26 日，参加“全国名中医米烈汉传承工作室”揭牌仪式的领导与专家

2023 年 7 月 25 日，全国名中医米烈汉优秀人才专家工作室授牌仪式在张掖市中医医院举行，陕西省中医药研究院、陕西省中医医院院长许建秦与张掖市卫健委主任魏士博为工作室授牌。张掖市副市长娄金华、陕西省中医药管理局副局长赵文讲话。米烈汉教授表示，将牢记习近平总书记“传承精华、守正创新”指示精神，发扬“厚德弘道、济世笃行”的米伯让精神，将米氏流派的医德医术传授给张掖市中医医院，培养中医优秀人才，竭尽所能地促进张掖市中医药传承创新与发展。

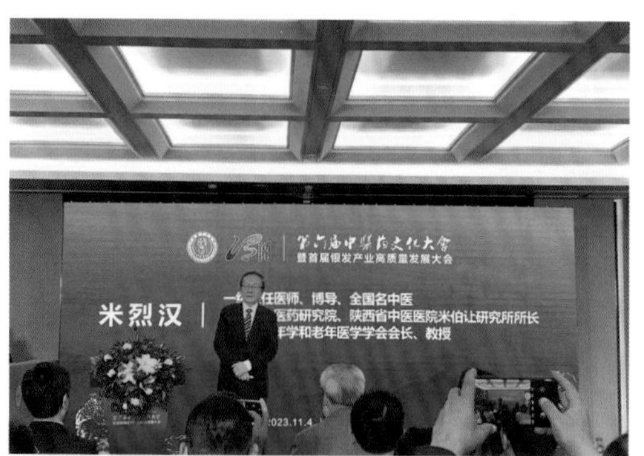

2023 年 11 月 4 日，米烈汉教授在“第六届中医药文化大会”上做学术报告

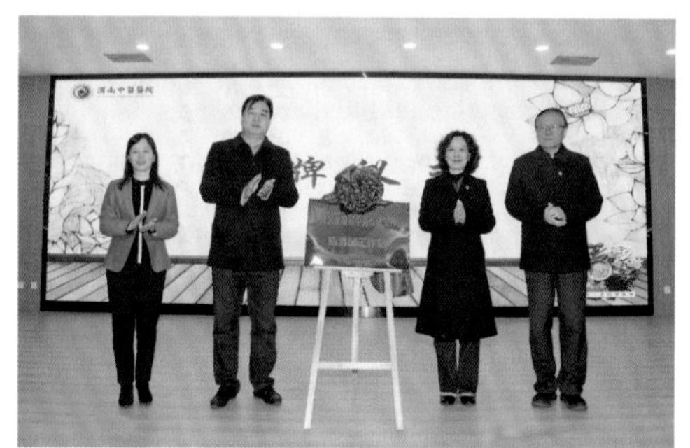

2023 年 12 月 19 日，李晔副院长（右 2）、米烈汉教授（右 1）、同学军副主任（左 2）、张金玲副区长（左 1）为米烈汉全国名中医传承工作室临渭区工作站揭牌

2023 年 12 月 19 日，米烈汉全国名中医传承工作室临渭区工作站揭牌、拜师仪式暨大型义诊活动在渭南市临渭区中医医院举行。陕西省中医药研究院、陕西省中医医院副院长李晔、米烈汉教授、陕西省中医医院干部保健办负责人卢棣及专家团队，渭南市卫健委副主任同学军、市卫健委中医科科长张艳丽，临渭区副区长张金玲、临渭区卫健局有关领导等参加仪式。李晔副院长和张金玲副区长分别致辞，米烈汉教授与同学军副主任先后讲话。仪式后，米烈汉教授与陕西省中医医院专家团队现场开展了大型义诊活动。米烈汉全国名中医传承工作室临渭区工作站的建立，使陕西省中医医院优质医疗资源下沉基层，助力基层中医药人才培养、学科建设、学术传承等工作的开展。

作为米伯让先生学术继承人，米烈汉教授深受黄竹斋先生、米伯让先生弘扬中医药传统文化事迹的影响，他多次带领团队赴南阳医圣祠、临潼扁鹊墓及纪念馆、耀县药王山、孙思邈故里等地参观学习、开展义诊，进行中医药传统文化教育，激励团队发扬“厚德弘道、济世笃行”的米伯让精神，坚定为发展中医药事业努力奋斗的信念。2013 年 1 月，为了查找黄竹斋先生、米伯让先生相关资料，为研究仲景学说提供新的史料，米烈汉教授再次赴河南南阳医圣祠，与当地专家及领导座谈，讲述黄竹斋先生、米伯让先生为修复南阳医圣祠及发扬仲景学说做

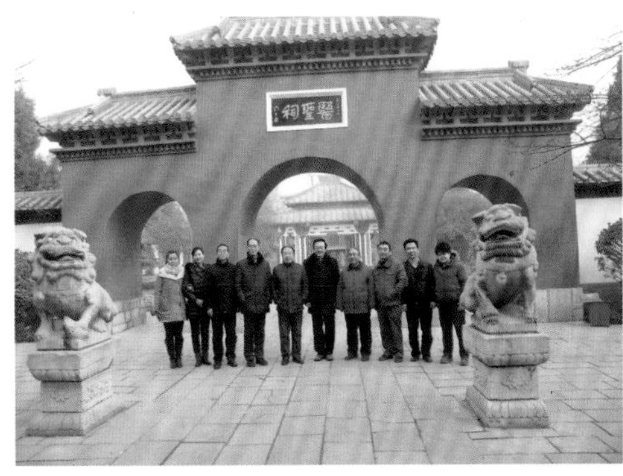

2013 年 1 月，米烈汉教授（右 5）拜谒南阳医圣祠，与南阳市中医药管理局、医圣祠、南阳张仲景研究会及南阳市中医中药研究所有关领导合影

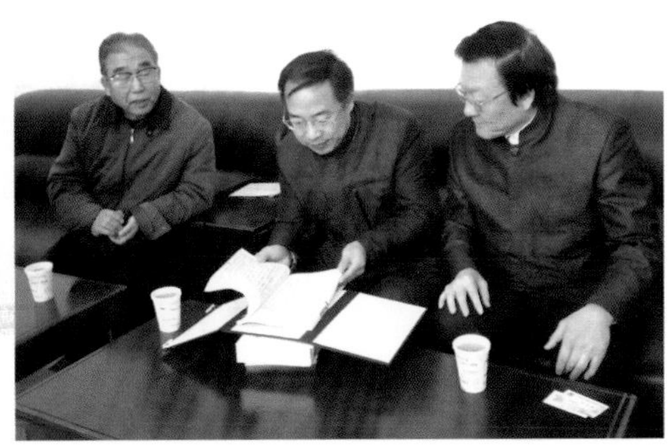

2013 年 1 月，米烈汉教授与南阳市中医药管理局局长桂延耀（中）、南阳张仲景研究会副会长廖国玉先生（左 1）交谈

出的巨大贡献，捐赠流派前辈的珍贵影像图文资料及著作，商讨豫陕两省进一步交流与发展仲景事业，受到南阳市中医药管理局、南阳医圣祠、南阳张仲景博物馆的高度重视和赞扬，《各界导报》进行了报道。2016 年，北京市中医管理局、河南省中医管理局、南阳市中医药事业发展工作委员会联合成立仲景书院，米烈汉教授被聘请为仲景书院仲景国医导师。同年 11 月 4—6 日，率领路波主任医师、柯婷医师等赴南阳参加仲景书院暨首届仲景精英班成立大会，祭拜医圣张仲景，应邀为仲景书院学员做了“长安米氏流派与南阳医圣祠”的学术报告，讲授了黄竹斋先生、米伯让先生为《伤寒杂病论》研究做出的巨大贡献，为医圣祠题写“医儒同源　医政相通”，并为仲景精英班学员题词“仲景精神代代传，发扬光大责任先”。2019 年 10 月 16 日，南阳仲景书院举行第二期“仲景国医传人”第四次集

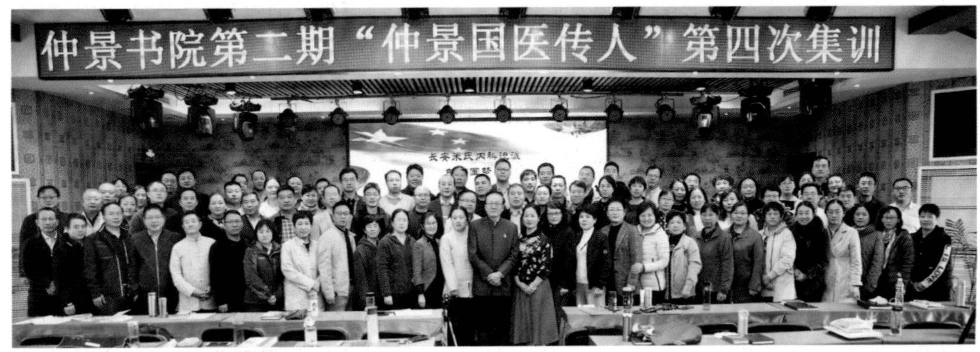

2019 年 10 月 16 日，米烈汉教授（第 1 排右 15）与南阳仲景书院第二期“仲景国医传人”第四次集训学员合影

训，米烈汉教授第四次来到南阳，应邀为北京、河南等地医院副主任医师以上职称人员讲学，他以《伤寒杂病论》的分合隐现及米氏流派与南阳为主题，梳理了《伤寒杂病论》的历史沿革，介绍了长安米氏内科流派与南阳的渊源及米氏流派深入研究《伤寒杂病论》的成就，并拜谒了医圣祠。

2022 年 9 月 27 日，米烈汉教授率领流派主要传承人肖洋副主任医师、传承人杭程主治医师等第五次来到南阳，拜谒医圣张仲景，在南阳张仲景博物馆刘海燕馆长陪同下，参观了“医圣祠文化园项目”。9 月 28 日上午，米烈汉教授应邀为“仲景书院第三届仲景国医传人精英班第五次集训”学员授课。通过讲授白云阁藏本《伤寒杂病论》发现经过、学术特点及白云阁藏本《伤寒杂病论》与黄

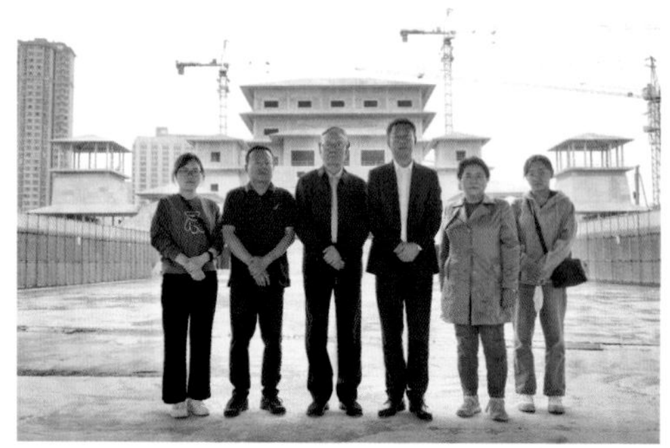

2022 年 9 月 27 日，米烈汉教授（左 3）、刘海燕馆长（右 3）、肖洋副主任医师（左 2）、杭程主治医师（左 1）等参观“医圣祠文化园项目”

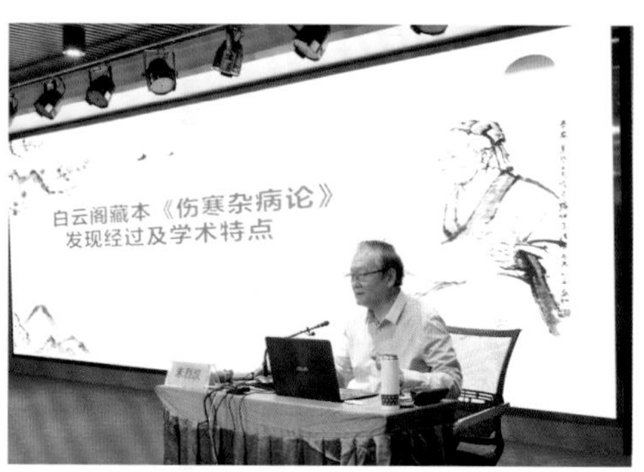

2022 年 9 月 28 日，米烈汉教授为仲景书院第三届仲景国医传人精英班第五次集训学员讲学

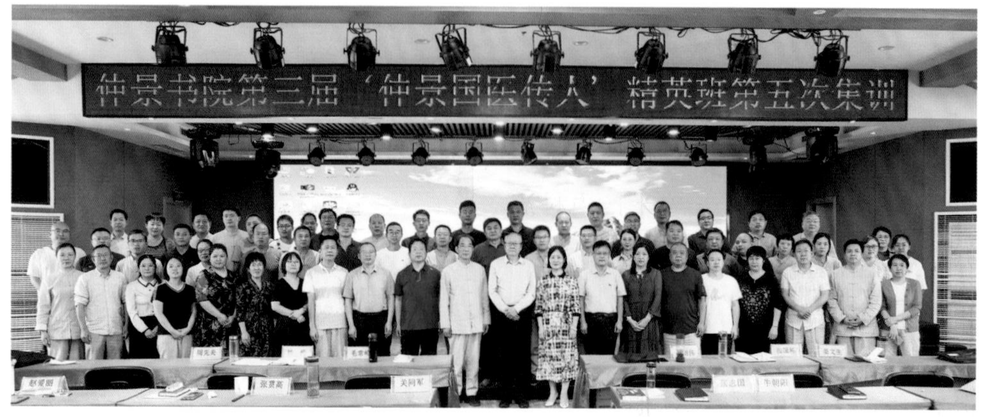

2022 年 9 月 28 日，米烈汉教授（第 1 排右 10）与仲景书院第三届“仲景国医传人”精英班第五次集训学员合影

竹斋先生、米伯让先生学术思想等内容，充分展示了长安米氏内科流派对《伤寒杂病论》研究的贡献；同时介绍了长安米氏内科流派传承概况及经方运用经验。2023 年 3 月 21 日，米烈汉教授率传承人柯婷主治医师等第六次赴南阳，为仲景书院第三期“仲景国医传人”精英班第七次集训学员们讲授了学习《伤寒论》的体会及白云阁藏本《伤寒杂病论》的学术特点，加深了学员们对《伤寒论》的学习与理解。米烈汉教授连续为三届仲景国医传人精英班学员讲学 4 次，为发展中医药事业、弘扬仲景学说、传承米氏流派做出了积极的贡献。从黄竹斋先生主张中医教育现代化、米伯让先生培养中医、中西医结合人才，到米烈汉教授担任多个国家级人才培养项目指导老师、多次到南阳仲景书院传道授业，彰显了米氏流派崇高的师道。

中华古医学
世界将风行
传承流派精神
推进学科发展

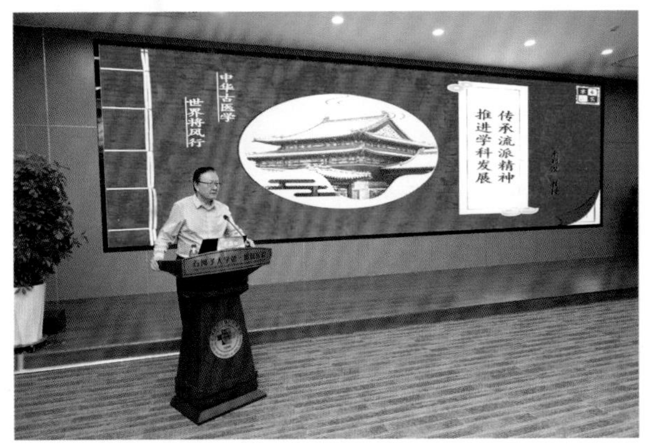

2023 年 6 月 17 日，米烈汉教授在新疆石河子大学第一附属医院承办的“兵团医院协会第一届公立医院高质量发展创新与管理研讨会”上讲学

米烈汉教授热心公益事业，在学术上从不保守，多次向兄弟医院及图书馆赠送流派著作，真正做到了把弘扬中医药事业、传承长安米氏内科流派作为自己的责任和义务，用实际行动做出了表率。

米烈汉教授捐赠图书仪式

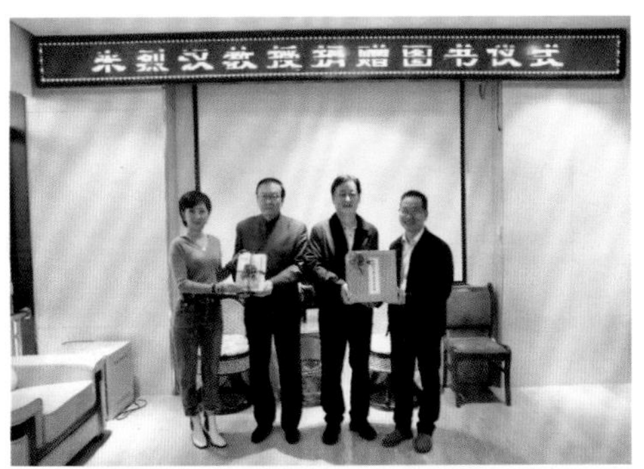

2020 年 9 月 22 日，米烈汉教授（左 2）、许建秦主任医师（右 2）为张掖图书馆捐赠长安米氏内科流派著作

米烈汉教授倡导人人都要做自我保健的主人，几十年来，他不忘“研究老年学问，服务老年群体”，以医

者的情怀，把满腔的工作热情，投入到为广大人民群众的健康服务之中。他热心社会公益事业，多次参加陕西省政府、陕西省委外办、九三学社陕西省委、省直属机关工委、陕西省中医医院、陕西省中医药学会、陕西省老年医学和老年医学学会等单位组织的医疗扶贫义诊活动，曾赴陕西黄龙、黄陵、柞水、泾阳、大荔、安康、汉中、洛川、榆林、神木、延安、兴平、宝鸡、镇安，以及宁夏、福州、广东等地，深入偏远的山区、农村、社区开展大型义诊，推广长安米氏内科流派传统诊疗技术，为广大群众答疑解惑，诊病疗疾，提供免费医疗援助，足迹遍及三秦大地，深受群众欢迎，也多次受到上级部门的表扬。

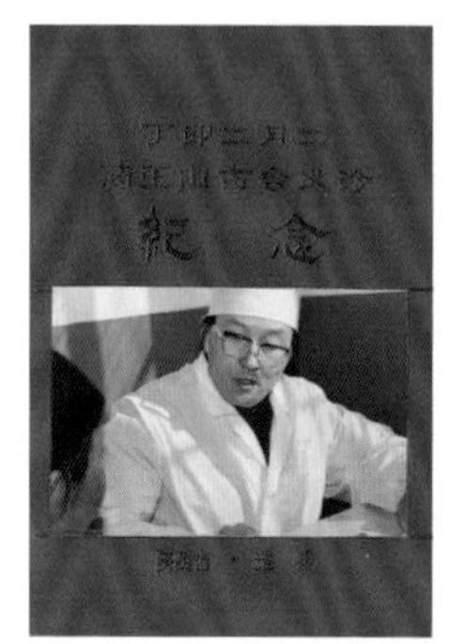

1987 年，米烈汉教授在耀县药王山古会义诊

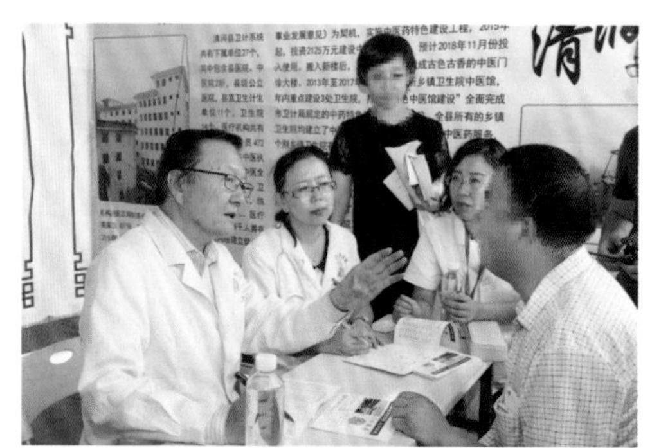

米烈汉教授（左 1）深入陕北榆林清涧县为群众义诊

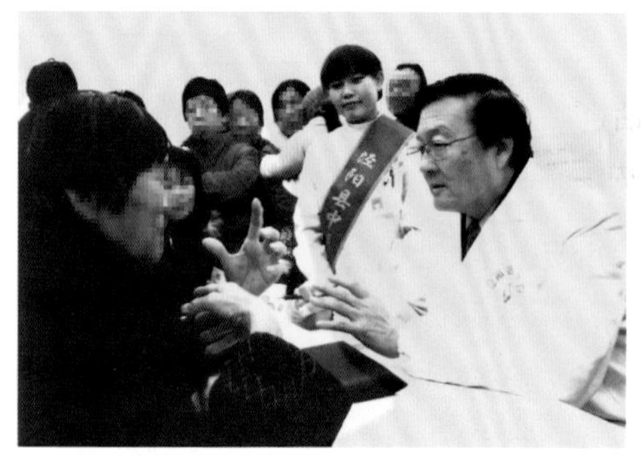

米烈汉教授（右 1）赴泾阳县义诊

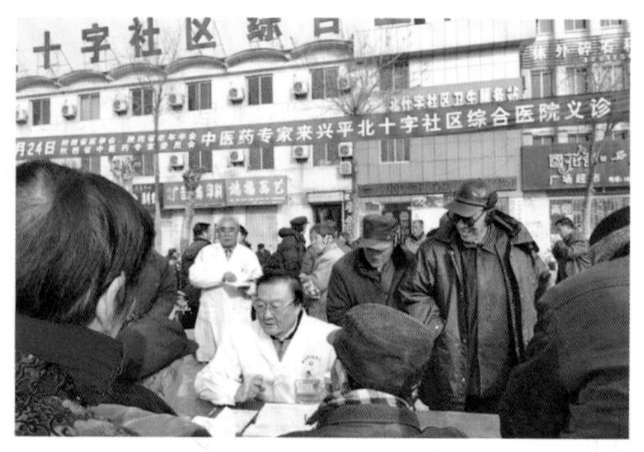

2014 年 12 月，米烈汉教授在兴平北十字社区义诊

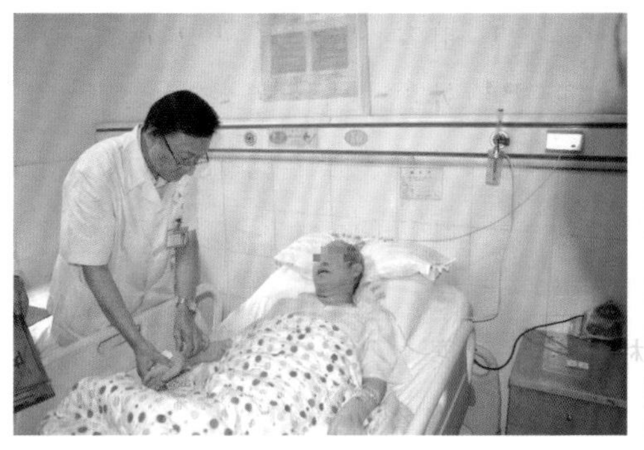

2015 年 9 月，米烈汉教授赴紫阳县中医院会诊危重患者

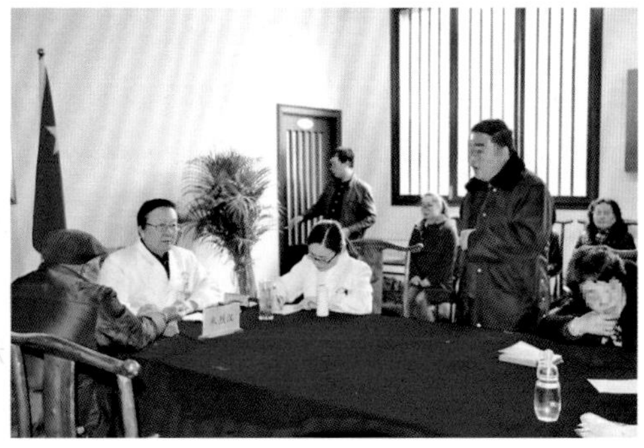

2016 年 3 月，米烈汉教授（左 2）在耀县义诊

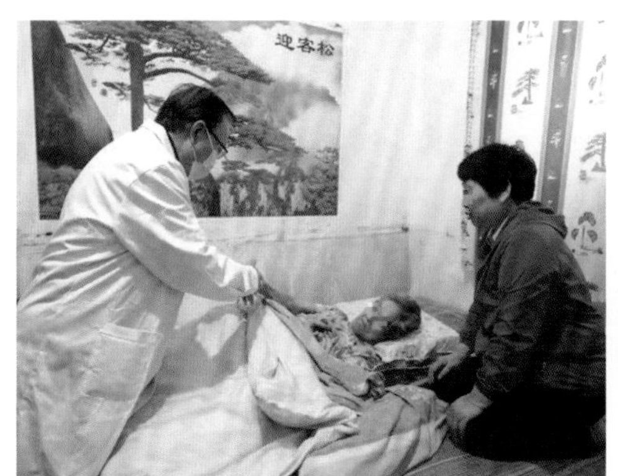

2022 年 9 月，米烈汉教授赴大荔县基层患者家中，为长期卧床的患者义诊

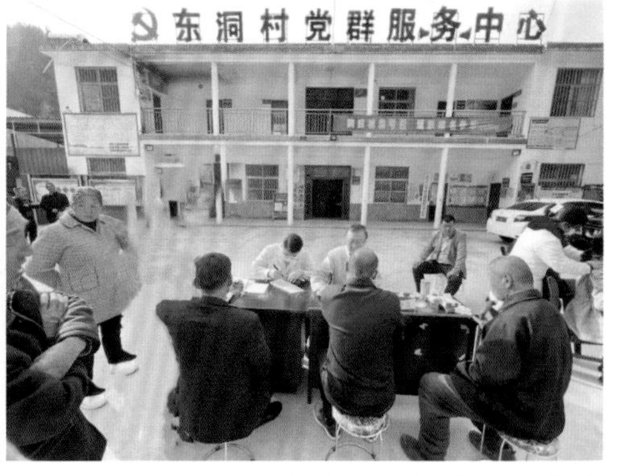

2022 年 11 月，米烈汉教授在陕西省镇安县云盖寺镇东洞村扶贫义诊

治疗疾病和预防保健是一个永恒的话题，在为群众诊治疾病的同时，米烈汉教授也非常注重养生知识的宣传普及，他积极宣传中医养生文化，普及中医养生方法。多年来，针对不同的社会群体，面向政府机关、高校、事业单位、社区群众及省电视台等公共媒体进行养生保健的科普宣教，介绍药王孙思邈的养生之道、中医养生、秋冬季养生、科学养生、米氏养生等内容，从情志、饮食、起居等诸多方面为广大群众讲解科学养生方法、保健理念，受到广泛的好评。

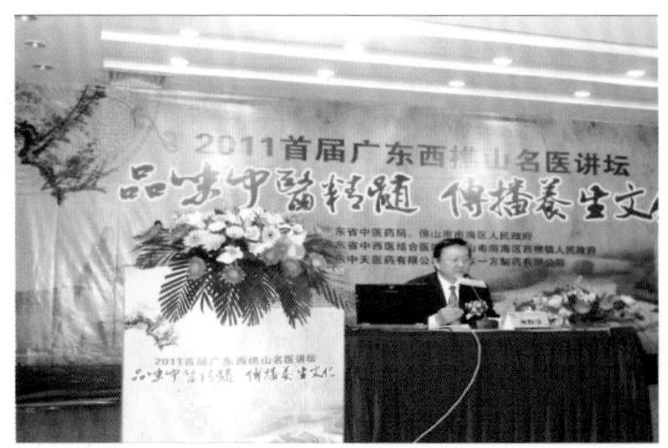

2011 年，米烈汉教授应邀赴广东做“中华药王孙思邈养生之道”专题报告

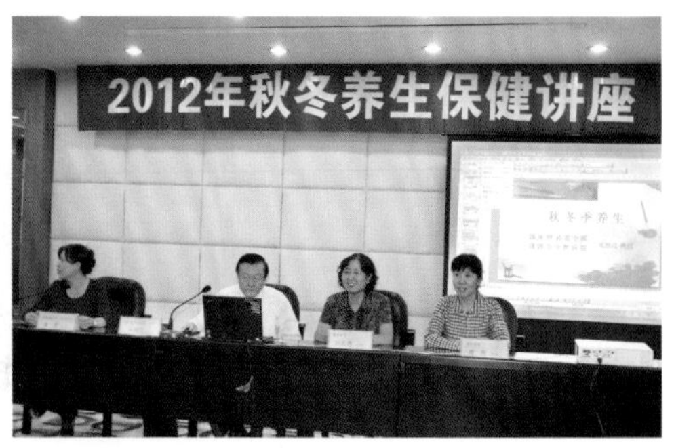

2012 年，米烈汉教授为在陕院士讲秋冬养生保健

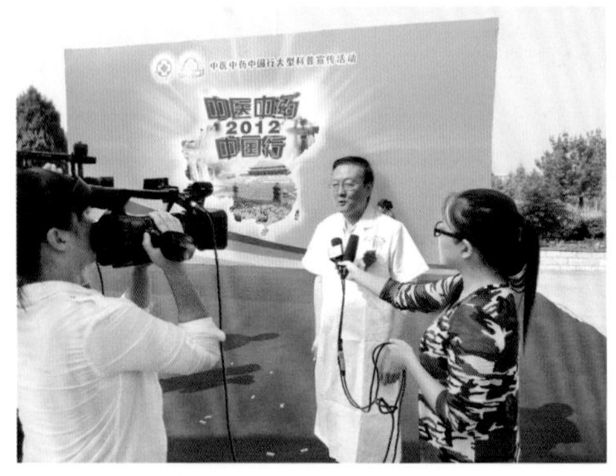

米烈汉教授在 2012 中医中药中国行大型科普宣传活动上接受采访

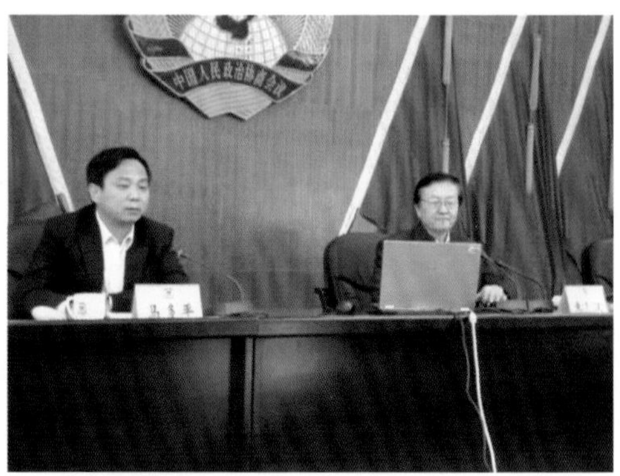

2013 年，米烈汉教授（右）在陕西省政协大礼堂做科学养生专题报告

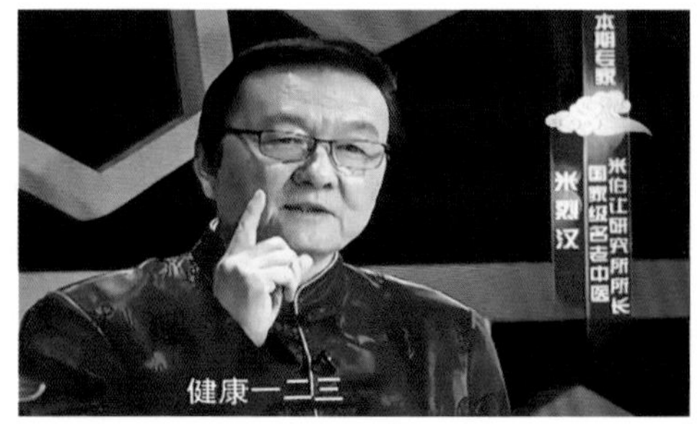

米烈汉教授多次在陕西省卫生和计划生育委员会主办、陕西广播电视台播出的《百姓健康》栏目中宣讲中医养生。图为 2017 年 5 月，米烈汉教授在《百姓健康》栏目讲授“中医名家的家传养生方”

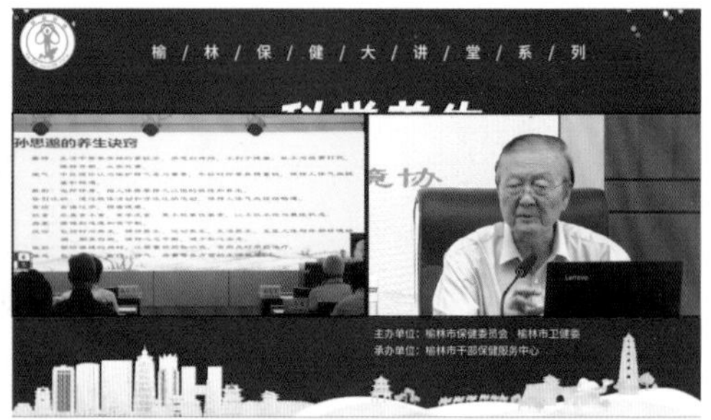

2023 年 9 月 2 日，米烈汉教授在榆林保健大讲堂讲授“科学养生”

关注社会焦点　积极参政议政

米烈汉教授爱党、爱国、爱人民，政治素质过硬，既是学科建设、学术研究、临床实践的带头人，又是政协委员、人大代表和医院的管理者。几十年来，在每一个岗位上都认真履行着自己的职责，他曾说：“父亲一生都在为发扬祖国传统医学事业积极奔走呼吁，由于当时的历史局限和他的身体原因，当时的很多想法没能实现，这不能不说是一个遗憾。”继 1981 年米伯让先生曾向陕西省人大提请“关于陕西省中医药研究院由省科委和省卫生局双重领导提案”，1994 年米烈汉教授向陕西省政协提出“对陕西省中医药研究院长期存在问题的几点建议”及“省中医药研究院管理体制应尽快理顺”的提案；继 1984 年米伯让先生向陕西省委上书“请求维修眉县我国唐代伟大医学家王焘墓纪念馆的报告”，1993 年米烈汉教授再次在陕西省政协提案修复唐代医学家王焘墓并正式立案；1995 年，米烈汉教授针对恢复鼓楼“声闻于天”“文武盛地”匾额问题，曾向陕西省政协提案，米伯让先生也为此事向陕西省委书记安启元、省长程安东提交报告。父子两代人在不同的发展时期，共同为陕西省中医药研究院的建设和发展、为弘扬中医药文化、保护古迹奔走呼吁，为中医药事业的振兴做出了重要贡献，这不仅是个人的胸襟与风骨，也是长安米氏内科流派的精神与担当。

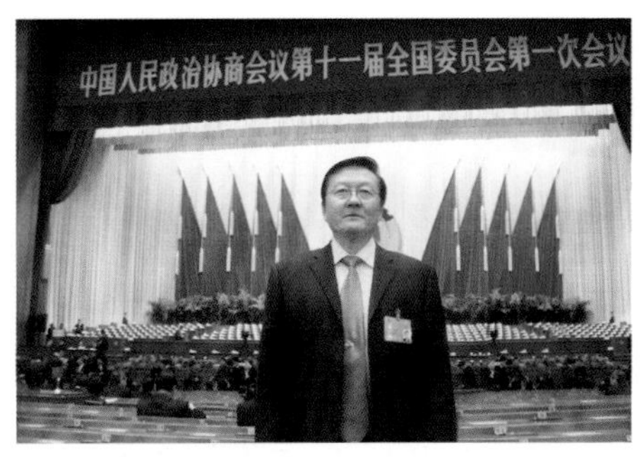

2008 年，米烈汉教授参加中国人民政治协商会议第十一届全国委员会第一次会议

在米烈汉教授担任政协委员、人大代表的 20 余年中，虽然临床工作和医院管理工作繁忙，但他时刻不忘自己的责任，以饱满的政治热情和强烈的使命感、责任感，认真履行参政议政职责。他关注社会焦点，关注民生需求，围绕国家、陕西省经济发展的重大问题和人民群众普遍关心的住房、教育、社保、物价、医疗卫生及改革、药品和食品安全等民生大事、要事，积极建言献策。2011 年 3 月 4 日，正在北京参加全国政协十一届四次会议的米烈汉教授，受到时任中共中央总书记、国家主席、中央军委主席胡锦涛和全国政协主席贾庆林的亲切接见。胡锦涛总书记对米烈汉教授说：你是一个医务工作者，也是一个参政议政者，现在老百姓看病难、看病贵的深层次问题还没有得到解决，

希望你们在这方面给政府多建言献策。总书记的话使米烈汉教授深受感动，他牢记总书记的指示，并落实在行动中，持续关注中医药立法工作，提出了“加快传统中医药立法工作，促进中医药事业快速发展”的提案，建议中医药立法要明确政府的财政投入比例，规定中医院的数量、床位数及人员配备标准，保护中医药文献、秘方、验方及偏方，将中医适宜诊疗技术纳入基本医疗保险中，建立合理的中医价格体系、中医特色疗效评估标准、规范、中医药人才评价体系、中药管理标准体系及符合中医药自身特点和规律的管理制度。

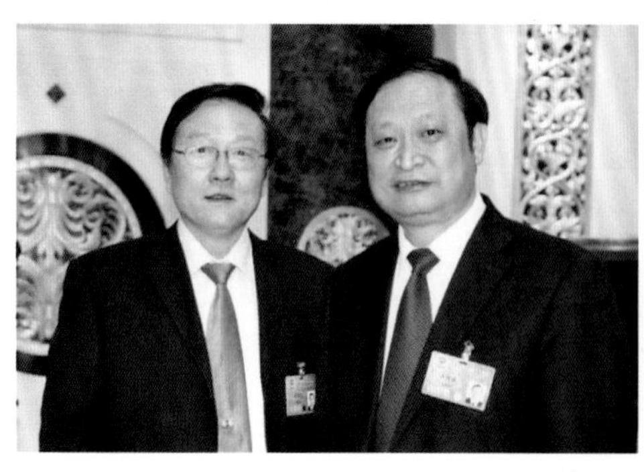

2008 年全国“两会”时，米烈汉教授与卫生部副部长、国家中医药管理局局长王国强（右）

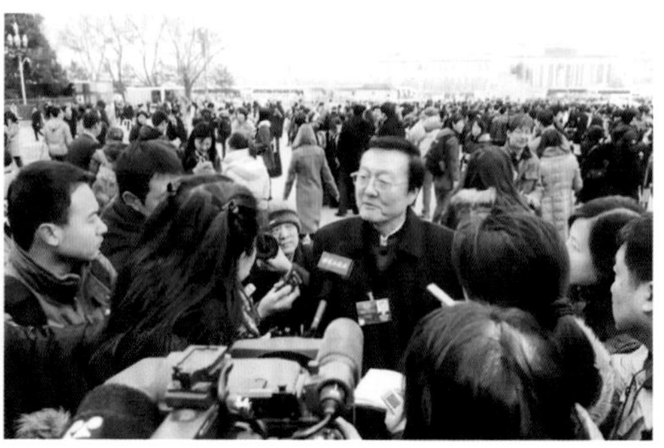

全国“两会”期间，米烈汉教授在北京人民大会堂外接受媒体采访

鉴于我国农村人口多，经济水平较低，农民群众看病难、看病贵问题比较突出，米烈汉教授提出了“关于加强农村中医药工作，提高基层中医药服务可及性的建议”，建议增强对基层中医药事业的财政投入，进一步加强基层中医药条件建设，加强农村中医药人才培养，提高农村中医药服务能力，大力推广中医药适宜技术，完善政策措施，在新农合中进一步发挥中医药作用以及鼓励民营资本在基层举办非营利性中医医院。

由于医疗机构存在中药制剂发展水平较低，制剂室基础设施相对落后，中药制剂品种少、定价偏低、纳入医保报销范围不够广泛等多种问题，不能充分体现中医药特色及优势。为此，米烈汉教授提出了“关于提高医疗机构中药制剂水平及中药饮片质量，推动中医药事业发展的几点建议”。

米烈汉教授有感于高层住宅电梯过小，不能平放急救担架，电梯成为耽误病情、影响抢救的医疗安全隐患。他提出“关于解决高层住宅居民医疗急救隐患的建议”提案，引起多家媒体关注，国家有关部门也予以回复，但实施不甚理想。米烈汉教授在全国“两会”上又一次提出该提案，希望引起国家质监局与住建部重视。该提案先后被全国政协、九三学社中央及陕西省政协社情民意采用。2012 年 8 月，国家住房和城乡建设部对米烈汉教授提出的“关于尽快落实‘电梯短、担架长’，消除高层住宅居民医疗急救隐患的提案”进行了答复，有关部门也作出规定，新建楼盘 10 层以上必须配置能容纳担架的大电梯。

在米烈汉教授的提案中，“关于尽快改革对低价药品招标采购的建议”“关于解决读者阅读困难的提案”“关于加快老年照护服务业发展的建议”及“合理引导汽车消费的建议”“关于高校科研体制的建议”已被九三学社中央采用；“杜绝‘瘦身钢筋’确保建筑工程质量”被陕西省政协社情民意采用。向全国“两会”提交的“关于改善西部省份农村学校卫生设施条件的建议”“关于建立健全中医行政管理体制的建议”“关于完善我国公共医疗卫生保障服务体系的建议”“关于加快我国传统中医药立法的建议”等，引起了广泛关注。他主持的“关于完善农村合作医疗的建议”，作为九三学社中央委员会提案提交全国政协十届四次会议，受到九三学社中央和九三学社陕西省委的表扬。

在“陕西省发展中医条例”立法协商调研期间，米烈汉教授应邀参加调研并针对条例提出了诸多建议，起到了积极的推动作用。他在陕西省政协全会上关于“入世对医疗机构的影响及对策建议”、在陕西省人大常委会上做的“非典带来的反思及建议”发言，受到与会领导的高度重视和省人大代表、省政协委员好评。“关于我省艾滋病防治工作亟待立法规范的提案”“关于完善新型农村合作医疗，大力加强农村医疗卫生建设的建议”等被评为优秀提案，部分提案被政府部门采纳，多次被评为参政议政先进个人。

米烈汉教授还提出了“关于尽快颁布陕西省遗体捐献地方性法规的议案”“关于尽快颁布陕西省艾滋病防治条例的建议”“关于医疗救援需建立城乡一体化系统的建议”“关于尽快颁布陕西省中医药发展条例”“关于尽快开展陕西特色旅游项目‘中医药保健旅游’的建议”“关于加强对饲料中药物添加剂规范使用的提案”“关于尽快恢复‘中国国医节’的提案”“关于提高医务人员待遇”“关于规范全国性医学专业会议管理的提案”“关于尊重医务工作者劳动，推动医疗改革的提案”“关于对《医疗事故处理条例》进行修订的提案”“关于加强医疗机构药品使用监管立法的提案”等，皆体现了一位政协委员、人大代表积极参政议政、建言献策的责任担当。

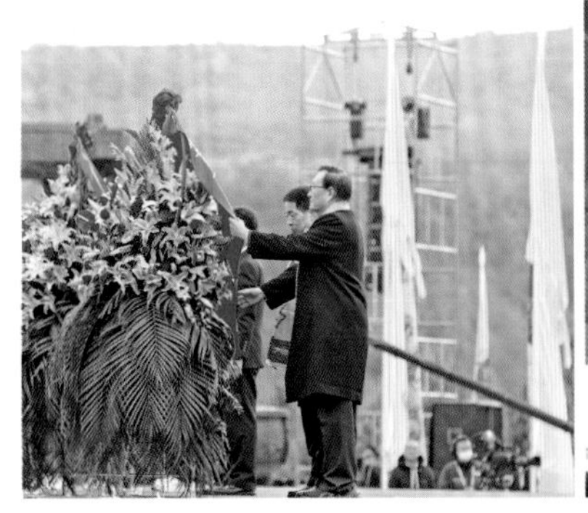
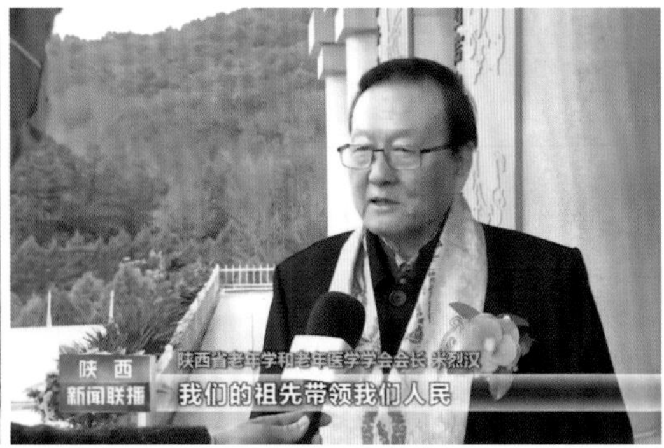

2023 年 4 月 5 日，米烈汉教授应邀参加由国务院台湾事务办公室、国务院侨务办公室、中华全国归国华侨联合会和陕西省人民政府共同主办的以“寻根祭祖黄帝陵 勠力同心创伟业”为主题的癸卯（2023）年清明公祭轩辕黄帝典礼，向轩辕黄帝像敬献花篮（左图），并接受电视台采访（右图）

米烈汉教授已年过七旬，依然活跃在医、教、研第一线，他以对中医事业的无限忠诚、对人民群众的一往情深、对本职工作的执着热爱，生动地展现了当代医家与时俱进、无私奉献的精神风范，成为当代医务工作者学习的典范！

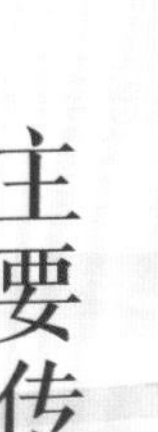

第五章 主要传人

长安米氏内科流派采取师承教育和院校教育培养模式，培养出一代又一代流派传承人，其中尤以陕西省名中医路波、许建秦，陕西省中医医院内分泌一科主任沈璐、西安市中医医院内分泌科主任白小林、陕西省中医医院米氏内科内分泌二科主任肖洋为代表，成为流派传承发展的中坚力量，在继承流派学术特色、创新流派学术思想、发扬光大中医药学术研究及推进流派各项工作中，发挥了积极的作用，做出了突出的贡献。

一、路　波

路波（1967 年—），中共党员，一级主任医师，第三批全国老中医药专家学术经验继承人，师承国家级名老中医米烈汉教授，长安米氏内科流派主要传承人，陕西省名中医，陕西省三五人才，硕士研究生导师，全国中医临床特色技术传承骨干人才项目指导老师。1991 年 7 月毕业于陕西中医学院，分配至陕西省中医医院工作至今，主要从事内分泌及代谢性疾病的防治、科研、教学及医疗管理等工作。国家级重点

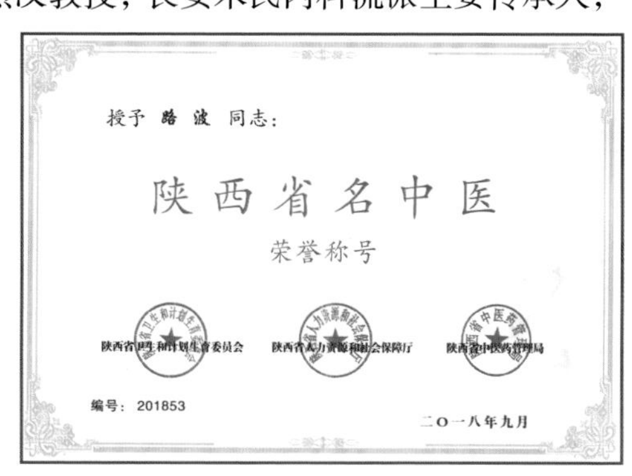
授予 路波 同志：

陕西省名中医

荣誉称号

陕西省卫生和计划生育委员会　陕西省人力资源和社会保障厅　陕西省中医药管理局

编号：201853

二〇一八年九月

专科内分泌科学术带头人，国家区域中医（内分泌）诊疗中心亚专科负责人，长安米氏内科流派传承工作室建设项目及米烈汉全国名中医传承工作室建设项目负责人，陕西省高水平重点学科（内分泌病学）学术带头人。中华中医药学会学术流派传承分会常务委员，中华中医药学会名医学术研究分会常务委员，中华中医药学会糖尿病分会常务委员，中国医院协会第三届理事，国家中医医师规范化培训评估专家，世界中联糖尿病专业委员会第四届理事会理事，陕西省中医药学会第七届理事会副秘书长，陕西省中医药学会糖尿病专业委员会副主任委员兼秘书，陕西省中西医结合学会内分泌专业委员会副主任委员，陕西省中西医结合学会代谢综合征专业委员会顾问。2019 年成立陕西省名中医路波传承工作室。

在抗击“非典”一线，主持医院发热门诊工作；多次深入艾滋病村，为患者辨证处方。通过国家中医药管理局长安米氏内科流派传承工作室建设项目、陕西省科技厅“运脾化浊颗粒治疗代谢综合征的临床研究”等课题研究，利用现代科学方法，传承、挖掘流派学术思想和特色技术。擅长运用中医药防治糖尿病及其急慢性并发症、甲状腺疾病、代谢综合征、肥胖、脂肪肝、更年期综合征、痛风、类风湿关节炎、系统性红斑狼疮、失眠、便秘等疾病。

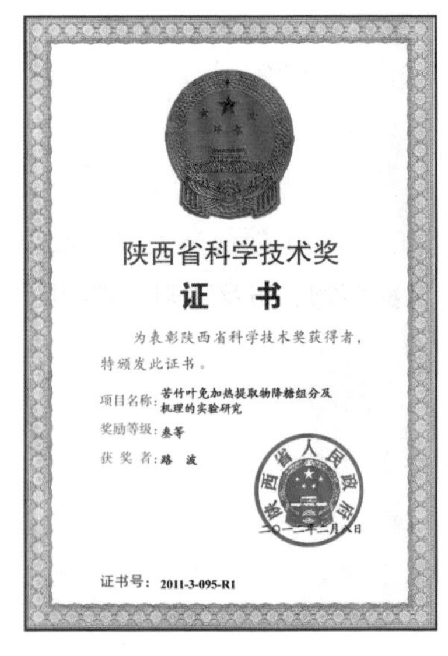
陕西省科学技术奖

证 书

为表彰陕西省科学技术奖获得者，特颁发此证书。

项目名称：苦竹叶免加热提取物降糖组分及机理的实验研究

奖励等级：叁等

获 奖 者：路 波

二〇一二年二月八日

证书号：2011-3-095-R1

主持国家级及省厅级以上课题 7 项，获陕西省科技进步奖 2 项，出版《集珠成钏——米烈汉经验拾粹》等专著 3 部，发表《开降冲剂治疗代谢综合征临床疗效观察》等论文 60 余篇，且被广泛引用。其中，《米烈汉主任医师治疗瘿病处方用药的规律性研究》被中华中医药学会评为优

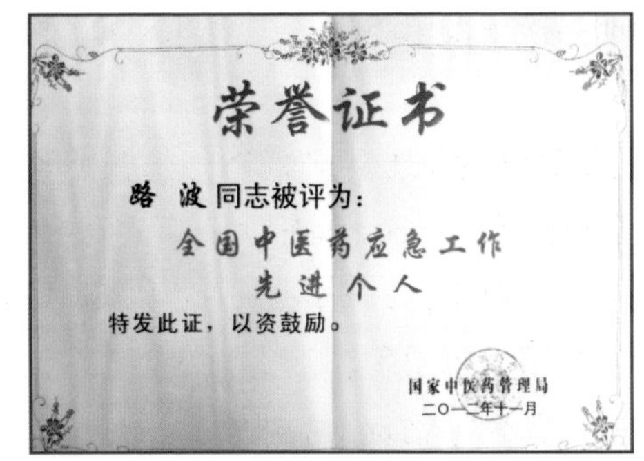
荣誉证书

路 波 同志被评为：

全国中医药应急工作先进个人

特发此证，以资鼓励。

国家中医药管理局

二〇一二年十一月

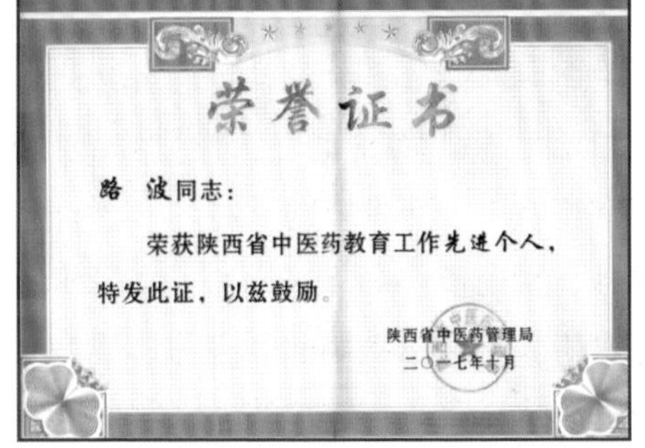
荣誉证书

路 波 同志：

荣获陕西省中医药教育工作先进个人，

特发此证，以兹鼓励。

陕西省中医药管理局

二〇一七年十月

秀论文，获得国家专利1项，研发院内制剂2种。先后荣获全国首届中西医结合优秀青年贡献奖、全国中医药应急工作先进个人、全省卫生系统精神文明建设工作先进个人、陕西省中医药教育工作先进个人等荣誉。

路波主任医师秉承流派仁心仁术，结合临床实践，在流派诸师学术思想影响下，发展流派“三阳三阴钤治百病”思想及技术，深入研究慢性代谢性疾病传变规律，形成“三阳三阴脏腑传变观”学术思想。认为三阳三阴为人体六个功能及疾病发展层次，脏腑为各层次主体，经络为各层次通道，不同病因属性及素体正气决定疾病在三阳三阴标示的脏腑以及经络特有的顺序传变。

在长期的临床实践中，路波主任医师依据2型糖尿病（消渴病）临床及流行病学特征，在六经、卫气营血等辨证方法及“三阳三阴钤百病”“临证优选法”等学术思想指导下，创造性提出“消渴病传变”理论及“四经论治消渴病”观点，形成完整的“四经论治消渴病”诊疗体系，消渴变症防治率优于传统三消论治方药。认为消渴病当有自己的病理性质、起病病位及发展，遵循一定的传变顺序，饮食相对或绝对过量，尤其是晚餐量大为消渴病发病的主要病因。病邪（饮食）从口而入、直中胃肠，损伤胃及大肠，故本病自阳明而起，阳明属里。因此认为消渴病由内而起，属内伤发病，因无外感，故越过太阳、少阳二经发病。病在阳明，类似于糖耐量受损阶段，不易引起重视，“饮食自倍，肠胃乃伤”，或过用寒凉药物，伤及脾阳，或阳明之热上传至肺，伤及气津，则病及太阴。病在太阴，运化不足，清阳不升，浊阴不降，清浊互乱于中，痰饮丛生，阻滞中焦，则出现体重不降反升、四肢困重酸楚、气短乏力，以及口干不欲饮等症。心包为心之外膜，心欲受邪，心包必先受之；肝属木，肾属水，肝为肾之子，母欲受邪，子先代之；心包与肝同属厥阴，消渴在太阴未得到控制，则传至厥阴。病情发展至厥阴，开始出现糖尿病视网膜及周围神经病变等较轻微并发症，病情尚可逆转。消渴在厥阴不愈，则损及少阴心肾，此时必出现微血管、大血管病变，病情已不可逆转。从而总结出消渴病的传变规律为：首犯阳明→次传太阴→显于厥阴→甚于少阴，厥阴之寒热错杂证为消渴病进展的关键环节。

治疗上，路波主任医师同样也总结出了详细的选方用药规律。病在阳明用药宜清宜下，清胃轻则天花粉、淡竹叶，中则黄芩、黄连，重则生石膏、夏枯草、知母、翻白草。润下则当归、肉苁蓉、火麻仁、郁李仁；增液麻仁丸为滑肠润下之要药。下瘀结则用醋炒生军；下热结则主生军。阳明积食化热、热耗胃阴者，治以清热滋阴，方选增液白虎汤；大肠积热，肠燥津枯者，治以润肠泄热，方选麻子仁丸。病在太阴用药宜运宜润，运脾则藿香、厚朴、橘皮、半夏；温脾则附子、肉桂、干姜、山萸；木香、砂仁为温运之和药；生姜、大枣为温调之常品。润肺则麦冬、玄参、生地、玉竹；清肺则黄芩、桑白皮、天门冬。太阴湿热困脾者，治以益气健脾、清热化湿，方选六君子汤化裁；燥热伤肺者，治以清热润肺、生津止渴，方以甘露饮化裁。病在厥阴用药宜清宜宣，清肝泄阳，轻则白菊花、竹茹、黄芩、丹皮，重则龙胆草、芦荟。宣畅心神，宜栀子、连翘、菖蒲、竹叶、灯心。厥阴浊热瘀肝者，治以自拟减味乌梅丸；瘀阻心包者，方以芪丹桃红四物汤治之。病在少阴用药宜补宜消，滋阴，轻则归、芍、生地，重则阿胶、鸡黄，而石斛、麦冬乃生津液之良药。补阳，刚则附子、肉桂，柔则鹿胶、虎骨，而黄连、官桂，尤交阴阳之良品。少阴肾阳受损者，治以补肾温阳，方以金匮肾气丸治之；少阴肾阴亏耗者，治以滋阴补肾，方以麦味地黄丸治之；痰浊瘀心、损及心阳者，治以温经散寒，活血通络，以当归四逆汤加减；痰浊瘀心、损及心阴者，治以养心滋阴，安神定志，以天王补心丹化裁。瘀血是影响疾病预后的重要因素，既是消渴病病程进展的病理产物，也是消渴病持续恶化的病因。因此，当病情发展到厥阴时，方药中活血、破血化瘀之品必不可少。化瘀，轻则桃仁、红花、丹参，重则地龙、水蛭。

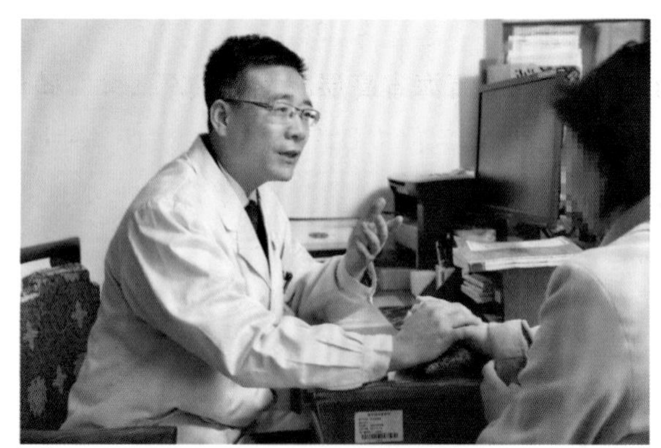

路波主任医师接诊患者

对于消渴病而言，横向辨证涉及八纲、脏腑、经络、气血，纵向传变自阳明→太阴→厥阴→少阴。因此，从四经论治 2 型糖尿病，既可找准病位，把握病势，分经用药，又可根据其传变规律，截势防变，达到既病防变、未病先防的防治结合目的。

针对甲状腺疾病，路波主任医师根据黄竹斋先生“三阳三阴钤百病”理论，从病位、脏腑、经络不同角度对甲状腺结节进行了研究，认为甲状腺结节乃厥阴为病，多因肝主疏泄与主藏血的功能失调，导致足厥阴肝经出现虚、郁、痰、瘀而发病，从而总结出以“厥阴为轴”治疗甲状腺结节的辨治思路。

对于代谢综合征，路波主任医师总结出该病的病因病机、治则治法、用药调护等一套完整的诊治思路，认为嗜食肥甘厚味可引起代谢综合征的发生，该病的核心病机是“胃热脾困、痰浊瘀结”，提出代谢综合征“食伤阳明，热耗太阴，浊瘀厥阴”的传变规律，融合历代“辛开”“苦降”“酸化”法理论，在五行生克制化理论及流派“三阳三阴钤治百病”“临证优选法”原则指导下，采用辛开苦降酸化法治疗因甘壅咸滞、胃热脾困导致的代谢综合征，研制出运脾化浊颗粒，临证时取得了较好的疗效。

针对不同疾病的传变顺序，路波主任医师总结多种慢性疾病截势疗法，形成“截势防变优选法”技术特色。提出痛风病“热郁阳明、太阴脾虚、浊瘀厥阴、消灼少阴”的传变规律，以自拟加味四妙地黄汤用于痛风肾病防治，取得良效。采用“截势防变优选法”，自拟杞精葛根芩连汤、运脾化浊颗粒、减味乌梅丸、开降冲剂、乌葛丹等系列有效方剂，其中运脾化浊颗粒、乌葛丹已成为院内制剂。围绕上述制剂已成功获批省级课题 4 项、西安市科技局课题 1 项。

多年来，路波主任医师培养硕士研究生 30 余人；在流派各二级工作站开展医、教、研培训指导，传播流派学术思想和特色技术，为流派培养各类人才百余人。并被青海省西宁市中医院以“青海省高层次卫生领军人才”聘请为特聘专家，对该院进行全方位、专业化指导，为促进青海省中医药事业的发展做出贡献。此外，省内外多家中医医院青年骨干医师拜路波主任医师为师。路波主任医师以为国育才、弘扬中医的情怀，倾囊相授，为推广长安米氏内科流派学术思想及临床经验发挥了积极作用。

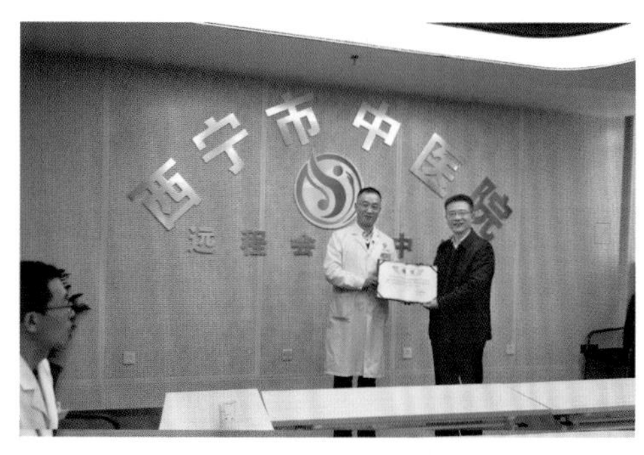

2020 年 11 月，西宁市中医院韩常安院长为路波主任医师（右）颁发特聘专家聘书

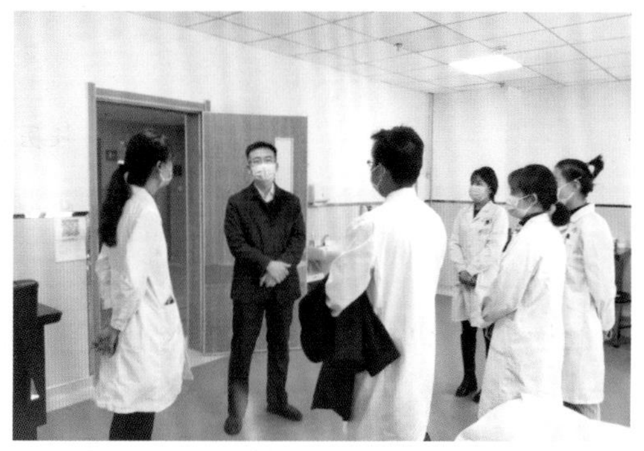

2020 年 11 月，路波主任医师（左 2）对西宁市中医院进行专业指导

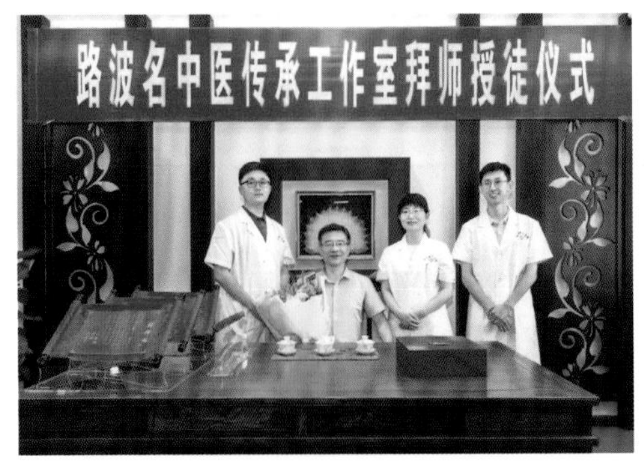

2023年7月6日，路波名中医传承工作室在铜川市耀州区孙思邈中医院成立，举行了隆重的拜师仪式。路波主任医师（左2）向弟子们赠送了具有“悬壶济世”寓意的葫芦、《米伯让全书》及主编的《集珠成钏——米烈汉经验拾粹》，希望弟子们能牢记成大医之训言，传承中医精华，真正学有所成

二、许建秦

许建秦（1963年—），中共党员，一级主任医师，硕士研究生导师，享受国务院政府特殊津贴专家，享受三秦人才津贴，陕西省政协委员，陕西省名中医，陕西省医药卫生领域顶尖人才，国家区域中医（内分泌）诊疗中心主要负责人，长安米氏内科流派主要传承人。

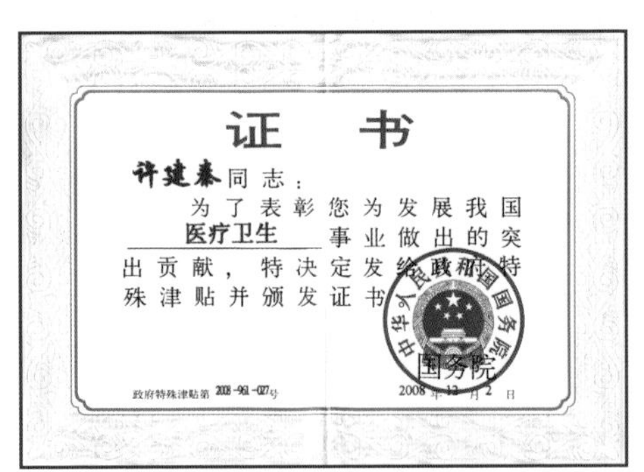

证　书

许建秦同志：

为了表彰您为发展我国医疗卫生事业做出的突出贡献，特决定发给政府特殊津贴并颁发证书。

国务院

政府特殊津贴第 2008-961-027号

2008年12月2日

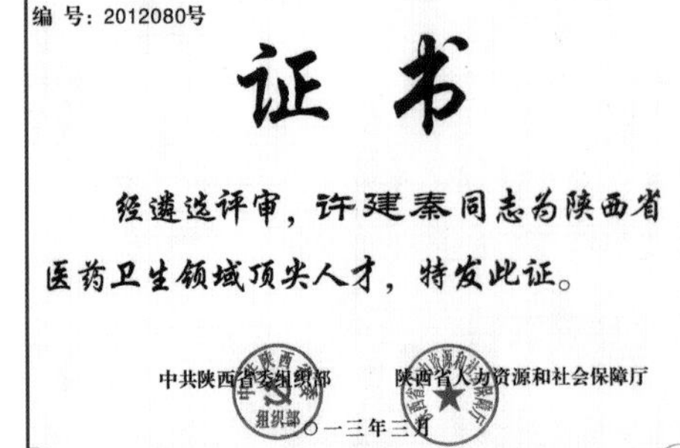

编号：2012080号

证书

经遴选评审，许建秦同志为陕西省医药卫生领域顶尖人才，特发此证。

中共陕西省委组织部　陕西省人力资源和社会保障厅

二〇一三年三月

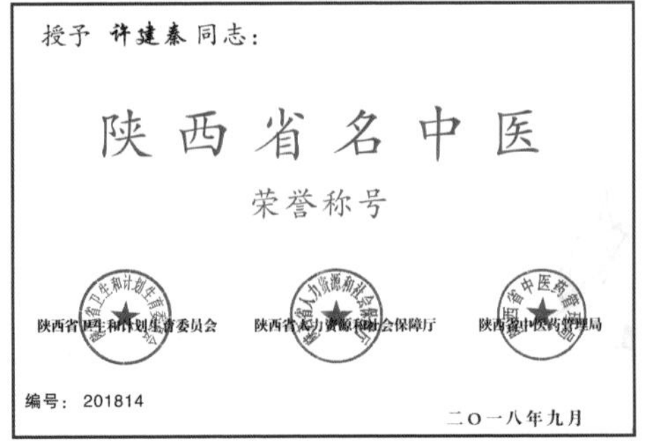

授予 许建秦 同志：

陕西省名中医

荣誉称号

陕西省卫生和计划生育委员会　陕西省人力资源和社会保障厅　陕西省中医药管理局

编号：201814

二〇一八年九月

1986年毕业于陕西中医学院医疗系，2003年上海中医药大学在职研究生毕业。先后在陕西省中医药研究院、陕西省中医医院、陕西省肿瘤医院、陕西省第二人民医院从事医疗、科研、教学及管理工作，曾跟随国家级名老中医米烈汉教授学习。曾任中国中西医结合学会常务理事，中国老年医学学会中医药分会第一届委员会副会长，中华中医药学会糖尿病分会委员，世界中医药学会联合会糖尿病专业委员会理事，陕西省中医药学会副会长，陕西省中医药学会糖尿病分会主任委员，陕西省药学会副理事长，陕西省药学会临床药理专业委员会主任委员，陕西省络病委员会主任委员，陕西省脑心同治专业委员会主任委员，陕西省人民政府参事室（陕西省文史研究馆）特聘研究员。2019年成立陕西省名中医许建秦传承工作室。

长期致力于中西医结合内分泌及代谢性疾病临床、科研及教学工作，擅长糖尿病及其并发症、甲亢、痛风、肾病及肿瘤等疑难杂症的中医诊疗。发表学术论文20余篇，主编、参编《民国湿热证医案辑录》《临床合理用药实践与探索》等专著6部，主持及参与省部级以上科研课题10余项，研制院内制剂“糖尿康胶囊”等3项，主持及参与药物临床试验项目40余项，荣获陕西省科学技术二等奖2项、陕西高等学校科学技术一等奖1项、西安市科学技术进步奖三等奖1项。荣获全国卫生系统先进工作者、全国抗震救灾医药卫生先进个人、全国医药卫生系统创先争优活动先进个人、陕西省“三五”人才、陕西省抗癌协会突出贡献奖等殊荣。

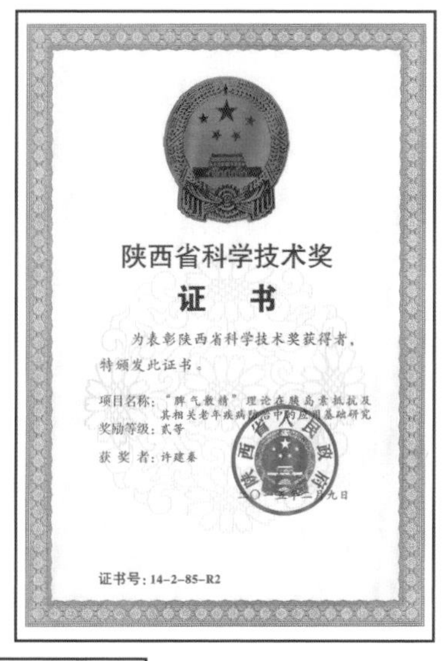

陕西省科学技术奖

证 书

为表彰陕西省科学技术奖获得者，特颁发此证书。

项目名称：“脾气散精”理论在胰岛素抵抗及其相关老年疾病防治中的应用基础研究

奖励等级：贰等

获 奖 者：许建秦

陕西省人民政府

证书号：14-2-85-R2

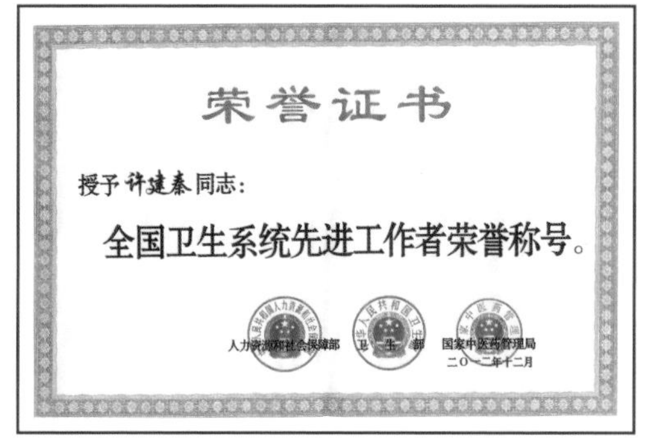

荣誉证书

授予许建秦同志：

全国卫生系统先进工作者荣誉称号。

人力资源和社会保障部 卫生部 国家中医药管理局

二〇一二年十二月

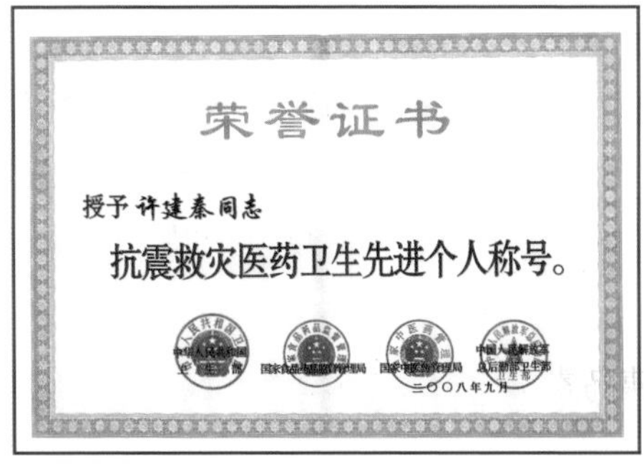
荣誉证书

授予 许建秦同志

抗震救灾医药卫生先进个人称号。

二〇〇八年九月

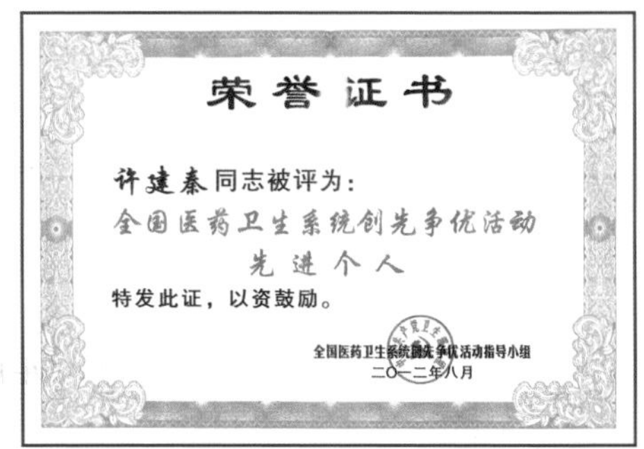
荣誉证书

许建秦同志被评为：

全国医药卫生系统创先争优活动

先进个人

特发此证，以资鼓励。

全国医药卫生系统创先争优活动指导小组

二〇一二年八月

在30多年的临床实践中，许建秦主任医师积累了丰富的临床经验，形成了独特的学术思想，与陕西中医药大学就“脾不散精”理论在糖尿病领域的应用申报了多项科研课题。对“胰岛素抵抗”与中医“脾不散精”相关性进行了理论探讨。“脾不散精”理论始于《黄帝内经》，《素问·经脉别论》云：“饮入于胃，游溢精气，上输于脾，脾气散精，上归于肺，通调水道，下输膀胱，水精四布，五经并行。”当各种致病因素损伤脾胃，影响脾的运化水谷及转输、散精功能，可以形成“脾不散精”；而水谷精微不能正常转输、散布，蓄积于体内，升清不及，谷气反随浊气下流，既可使营养相对过剩，又可使五脏四肢百骸无以充养。脾不散精，脾失健运可导致如肺津乏源则口渴多饮，肺津不布直趋下泄则为多尿；精微失于脾气输送，则肌肉、四末瘦削、乏力、酸麻；水谷精微不能散布转输至肺、胃、肾等脏腑，使其滋养不足，则更伤其阴或食滞胃肠，久而化热，阴津耗伤。阴虚内热津伤，则口渴多饮，消谷而多食易饥。肺阴虚而失于宣降，水液直趋膀胱，或肾阴亏虚，失于封藏而致尿频量多、有甜味。脾不散精，气血化生乏源，又可见神疲乏力、倦怠等症。脾不散精，运化水液失常，水津不能四布，水液废料停滞体内，产生痰湿等病理产物。湿蕴中焦，气机阻滞，精微水湿不能转输又

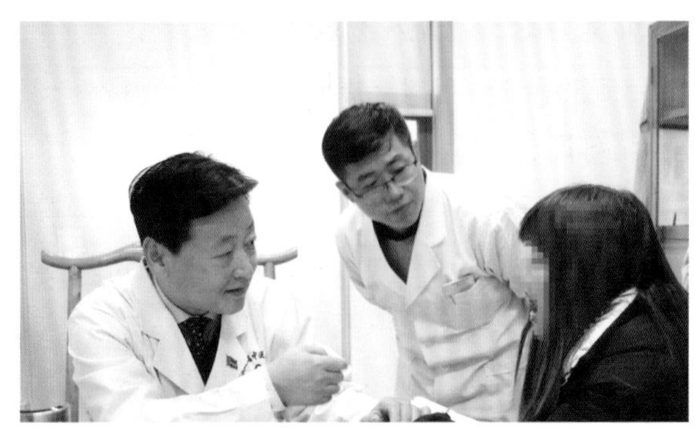
许建秦主任医师（左1）接诊患者

可加重口渴多饮、多食易饥、尿频尿多等症状。津血同源，阴虚内热，津液耗伤，津亏血少，血行艰涩又可为瘀；或因痰湿阻滞气机，气滞血瘀；或因脾气虚无力行血而致血瘀，由此加重口渴，并滋生诸多并发症。因此，脾不散精，脾运化机能减退是发生消渴的最主要病机，在此基础上产生了气阴亏虚、内热、痰湿、血瘀等病理因素，因而“脾不散精”可以说是贯穿消渴病始终的基本病机。在脾虚基础上，水湿、痰浊、血瘀内生成为产生胰岛素抵抗的主要病理机制，饮食伤脾、禀赋脾虚、肥胖与胰岛素抵抗的产生有着密切的联系。通过观察和研究说明，从脾论治 2 型糖尿病胰岛素抵抗取得了确切的疗效，进一步印证了“脾不散精”与胰岛素抵抗的相关性，对中医认识消渴（糖尿病）的病因病机提供了新的思路。

许建秦主任医师就中老年糖尿病诊疗提出了“气阴两虚、瘀血阻络”观点，有效改变了糖尿病患者胰岛素抵抗及其并发症的发生和发展。据此研制出院内制剂糖尿康胶囊滋阴益气、活血通络，明显改善了糖尿病患者气虚阴伤、血瘀内燥症状。实验研究证实，该药具有降低血糖、降低糖化血红蛋白、改善全身微循环等作用。结合自身多年临床实践经验，不断探究糖尿病与“虚、瘀、毒”的密切关联，提出运用益气活血、益肾通络等方法联合西药治疗糖尿病并发症的学术思想，在糖尿病临床诊治中得到广泛运用。

针对目前糖脂代谢异常人群增多，许建秦主任医师结合自身多年临床经验，研制出三参降消胶囊，通过滋阴益气、清热活血，可以起到降血糖，提高胰岛素水平；降血脂，调节血脂代谢；降低血液黏度，改善血液流变学的治疗作用，取得了较好的临床疗效。

许建秦主任医师系统研究了内伤湿热病证的发病特点，认为内伤湿热与地域环境、饮食及个体体质等因素密切相关，或因失治、误治，临床所见症状集中于中焦，多以脾胃、肝胆功能失调为主，以湿热合邪致病常见，治疗上不唯健脾化湿一途，需明辨发病部位，结合湿热来源，采用三焦同治，即上焦宣发，中焦燥化，下焦渗利，使邪有出路。借鉴三焦辨证思路，以清代医家吴鞠通《温病条辨》三仁汤为基础，在“三仁”基础上，针对上焦肺气不宣，加用桔梗开宣上焦肺气，桑白皮甘寒泻肺祛湿，有“提壶揭盖”之意；针对中焦气机不畅，用药仿陈皮、半夏二陈汤之意，重在理气燥湿运脾胃；针对下焦湿热停滞，加用车前子、白茅根，清热利湿而不伤阴，使湿邪随小便而除。全方宣畅三焦气机，使肺之宣发肃降顺畅，脾运得健，助肾气化，气化恢复则湿邪自化，故临证屡获良效。

作为陕西省政协委员，许建秦主任医师秉承流派传统，关注中医药事业发展，积极参政议政，为党和政府建言献策，提出了“关于推动我省医药健康产业发展的建议”“关于加快推进我省分级诊疗制度建设的建议”“关于推进医养结合，发展养老服务业的建议”“关于加强食品包装材料监管的建议”等诸多提案，得到国家的重视和好评。其中关于“传承精华 守正创新：加快推进陕西中医药产业由大转强”，提升“秦药”品质，塑造“秦药”品牌等发言及建议，受到高度评价和广泛赞同。

三、沈　璐

沈璐（1970年—），陕西省中医医院内分泌风湿病科主任，主任医师，硕士研究生导师，第三批全国老中医药专家学术经验继承人，师承国家级名老中医米烈汉教授，长安米氏内科流派主要传承人，陕西省第一批优秀中医临床人才，陕西省三八红旗手。中国中医促进会内分泌分会、代谢病分会副会长，中国老年医学学会中西医结合分会常务委员，陕西省中医药学会糖尿病分会副主任委员，陕西省中西医结合学会糖尿病分会副主任委员，陕西省中西医结合风湿病学会副主任委员，陕西省中西医结合内分泌学会常务委员，陕西省保健学会糖尿病专业委员会常务委员，陕西省健促会中西医结合内分泌代谢病学分会常务委员，中华医学会陕西糖尿病分会委员，中华医学会陕西内分泌分会委员，西安医学会内分泌糖尿病分会常务委员。擅长中药降糖及中西医治疗糖尿病合并肥胖及急慢性并发症、风湿病、痛风、甲状腺病，内分泌紊乱、多囊卵巢等，尤对糖尿病、类风湿的诊治经验丰富，有独到的见解。

全省优秀中医临床人才
证　书
沈璐 同志：
现已完成全省首批优秀中医临床人才研修项目，
并考核合格，准予结业，特授此证。
证书编号：SYYI201601
陕西省中医药管理局
2016年6月12日

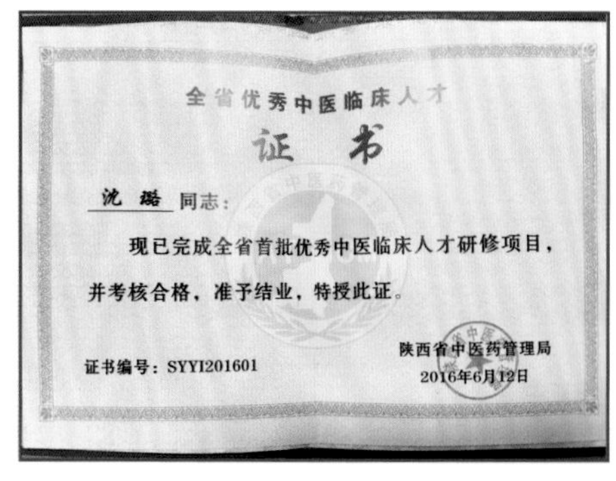

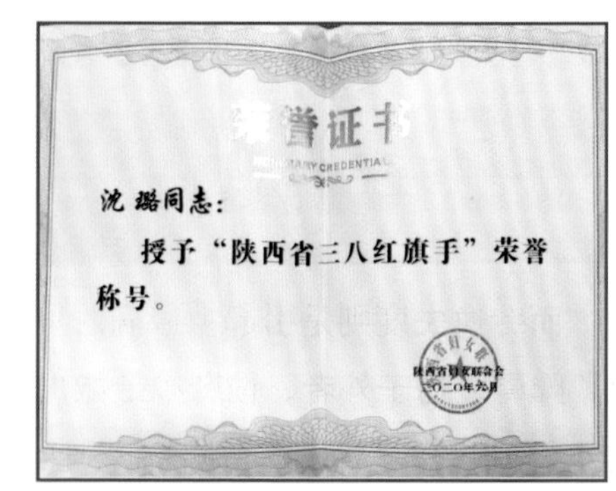

在长期的医、教、研实践中，受米烈汉教授“宗气为本”学术思想影响，从脾、肾及瘀血角度，探讨糖尿病病因病机、临床表现及辨证论治，提出脾肾两虚导致消渴，予健脾补肾之法治之，获得满意的临床疗效，并培养了多名硕士研究生。

关于糖尿病与“脾”的关系，沈璐主任医师从发病原因、脾与胰腺的关系等方面进行了研究。《素问·奇病论》云：“夫五味入口，藏于胃，脾为之行其精气，津液在脾，故令人口甘也，此肥美之所发也，此人必数食甘美而多肥也，肥者令人内热，甘者令人中满，故其气上溢，转为消渴。”认为糖尿病初期进食肥甘、醇酒厚味，日积月累，致脾胃运化失职，积热内蕴；继之，积热化燥伤津，发为消渴。明确提出饮食不节、体态肥胖是导致糖尿病的原因之一，其观点与现代医学糖尿病的发病过程相一致。现代医学认为，随着人民群众生活水平的不断提高，饮食结构发生变化，体力活动逐渐减少，肥胖者越来越多，糖尿病的发病率也随之增加。初起时，这些人群体内能量过剩，产生堆积，使胰岛 B 细胞代偿性分泌增加，形成高胰岛素血症，但此时尚能维持机体过剩的能量代谢，未出现多饮、多食、多尿等症状，血糖在正常范围，系糖尿病前期（或称亚健康状态）或糖耐量减低阶段，属于脾胃积热内蕴阶段。随着病情的进一步发展，一方面胰岛素分泌高峰延迟，另一方面肥胖者靶细胞膜上的胰岛素受体减少，对胰岛素敏感性减弱，常有受体后缺陷、胰岛素抵抗，血糖升高，开始出现临床症状，形成化燥伤津阶段。

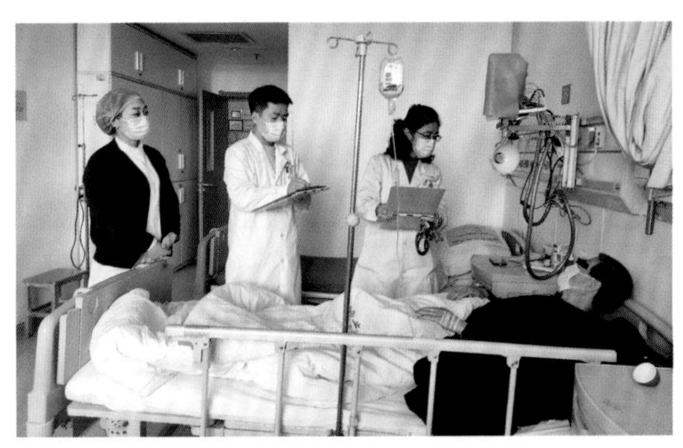

沈璐主任医师（左 3）查房

而劳逸失度则是引起糖尿病的另一个原因。过度劳累可以伤脾，如张景岳所说“脾胃之伤于外者，惟劳倦最能伤脾”，使人体需要大量的能量维持机体正常运转，糖元分解加速，血中葡萄糖含量增加，胰腺代偿性分泌胰岛素增加，胰腺负担加重，久而久之使胰岛功能衰退，发为糖尿病，相当于脾气虚弱；而过度安逸，体力活动减少，过剩的能量堆积体内，转变成脂肪，脂肪组织不仅对胰岛 B 细胞产生毒害，还可使胰岛素的生物活性降低，产生胰岛素抵抗，迫使胰岛 B 细胞超负荷工作，最终导致其衰竭，即是中医所说的初起时属痰湿困脾，逐步发展可导致脾气亏虚。

就脾与胰腺的关系而言，生理上脾主运化、升清，具有运化水谷精微、将精微物质转运全身的功能。胰腺具有内分泌功能和外分泌功能，通过胰腺的外分泌细胞实现其外分泌功能，外分泌细胞分泌的胰淀粉酶、胰脂肪酶以及胰蛋白酶，可消化食物中的糖、脂肪和蛋白质，食物中的糖、脂肪、蛋白质转化成葡萄糖方可被机体吸收利用，而葡萄糖被机体利用需要在胰岛素的帮助下才能完成；胰腺的内分泌功能即是分泌胰岛素，胰岛素既是人体能源利用的原动力，又是糖原分解与合成的始动环节。脾的功能包含胰腺的功能，脾主运化相当于胰腺的外分泌功能，各种消化酶是实现其作用的物质基础，脾主升清相当于胰腺的内分泌功能，脾运化水谷为精微，将其布散到身体各部分，内至五脏六腑，外达四肢百骸、皮毛筋骨，以营养周身各个脏腑器官，胰岛素是实现其作用的物质基础之一。

病理上，当胰岛 B 细胞功能低下，胰岛素绝对或相对不足，脾运化水谷精微功能不足，脾为胃行其津液的物质基础匮乏，就产生了以脾虚为主要表现的各种糖尿病症状。

基于上述脾虚病机，治疗糖尿病时以补脾气养脾阴为核心，黄芪可用至 30~50 g，脾气旺则运化水谷精微功能健全，为人体能够正常化生精、气、血、津液提供足够的营养成分，使脏腑、经络、四肢百骸及筋肉皮毛等组织得到充分营养，从而进行正常的生理活动。临证时方选七味白术汤合生脉饮，以黄芪、党参、茯苓、炒白术、怀山药益气健脾、淡渗利湿，葛根、桔梗、麦冬、鬼箭羽、生山楂升清降浊、清热养阴。

气虚型脆性糖尿病患者常伴有中气不足、气虚下陷之证，表现为乏力、气短、形体偏瘦、舌淡苔薄白、脉细数等症，而脆性糖尿病患者发生低血糖时，其症所见乏力、气短、汗出、头晕目眩、心悸、面色苍白等与中气不足、气虚下陷等证候相契合。由此可见，补益脾气为治疗气虚型脆性糖尿病、稳定血糖波动性的关键。用补中益气汤补益中焦脾气，其中大剂量黄芪的使用更是平衡血糖的关键靶药。现代药理学研究表明，黄芪对血糖有双向调节作用，黄芪升阳补气，李杲认为“黄芪益元气而补三焦”。补中益气汤及黄芪在保持血糖稳态上有其独特的疗效。

习练八段锦对于2型糖尿病患者空腹血糖、餐后血糖、糖化血红蛋白均有良好的调节作用，可以减少机体胰岛素抵抗，增加外周系统对胰岛素的敏感性，从而达到调节糖尿病患者血糖稳态的作用。

沈璐主任医师从肾的生理功能及肾虚等方面分别探讨了与糖尿病的关系。《素问·逆调论》曰："肾者水脏，主津液。"《素问·六节藏象论》曰："肾者，主蛰，封藏之本，精之处也。"肾藏"先天之精"和"后天之精"，"先天之精"禀受于父母的生殖之精，与生俱来，是构成胚胎发育的原始物质，即《灵枢·本神》所说的"生之来，谓之精"；"后天之精"是出生后摄入的饮食物，通过脾胃运化而生成的水谷之精气，以及脏腑生理活动中化生的精气通过代谢平衡后的剩余部分，藏之于肾，故《素问·上古天真论》说："肾者主水，受五脏六腑之精而藏之。"肾脏封藏功能正常，精微物质不会流失体外，也就不会出现现代医学的尿糖阳性。

关于"肾"本质的大量现代研究表明，"肾"几乎囊括了所有内分泌腺功能：肾与神经、内分泌、免疫关系密切，"肾"的某些功能归属于下丘脑－垂体－靶腺轴功能，其调控中心在下丘脑。明·赵献可对此进行了形象地描述："……真水……上行夹脊，至脑中为髓海，泌其津液，注之于脉……随相火而潜行于周身……"当此功能失调时，可影响到垂体激素如生长激素、促甲状腺激素、促性腺激素，使胰岛素反应和糖耐量出现异常。

临床发现，中年以上人群多发糖尿病，与"房劳伤肾""七七天癸竭"有关。素体阴虚，复因房事不节，劳欲过度，损耗阴精，导致阴虚火旺，上蒸肺胃，从而发为消渴。肾藏元阴元阳，为人体阴阳之根本，消渴与肾之阴阳虚损关系密切。《外台秘要·消渴·消中》篇指出："房室过度，致令肾气虚耗故也，下焦生热，热则肾燥，肾燥则渴。"因此，早期以肾阴虚多见，肾阴亏虚则虚火内生，灼上焦则燥渴多饮，燔中焦则消谷善饥，故云消渴乃"阴虚为本，燥热为标"。肾阴虚日久，可致肾气虚，最后则见肾阳虚损，使水津无以上布，"小便反多，以饮一斗，小便一斗"（《金匮要略·消渴小便不利淋病脉证并治第十三》）。

因此，临证治疗消渴时注重补肾，以六味地黄汤益气养阴、健脾固肾，或麦味地黄汤滋阴润燥、益胃生津，或芪丹地黄汤滋阴清热、理气和血，或杞菊地黄丸滋肾养肝、育阴潜阳，或济生肾气汤或六味地黄汤合二仙汤温阳滋肾、水火并补。

糖尿病的发生不仅与脾肾虚损有关，瘀血阻滞也始终贯穿在糖尿病的全过程中。唐容川《血证论》曾阐述："瘀血在里则口渴，所以然者，血与气本不相离，内有瘀血，故气不得通，不能载水津上升，是以发渴，名曰血渴，瘀血去则不渴矣。"患者常出现肢体固定性疼痛、麻木，面唇色暗、皮肤有瘀斑，月经色暗块多，舌质紫暗，舌有瘀斑，舌下静脉迂曲、怒张，色泽紫暗。其慢性并发症若合并心血管并发症，表现为胸闷刺痛，心悸、怔忡；脑血管并发症，表现为半身不遂，口眼歪斜；肢体血管病变，可见外周肢体疼痛、发凉，间歇性跛行，肢端暗红，甚则溃疡坏疽；视网膜病变或白内障，表现为目胀目痛，视物模糊，视物不清或暴盲，视网膜微血管瘤，出血增生等。现代研究发现患者甲襞毛细血管视野模糊、管襻不整齐、粗细不均匀，与正常人相比差异显著，管襻畸形及管襻迂曲扩张的数量明显多于正常人，毛细血管襻内的流态提示红细胞聚集增多，襻顶瘀血、出血，乳头下静脉丛出现概率增多，血流速度较慢，线粒流较少，粒线流多，粒流亦多。

治疗时，对于气阴两虚血瘀型，治宜益气养阴、活血通络，方用生脉散合补阳还五汤；阳虚寒瘀血瘀型，治宜益气温阳、活血止痛，方用金匮肾气丸合茯苓桂枝五物汤；痰瘀阻滞血瘀型，治宜化痰活血、逐瘀通络，方用温胆汤合桃红四物汤；肝郁气滞血瘀型，治宜调气活血、化瘀通络，方用四逆散合血府逐瘀汤治之。

四、白小林

白小林（1971年—），主任医师，硕士研究生学历，中共党员，第四批全国老中医药专家学术经验继承人，师承国家级名老中医米烈汉教授，长安米氏内科流派主要传承人，秦晋高氏内科流派代表性传承人。1997年毕业于陕西中医学院医疗系，毕业后在西安市中医医院从事医教研工作至今，现任西安市中医医院内分泌科主任，陕西中医药大学第五教学医院内科教研室主任，研究生导师，西安交通大学第一附属医院客座教授，西安市中医医院院级名中医，国家二级营养师。兼任世界中联糖尿病学会理事，中华中医药学会糖尿病学会委员，中国老年医学学会中医药分会委员会委员，陕西省国际医学交流促进会创面与糖尿病足专业委员会副主任委员，陕西省健康促进与教育协会第一届中西医结合内分泌代谢病学分会副主任委员，陕西省中医药学会第四届糖尿病专业委员会副主任委员，陕西省中西医结合学会第一届糖尿病专业委员会副主任委员，陕西省中西医结合学会第一届代谢综合征专业委员会副主任委员，陕西省康复医学会糖尿病预防与康复专业委员会副主任委员，陕西省国际医学交流促进会（SIMEA）中西医结合糖尿病专业委员会副主任委员，西安市中医学会内分泌专业委员会主任委员，西安市健康教育专家讲师团健康科普专家等。从事临床工作 20 余年，潜心钻研医术，在医教研各方面均有所成就。在核心期刊发表论文 30 余篇，编著《现代中医内科学》《现代中医糖尿病学》《和解之道》等著作 5 部，参编著作 3 部。参与省市级课题 10 项，获市级科技进步奖 2 项。擅长糖尿病及其并发症、甲状腺疾病、痛风及高尿酸血症、更年期综合征、黄褐斑、痤疮以及疑难杂症的中西医诊疗。

2008 年，白小林主任医师拜国家级名老中医米烈汉教授为师，成为第四批全国老中医药专家学术经验继承人，学习了长安米氏内科流派“伤寒金匮合一炉而冶”“三阳三阴钤治百病”“寒温统一治热病”及“宗气为本”学术思想，潜心研究黄竹斋先生《伤寒杂病论会通》，对仲景之学有了更深的体悟，发表了《< 伤寒论 > 和胃法浅析》《张仲景对消渴病的贡献》等论文。在米烈汉教授指导下，通过跟师门诊、听老师讲课、对病历点评等，收集、整理老师的病案 100 余份、心得体会 60 余篇，对米烈汉教授的学术思想和临床经验有了进一步的认识和理解，撰写了《米烈汉教授治疗 2 型糖尿病的学术思想和临证经验》《米烈汉主任医师治疗痰湿咳嗽经验》《米烈汉治疗糖尿病血瘀证的经验》等论文，通过国家考核，顺利出师。

作为长安米氏内科流派主要传承人，坚持研习经典，深入探究，领悟精要，对伤寒金匮研究颇有心得。在米烈汉教授“宗气为本”学术思想影响下，集各家所长，提出了“五脏元真通畅”理论。即人身体中禀赋先天的部分精微物质和维持脏腑功能的人体五脏精气，通过气血津液之通道——三焦，循行并布达到全身，内入人体脏腑，外达于肌腠皮毛，其既可以滋养人体的五脏六腑四肢经络，又可

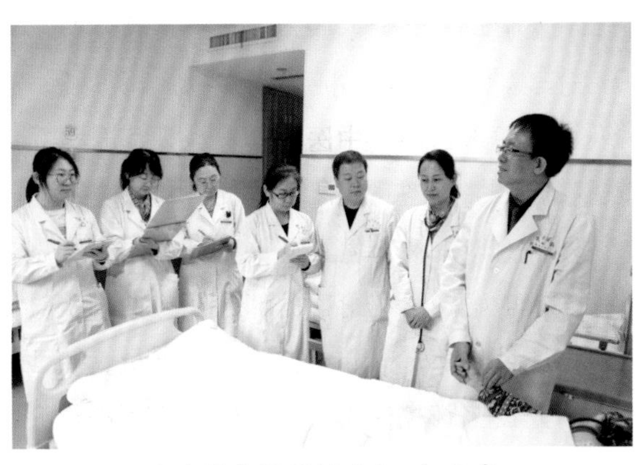

白小林主任医师（右 1）查房

通过气化推动，调节五脏的生理病理状态，以保证人体的正常生理功能协调统一，从而体健无病。《素问·玉机真藏论篇》有言："五脏相通，移皆有次。五脏有病，则各传其所胜……"五脏元真通畅，一为脏腑经络本身要保持通畅；二为脏腑经络相互间保持通畅。不仅脏与脏、腑与腑之间相互协调平衡，如肝升肺降、脾升胃降、心肾相交等，且功能上也需紧密联系，如胆汁排泄靠肝之疏泄，肾阳蒸化水液下渗膀胱，脾为胃散其精等。五脏元真通畅保证了脏腑之间的和谐流通交融。故而"五脏元真通畅"是机体健康的前提。"五脏元真"具有先天自然属性，遍布于全身而运行不止，在生理上保持相对协调统一，元真可通过三焦布达于全身，内至脏腑，外至肌腠皮毛，包含构成人体的气、血、津液等生命的物质基础，肺的宣发肃降、肝的疏泄、脾胃的升清降浊、肾的封藏固摄功能、膀胱的气化、大肠的传导等脏腑功能正常，进而保证气的升、降、出、入运动正常，血如环无端的运行通畅。"五脏坚固，血脉和调，肌肉解利，皮肤致密，营卫之行，不失其常，呼吸微徐，气以度行，六腑化谷，津液布扬，各如其常，故能长久"（《灵枢·天年篇》）即"人即安和"。若各种原因致使"五脏元真"不畅，导致瘀血、痰饮等病理产物的产生，影响人体内的气血运行，气机升降有碍，血液运行不畅，阻滞于脉络；而气血运行障碍又可引起病理产物的产生，二者相互影响而导致成病。故而认为"五脏元真失畅"是诱发各种疾病的基础。

白小林主任医师认为"五脏元真不畅"的病机在于枢机不利，于人体而言，枢机是沟通气血阴阳、表里上下之枢纽，主枢转气机，若枢机一有不利，转枢升降乖逆，气血阴阳出入开合失司，则人体失和，诸病丛生。枢机理论最早源于《内经》，人体枢机是气血阴阳交接转枢之关键。中医理论中"枢机"又指气机交接转枢之地，枢转气机，使气机出入正常、升降自如、开阖有度，其中少阳为表里之枢，少阴为阴阳之枢，脾胃为升降之枢。疾病早、中期以少阳枢机不利、脾胃枢机不利为主。少阳枢机不利，阳气在表的升降出入受到影响，表现形式主要为少阳相火，即郁热相火；脾胃枢机不利则脾胃升降失和，肝胃功能失和，表现形式主要为湿热相火；病理过程中产生血浊、血热、血瘀兼夹为病，演变为血热相火、瘀热相火、阴虚相火。晚期以少阴枢机不利为主，表现形式主要为相火虚衰。临证时，白小林主任医师擅从少阳、少阴二经辨证，少阳枢机不利，肝胆不利，则会影响脾胃运化功能；少阴枢机不利，则影响心肾二脏气血不畅。故治疗时主张要"调平元气，不失中和"，遵从米烈汉教授法随证立、方随法变、证变治亦变之旨，临床重视顾护宗气，在多年的临床实践中，取得较好的疗效。此外，每年参加国内内分泌专业领域年会，更深层次地认识内分泌疾病，使中西医融会贯通，对紧跟内分泌疾病现代医学发展的步伐，不断学习国内外先进理论和技术，交流学术、提高理论水平，宣传长安米氏内科流派学术特色做出了贡献。

五、肖　洋

肖洋（1981 年—），主任医师，硕士研究生导师，第六批全国老中医药专家学术经验继承人，师承国家级名老中医米烈汉教授，长安米氏内科流派主要传承人，国家内分泌区域诊疗中心专科负责人，陕西省名中医许建秦传承工作室负责人。2007 年毕业于陕西中医学院中医内科学专业，入职陕西省中医医院，现任米氏内科内分泌二科主任。担任中华中医药学会学术流派传承分会青年委员，中华中医药学会免疫学分会委员，中华中医药学会方剂学分会委员，中华中医药学会风湿病学分会委员，陕西省健康促进与教育协会中西医结合内分泌代谢病学分会副主任委员，陕西省老年学和老年医学学会肿瘤康复分会副主任委员，陕西省中西医结合内分泌专业委员会常务委员，陕西省保健学会肥胖专委会常务委员，西安市中医学会内分泌专业委员会副主任委员，西安市妊娠内分泌代谢病分会常务委员，西安市中西医结合学会糖尿病专业委员会常务委员。从事中西医结合防治内分泌及代谢性疾病工作 15 年，曾于空军总医院进修糖尿病足专业 1 年。擅长中西医结合治疗糖尿病足、糖尿病急慢性并发症、甲状腺疾病、风湿病、痛风、肥胖、代谢综合征等疾病。主持、参与国家级、省部级科研项目 15 项，发表论文 30 余篇。

学习长安米氏内科流派先师黄竹斋先生“三阳三阴钤百病”及祖师米伯让先生“寒温统一治热病”思想，在黄竹斋先生三阳标识其部位、三阴标识其质体，太阳统躯壳表面，阳明统口腔至肛门、肠胃表面，少阳统躯壳里、脏腑表之膜膜，而太阴属营养系统，少阴属血液循环系统，厥阴属神经系统的影响下，以伤寒六经病变为基础，进一步延伸“阳明病”理论内涵，善于运用“阳明病”理论辨治内分泌及代谢性疾病。认为阳明多气多血，主燥，易化热耗津。如《素问·阴阳别论篇》所云：“二阳结，谓之消。”《素问·阴阳类论》云：“所谓二阳者，阳明也。”二阳为阳明，阳明在六气中主燥，易结而化热，燥气独盛而成消，消即消渴病。《素问·经节注解篇》云：“胃及大肠俱热结也，肠胃藏热则喜消水谷。”因此，在以糖尿病、肥胖等为主的内分泌代谢性疾病中，“阳明病”实为饮食不节所导致的消化系统及其相关系统的病变，说明了阳明胃、大肠与消渴病发病的关系问题。在病因病机方面，突破了传统的消渴初期生热化燥，后期气阴两虚、多虚多瘀特点，认为本病初期多因饮食积滞，邪犯胃肠，胃肠炽热，最终化燥伤阴。

《素问·痹论》指出："饮食自倍，肠胃乃伤。"在辨治肥胖型2型糖尿病中，认为饮食不节，过食肥甘厚味是发病的主要病因，胃家实是其病位与病机。饮食不节，邪犯阳明，胃肠积热，此时脾胃受纳运化旺盛，水谷精微充养肌肉，若火邪袭金，肺热炽盛，蒸耗肺胃津液，出现身热、汗出、烦渴的阳明经证；若火邪结于胃肠则出现多食易饥、腹胀便秘的阳明腑实证。阳明乃三阴之屏障，阳明不衰，邪气难以深入三阴，若长期食以肥甘厚味，超过脾胃的运化功能，食物不能腐熟运化，"肥则碍胃，甘则滞脾"，故胃气阻滞，肠道壅塞，脾气不运，水湿不化，津液内停则湿浊内生，日久瘀血内阻，痰瘀互结，导致消渴病变证丛生，病性由实转虚，或虚实夹杂，出现病情迁延难愈的情况。

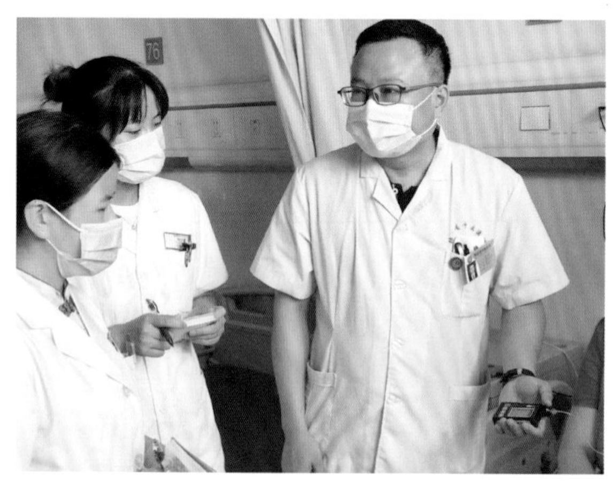

肖洋主任医师（右1）查房

现代医学关于肥胖型糖尿病发病机制研究认为，2型糖尿病患者可能存在GIP（葡萄糖依赖性促胰岛素多肽）抵抗，即GIP的肠促胰素效应下降，这与肥胖和胰岛素抵抗的发病机制相关。GLP-1（胰高血糖素样肽-1）由回肠下段和结肠分泌，它的释放存在基础率，进食后GLP-1呈双相性分泌，餐后10~15 min为短期早时相分泌，餐后30~60 min为持久分泌阶段，随后GLP-1在体循环中被DPP-4酶迅速降解。2型糖尿病患者在葡萄糖刺激后GLP-1峰值下降甚至消失，达峰时间延长，且伴随早时相胰岛素、C肽水平显著降低，提示早期2型糖尿病患者血糖升高可能与 GLP–1 的分泌受损，进而导致相应胰岛素分泌减少及敏感性下降有关。由此可见，2 型糖尿病患者体内常伴有胃肠激素，尤其是肠促胰素的分泌或作用异常，从现代医学角度验证了肥胖型 2 型糖尿病的“阳明病”理论。

运用中药外敷控制糖尿病足创面的感染,改善了局部微循环,促进创面的愈合，取得了较好的临床疗效。经实验研究发现，中药可以促进疮面愈合，降低了炎症因子聚集，同时也提高了自身抵抗力，取得了较好的社会效益和经济效益。

作为科室主任，肖洋主任医师重视人才培养，现已培养研究生 6 名。2022 年 8 月 16 日，大荔县中医医院青年骨干医师拜肖洋主任医师为师，开展师承教育工作。

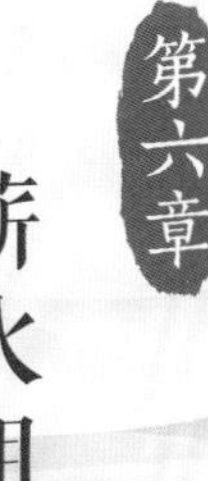

第六章 薪火相传

长安米氏内科流派历经黄竹斋先生、米伯让先生、米烈汉教授三代人薪火相传，如今，在代表性传承人米烈汉教授带领下，秉持求真务实的治学原则和精于理论、勤于实践的工作态度，梳理了流派以“经典理论研究为基础，临床实践创新为方向，临床疗效量化为标准，成果研发转化为目标”的发展思路，在流派机构设置、队伍建设、开展医疗、科研、教学、学术交流等方面做了大量工作，形成了“振兴中医、秉公直谏，济世爱民、首重医德，精研医理、承古创新，审因辨证、疗效卓著，尊师重道、务实求真”的流派传承特色，开展了一系列传承创新工作。

一、完善机构设置

为了确保长安米氏内科流派传承工作室建设项目的顺利展开，进一步做好名老中医经验传承工作，2013 年 6 月 21 日，陕西省中医药研究院、陕西省中医医院成立了米伯让研究所，由流派代表性传承人米烈汉教授任所长。研究所主要负责搜集整理、保存米伯让先生相关音、像、文字等资料；发掘、整理、总结、弘扬米伯让先生学术思想；在临床医疗和研究工作中选拔、培养传承人才，丰富和发展中医药理论及实践。2013 年 7 月 3 日，举行了长安米氏内科流派传承工作室暨米伯让研究所授牌仪式，陕西省中医药管理局、陕西省中医药研究院、陕西省中医医院有关领导及米氏流派传承团队参加了授牌仪式。陕西省中医药管理局副局长苏荣彪，陕西省中医药研究院、陕西省中医医院院长刘勤社，流派代表性传承人米烈汉教授、流派传承工作室建设项目负责人路波主任医师等在授牌仪式上讲话，多家媒体进行了报道。

2014 年 12 月，陕西省中医医院米氏内科门诊成立；2016 年 9 月，成立了米氏内科病房，肖洋任科主任，集医疗、科研、教学于一体，成为开展流派学术思想、医疗特色技术传承发展和普及的重要阵地，承担着临床诊疗、全国骨干人才培养、研究生培养、继续教育项目培训及流派特色诊疗方案、适宜技术推广等工作。2017 年，米氏内科被国家中医药管理局确定为国家区域中医（内分泌）诊疗中心；5 月，医院调整部分科室命名设置，米氏内科加挂内分泌二科。2020 年，根据国家中医药管理局中医经典病房建设要求，米氏内科内分泌二科被陕西省中医药管理局确定为陕西省首批中医经典病房示范建设单位。2021 年 10 月，米氏内科内分泌二科搬至医院住院一部 5 楼，额定床位扩至 45 张，按照中医经典病房建设要求规划设置，凸显中医特色诊疗优势。科室现有医师 18 人，其中主任医师 4 人，副主任医师 2 人，主治医师 6 人，住院医师 6 人。

2011 年，陕西省中医药管理局确定陕西省名中医米烈汉工作室为陕西省名中医工作室建设项目；2012 年，国家中医药管理局确定米烈汉名老中医传承工作室为全国名老中医药专家传承工作室建设项目；2019 年，陕西省名中医许建秦传承工作室、陕西省名中医路波传承工作室被陕西省中医药管理局确定为陕西省名中医传承工作室建设项目。相继开展了米烈汉教授、许建秦主任医师、路波主任医师学术思想研究与传承工作。

为了顺利完成各项工作任务，长安米氏内科流派传承工作室制定了工作制度、管理制度、学习制度、检查制度、考核激励制度、科研资料管理制度、网站管理制度等各项制度，规范工作流程，从制度建设方面为有序开展医、教、研各项工作做好保障。

二、致力团队建设

中医药人才是中医药事业向前发展的核心力量，长安米氏内科流派传承工作室重视团队建设，开展流派传承人选拔、建立流派二级工作站等工作，形成了一支以米烈汉教授为核心、路波主任医师为项目负责人、流派传承人为主要工作力量的建设团队。团队人员责任分工明确，人才梯队结构合理，齐心协力，努力工作，为顺利开展各项工作打下了良好的基础。

（一）创新人才培养机制

为了使长安米氏内科流派后继有人，不断促进流派的传承与发展，米氏流派秉承立德树人教育理念，创新人才培养机制，以“立德、立志、立功、立言”作为培养人才的准则，从医师入科教育、跟诊实践及中医药文化等方面采取多种方式开展人才培养，将“厚德弘道、济世笃行”的流派精神贯穿于培养过程中。流派从学术传承团队建设方面入手，传承工作室规范流派传承人的选拔条件，制定了传承人遴选、教学、考核办法及后备传承人才引进、激励、考核制度，积极创造条件，用好现有人才，储备未来人才，吸纳急需人才，形成人才辈出、人尽其才的机制，不断开创有利于人才成长的良好局面。

米氏流派传承工作室确定了重点培养副高及以上中医药人员（包括国家级师带徒、省级师带徒、外院学术经验继承人、米氏内科人才培养、二级工作站学术经验继承人）及重点培养中级职称中医药人员（包括研究生培养、外院学术经验继承人、二级工作站学术经验继承人），传承工作以师徒授受为主线，有计划地组织开展流派前辈学术思想及临证经验学习、跟诊实践、文献研读、临证思辨探讨、讲座、病案讨论等活动，不断提高传承人的学术传承能力。

长安米氏内科流派还通过进修、中医药适宜技术培训、继续教育项目、国家级中医药人才培养计划、各分支方向设置亚学科负责人等方式，不断完善人才梯队建设，优化团队科研学术骨干的知识结构；依托国家区域中医（内分泌）诊疗中心、陕西省中医医院医疗联合体、名中医工作室等，在全国范围开展合作交流；与西岐王氏济世堂儿科学术流派、齐鲁伤寒医派等开展交流合作，进行流派间人才交叉培养。

根据国家中医药管理局《关于做好全国中医临床特色技术传承人才培训项目跟师学习的通知》要求，长安米氏内科流派承担了全国中医临床特色技术人才培训项目跟师带教工作。为保证培训质量，使学员掌握米氏流派学术思想及临证经验，2019 年 10 月 12 日举行了全国中医临床特色技术传承人才培训项目开班仪式及专题讲座。米烈汉教授介绍了“长安米氏内科流派传承述略”，组织学员观看了《一代大医米伯让》宣传片。仅 9—12 月间，米烈汉教授、路波主任医师、许建秦主任医师带教了来自全国7个省份的20位学员，面向全国推广长安米氏内科流派丰富的学术思想及诊疗方案，进一步提高流派的学术影响力。

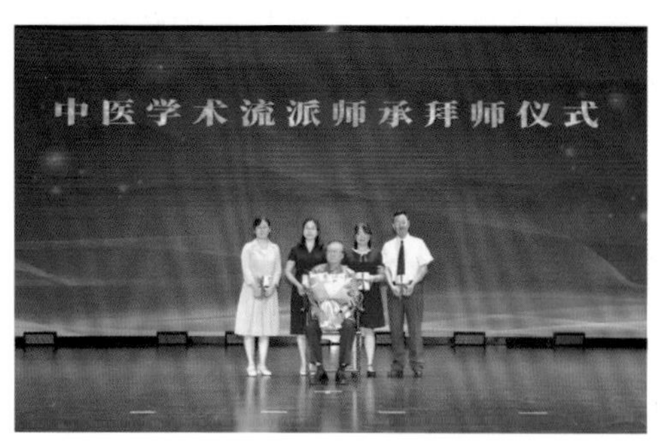

2023年8月2日，米烈汉教授（前排中）与西安市中医学术流派传承人

2023年8月2日，长安米氏内科流派应邀参加由西安市卫生健康委员会主办，西安市中医医院、西安中医脑病医院承办的2023中医学术流派师承拜师暨学术交流论坛。陕西省中医药管理局副局长孔群、西安市卫健委主任樊军荣、副主任丁力等领导，米烈汉教授、肖洋主任医师出席会议。米烈汉教授接受西安市中医学术流派传承人拜师，并做“传承流派精神 推进学科发展”学术报告。米氏流派与传承人所在单位现场签订教学协议。

自陕西省中医医院承担住院医师规范化培训以来，米氏内科内分泌二科承担了住培医师的临床教学工作，并常规承担临床实习、进修等多种教学任务。每年接收省内外专科骨干医师、学术流派优秀人才、骨干人才、传承创新人才、硕士研究生培养任务。指导老师以流派学术特色为基础，强化各类人才中医思维的培养以及在诊疗工作中的运用。

为了弘扬中医药文化，加强高素质中医药人才队伍建设，流派代表性传承人、主要传承人应邀赴北京、广州、深圳、河南、山西、河北、宁夏、四川、西藏等地进行学术讲座，足迹遍布全国。2023年9月19日，应四川省中医药管理局邀请，米烈汉教授、路波主任医师、王高雷副主任医师参加了由四川省中医药管理局主办、成都中医药大学附属医院承办的国医大家学术经验传承班，分别以“长安米氏内科流派学术特色述略”“‘寒温会通、优选辨治’思想的临床应用”为题，向四川省百余名优秀中医临床人才介绍了米氏流派

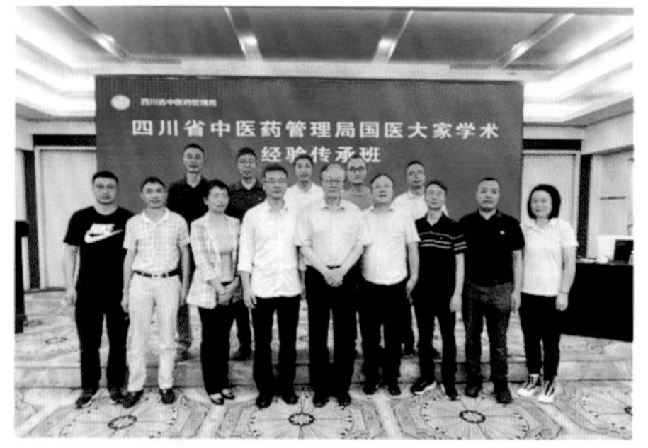

2023年9月19日，米烈汉教授（第1排中）、路波主任医师（第1排左4）、王高雷副主任医师（第1排右3）与四川省中医药管理局国医大家学术经验传承班部分授课专家及学员合影

的传承脉络、学术思想、临证经验及特色诊疗技艺等，使学员们对米氏流派学术特色及发扬中医药文化有了进一步的了解。

通过长安米氏内科流派培养的中医人才已遍布海内外，现有核心团队成员 50 余人，流派传承人、后备传承人200余人，许多已成为当地的学科骨干、学术带头人。

（二）建立二级工作站

为了推动长安米氏内科流派学术经验交流，深化流派学术思想传承，切实做好中医学术流派传承工作室建设，流派传承工作室制定了长安米氏内科流派传承工作室二级工作站建设要求，在全国范围内建立流派二级工作站 15 个，以推广运用成果为目标，以带教示范基地、建立辐射站点，以点带面辐射全国。工作站包括了西安市中医医院、广东省中西医结合医院、陕西中医药大学附属医院、第二附属医院等多家三级甲等医院。

长安米氏内科流派在二级工作站建立示范门诊，以医疗、教学、科研、技术推广为一体，推广流派优势病种诊疗方案及适宜技术，流派代表性传承人、主要传承人定期深入二级工作站，通过“传、帮、带”形式进行人才培养和学术交流，以促进流派学术思想传播。二级工作站现已成为长安米氏内科流派学术思想和学术特色传承的载体，为流派学术经验传承发展奠定了坚实的基础。

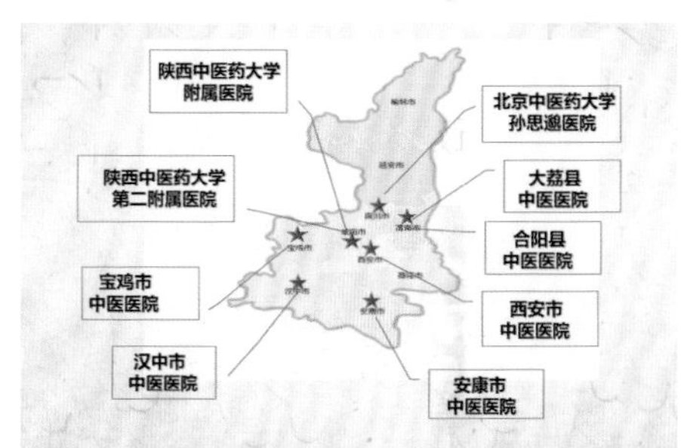

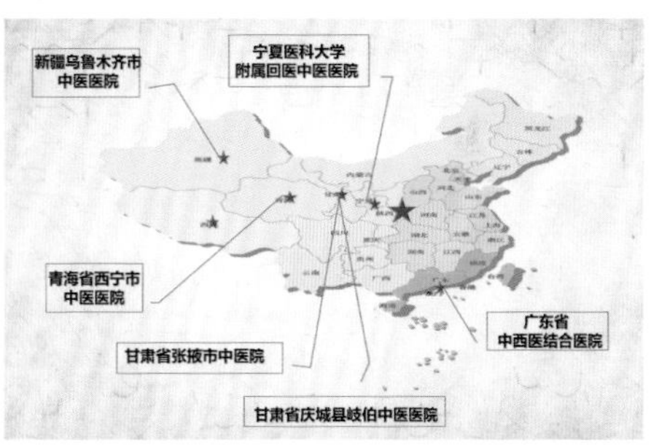

长安米氏内科流派传承工作室二级工作站陕西省内（左图）及全国范围（右图）分布

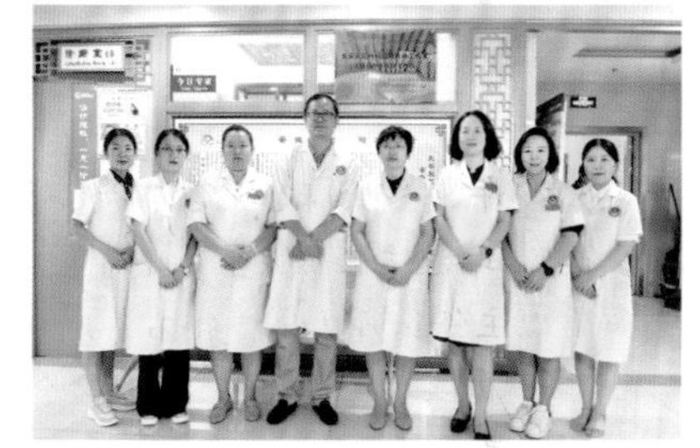

安康市中医医院二级工作站

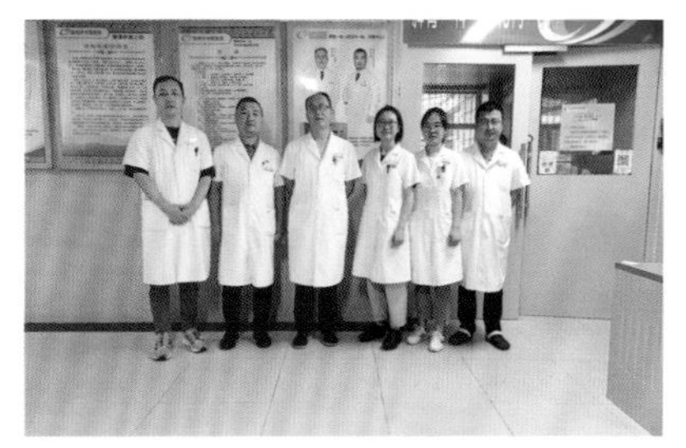

宝鸡市中医医院二级工作站

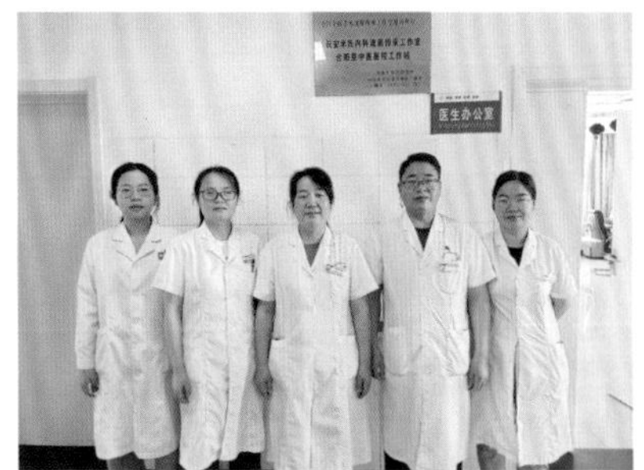

渭南市合阳县中医医院二级工作站

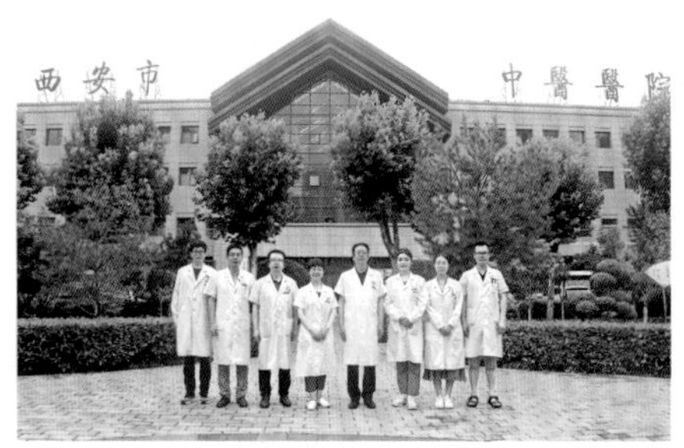

西安市中医医院二级工作站

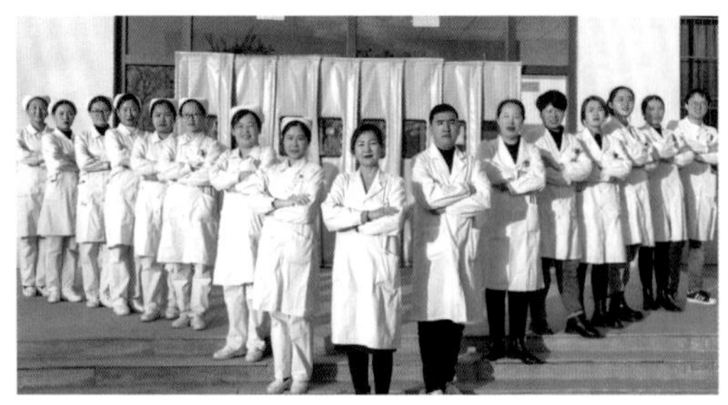

宁夏医科大学附属回医中医医院二级工作站

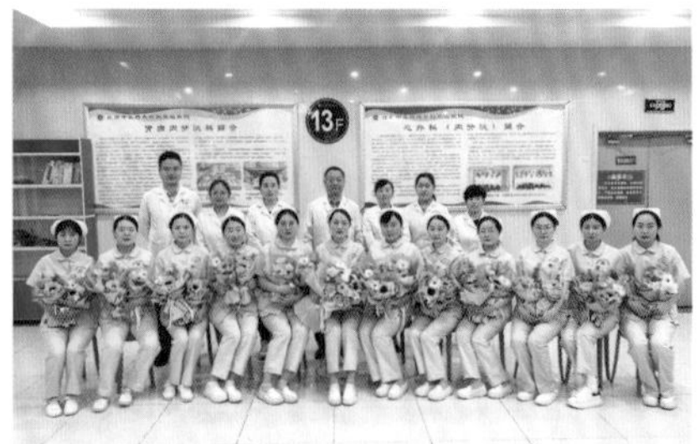

北京中医药大学孙思邈医院二级工作站

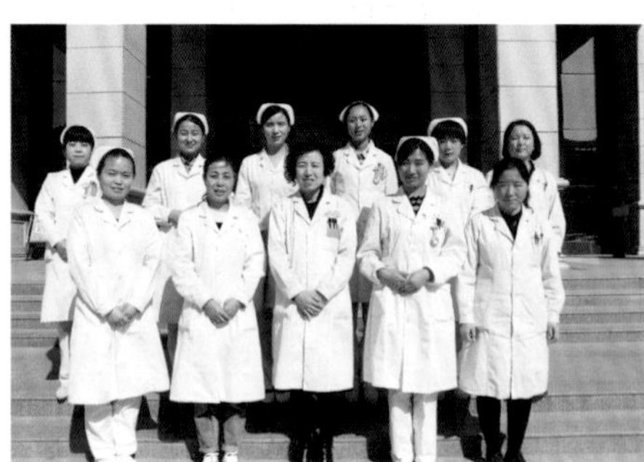

甘肃庆城县岐伯中医医院二级工作站

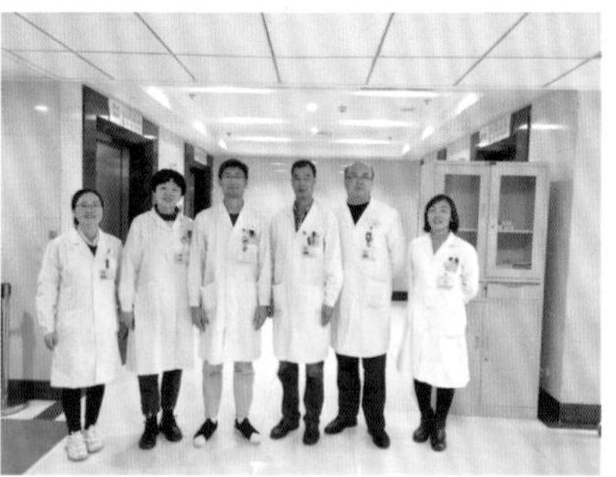

汉中市中医医院二级工作站

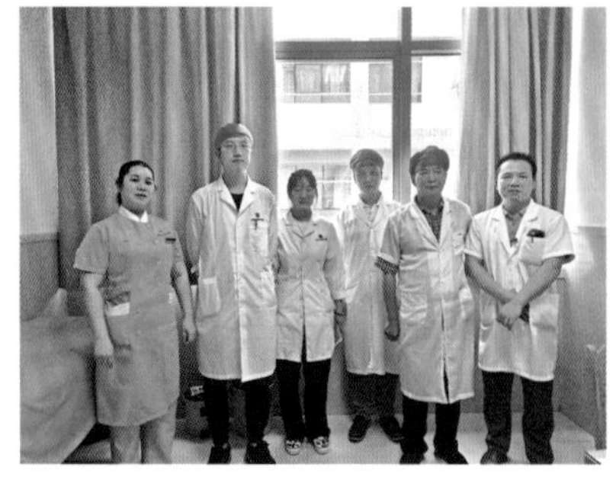

广东省中西医结合医院二级工作站

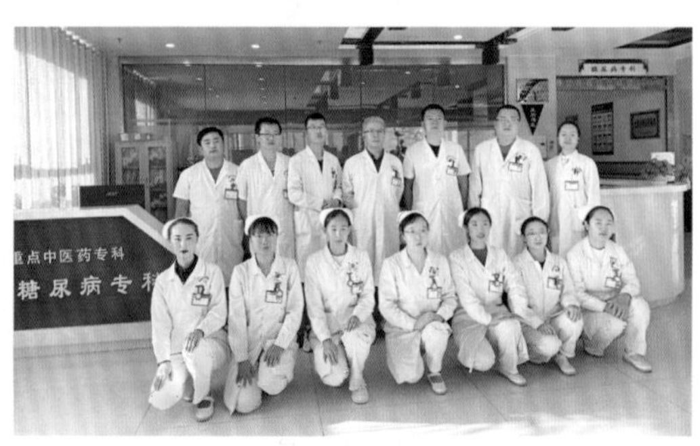

张掖市中医医院二级工作站

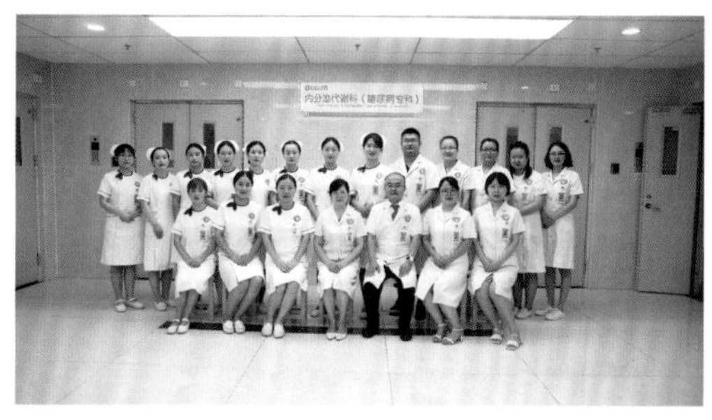

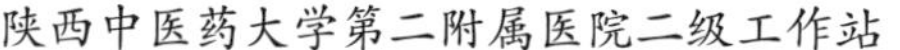

陕西中医药大学第二附属医院二级工作站

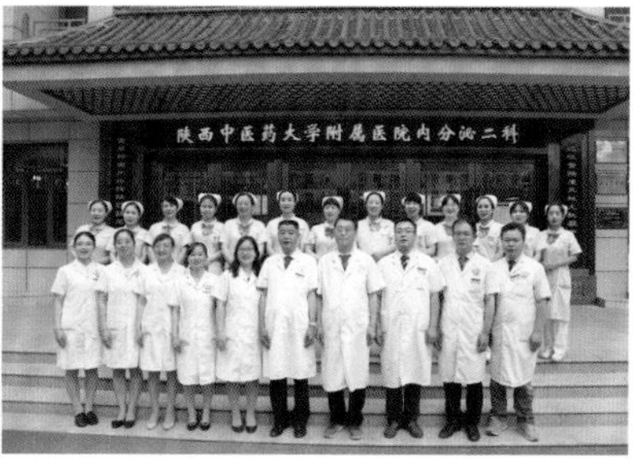

陕西中医药大学附属医院二级工作站

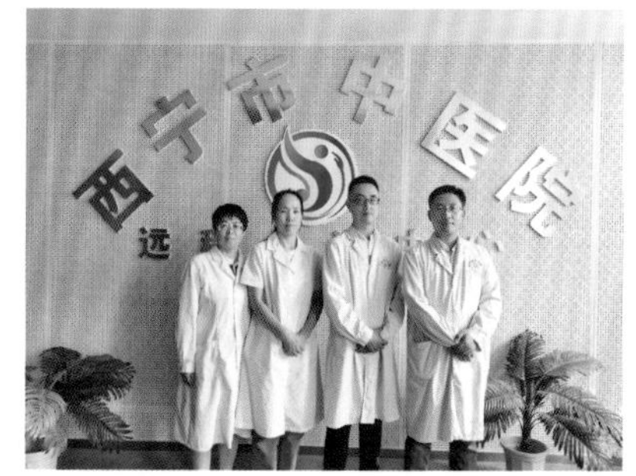

西宁市中医院二级工作站

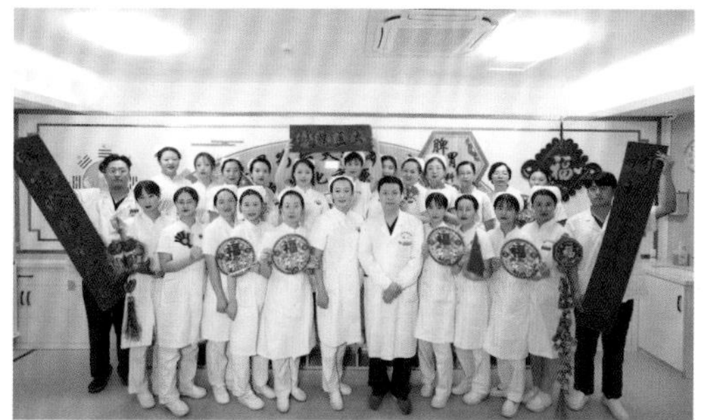

乌鲁木齐市中医医院二级工作站

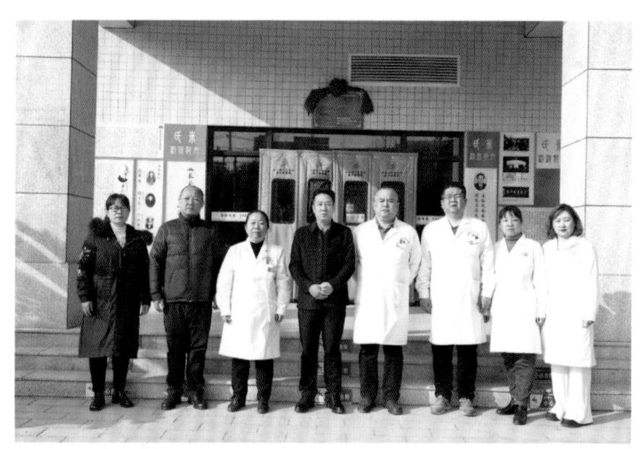

渭南市大荔县中医医院二级工作站

长安米氏内科流派传承工作室大力支持流派二级工作站工作，流派代表性传承人米烈汉教授、流派传承工作室建设项目负责人路波主任医师、主要传承人许建秦主任医师、肖洋副主任医师等专家参加了多家医院的二级工作站挂牌仪式，同时举办拜师仪式、学术讲座、义诊活动，并赠送米伯让先生著作。

热烈祝贺米氏流派
二级工作站
在宝鸡市中医医院挂牌

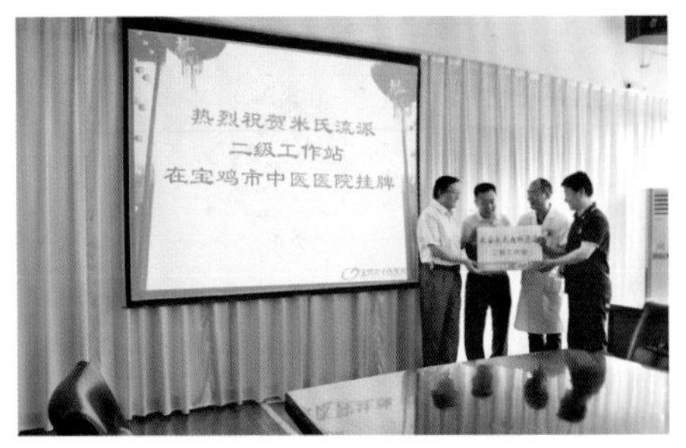

2016年7月5日，米烈汉教授（左1）、许建秦主任医师（右1）为宝鸡市中医医院二级工作站授牌

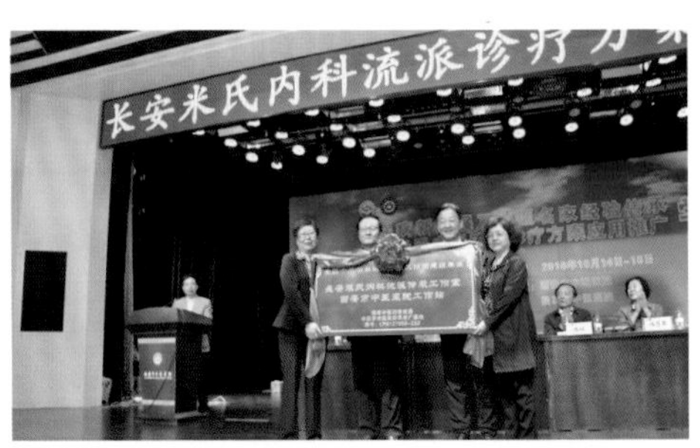

2016年10月15日，米烈汉教授（左2）与许建秦主任医师（右2）为西安市中医医院二级工作站授牌

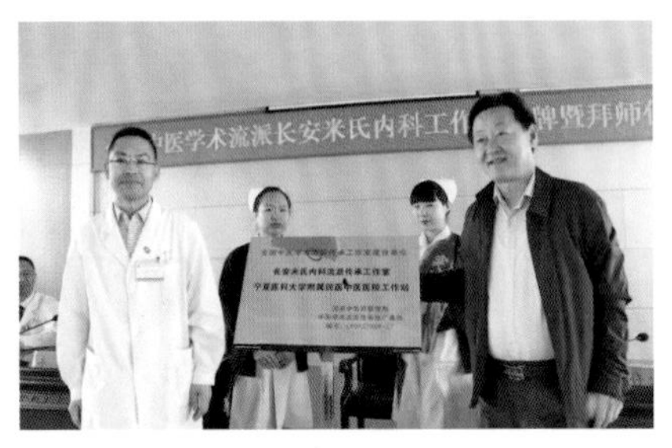

2018年4月9日，许建秦主任医师（右）与宁夏医科大学附属回医中医医院院长为附属回医中医医院二级工作站揭牌

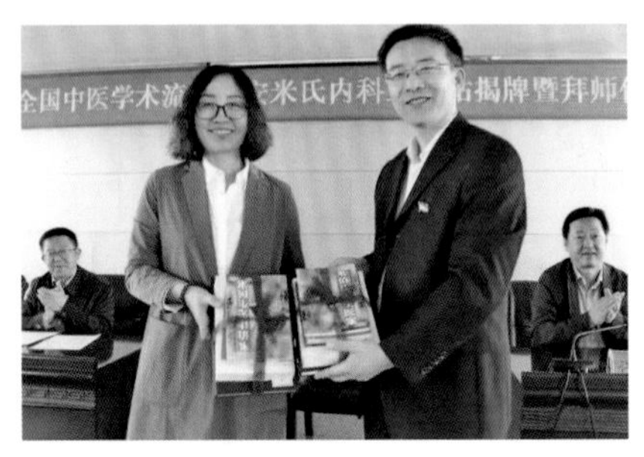

路波主任医师（右）向宁夏医科大学附属回医中医医院二级工作站赠送流派著作

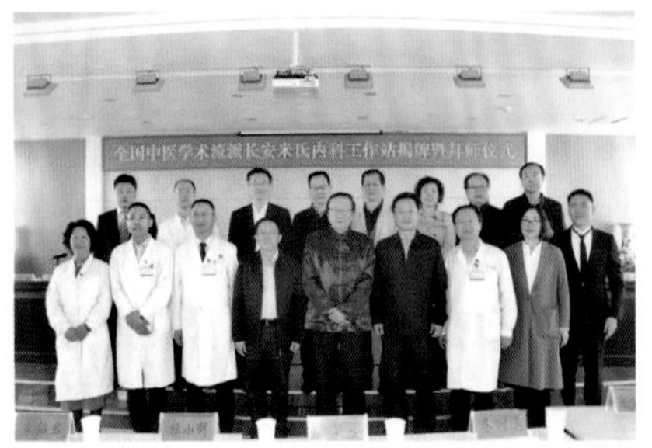

参加长安米氏内科流派宁夏医科大学附属回医中医医院二级工作站揭牌暨拜师仪式的领导与专家

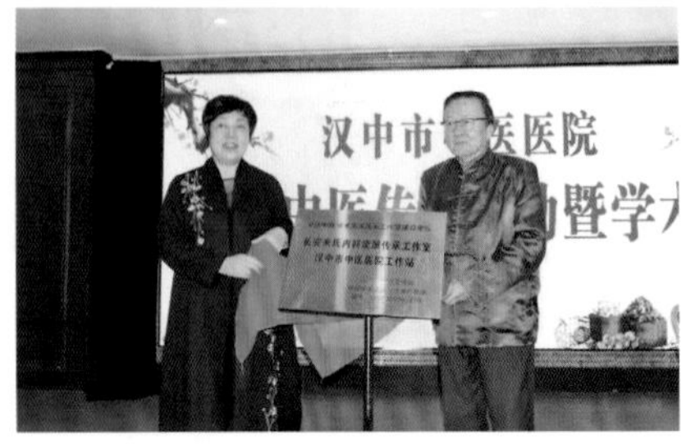

2019年1月12日，汉中市卫健委主任赵文杰（左）与米烈汉教授为汉中市中医医院二级工作站揭牌

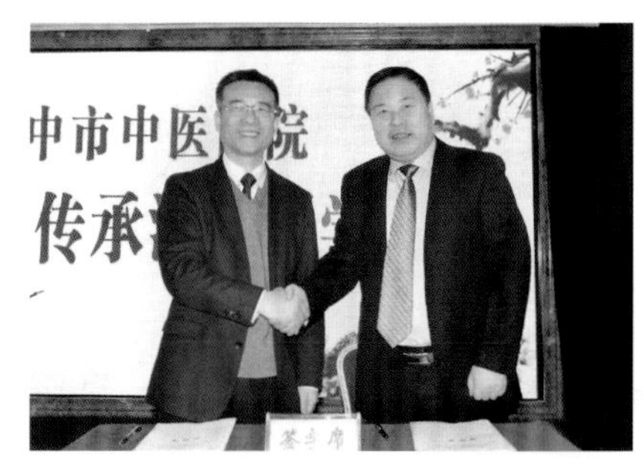

路波主任医师（左）与汉中市中医医院副院长李国强共同签署协议书

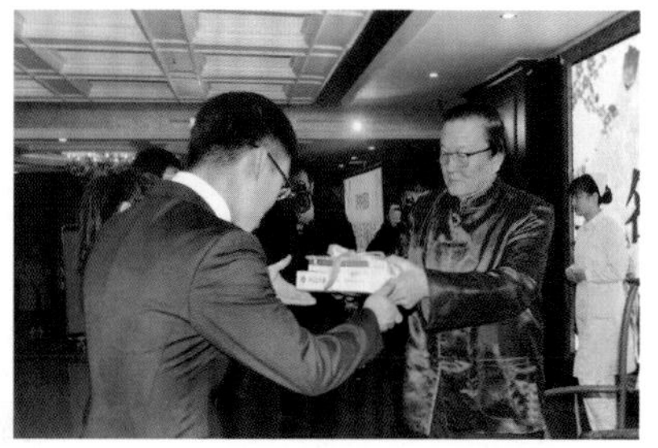

米烈汉教授向汉中市中医医院二级工作站徒弟赠送米氏流派著作

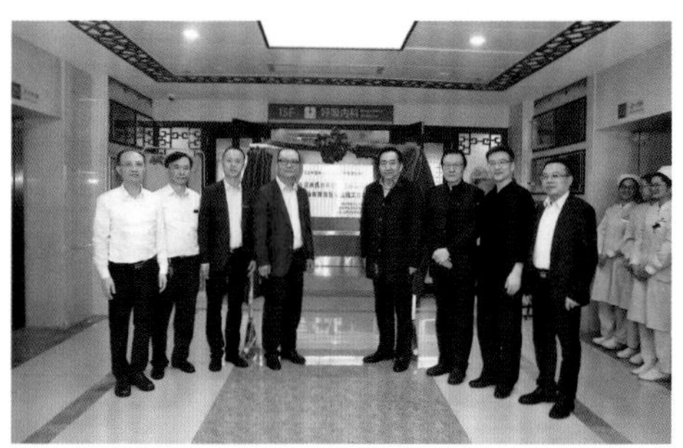

2019年3月，时任陕西省中医药研究院党委书记李玉明（右4）、米烈汉教授（右3）、路波主任医师（右2）、肖洋副主任医师（右1）与广东省中西医结合医院党委副书记、院长谢兵（左4）、副院长张汉民（左1）、呼吸科主任、广东省名中医李俊雄（左2）及有关领导，参加米氏流派广东省中西医结合医院二级工作站授牌仪式

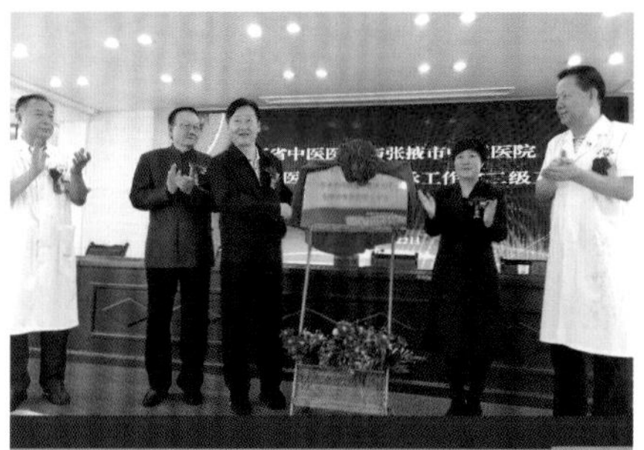

2020年9月22日，陕西省中医药研究院、陕西省中医医院院长许建秦（左3），米烈汉教授（左2），张掖市卫生健康委副主任姜明桂（右2），张掖市中医医院党委书记陈强（右1）、院长宗志军（左1）为米氏流派张掖市中医医院二级工作站授牌

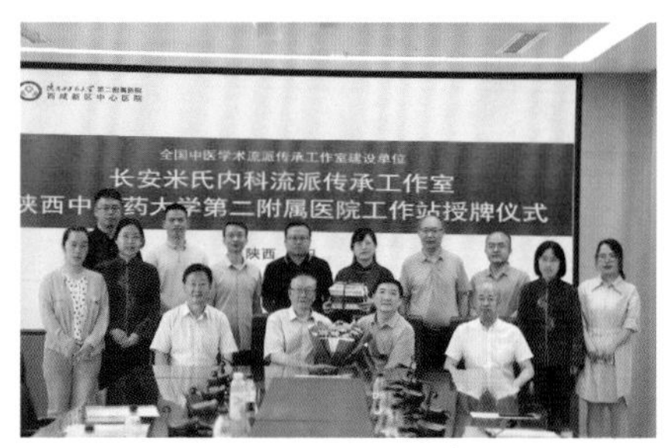

2021年5月26日，陕西省中医药研究院、陕西省中医医院院长许建秦（第1排左3）、米烈汉教授（第1排左4）与陕西中医药大学第二附属医院有关领导参加第二附属医院二级工作站授牌仪式

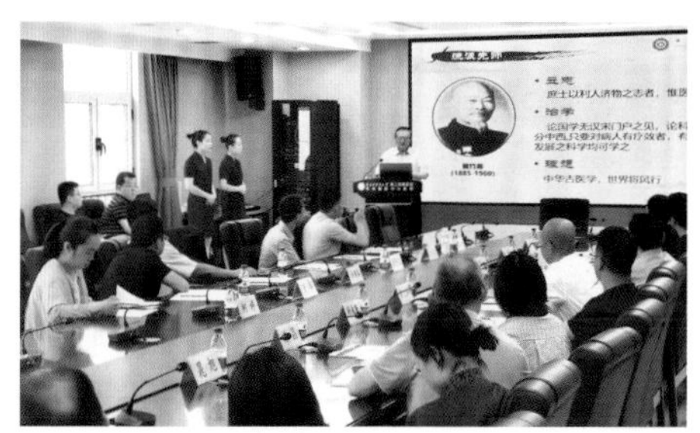

米烈汉教授在米氏流派陕西中医药大学第二附属医院二级工作站介绍长安米氏内科流派传承渊源

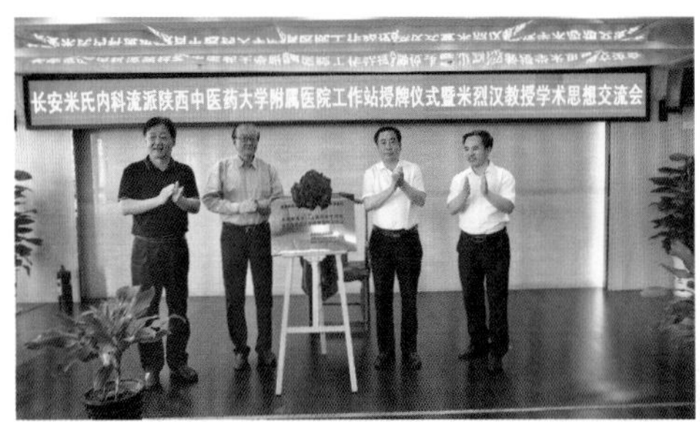

2021年6月2日，陕西省中医药研究院、陕西省中医医院院长许建秦（左1）、米烈汉教授（左2）、陕西中医药大学校长孙振霖（右2）、陕西中医药大学附属医院副院长杨锋（右1）为米氏流派陕西中医药大学附属医院二级工作站授牌

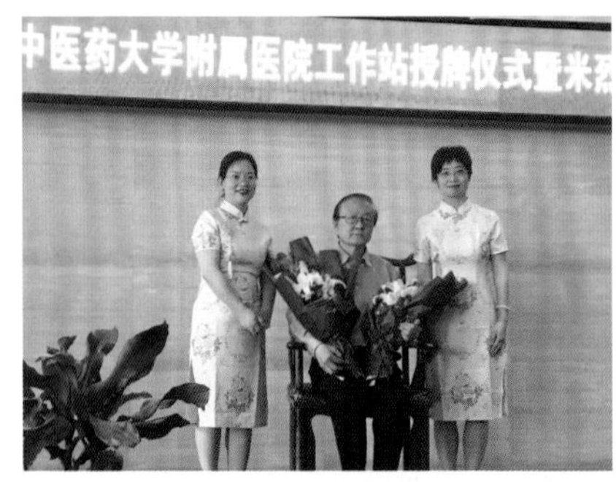

米烈汉教授在米氏流派陕西中医药大学附属医院二级工作站授牌暨拜师仪式上，接受徒弟献花

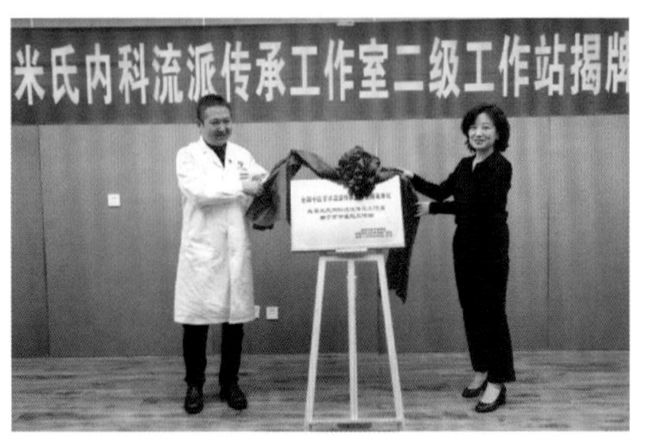

2023年4月15日，陕西省中医药研究院、陕西省中医医院副院长李晔（右）与西宁市中医院党支部书记才让为米氏流派西宁市中医院二级工作站揭牌

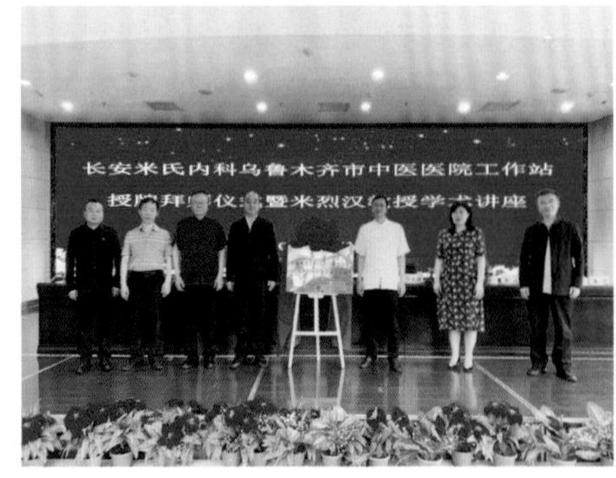

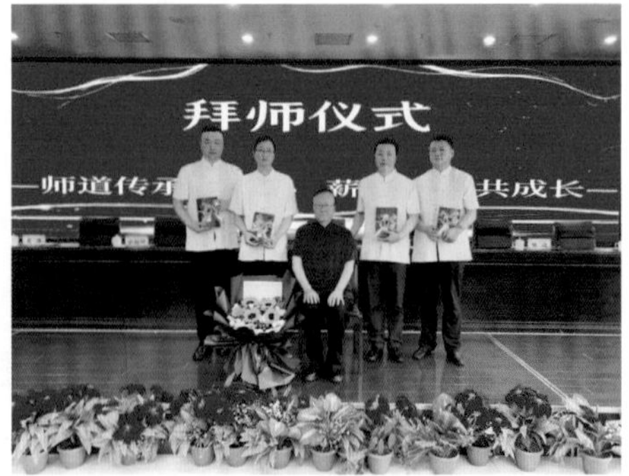

为了加强与边远地区医院的交流与合作，促进中医学术的共同发展，长安米氏内科流派传承工作室在新疆乌鲁木齐市中医医院建立二级工作站。2023年6月16日，陕西省中医药研究院、陕西省中医医院副院长魏德宏（左图左4）、院办主任宁朝辉（左图左2）及米烈汉教授（左图左3）、路波主任医师（左图右1）、肖洋主任医师（左图左1）远赴新疆，参加米氏流派乌鲁木齐市中医医院二级工作站揭牌仪式暨米烈汉教授学术讲座，并举行了隆重的拜米烈汉教授（右图中）为师仪式

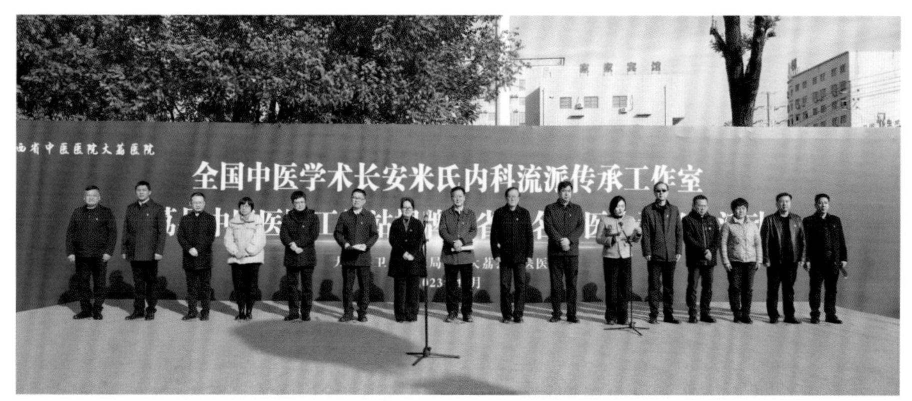

2023 年 11 月 29 日，长安米氏内科流派传承工作室大荔县中医医院二级工作站揭牌成立。陕西省中医药研究院、陕西省中医医院院长许建秦、米烈汉教授，大荔县有关领导、医院代表及陕西省中医医院专家团队参加了揭牌仪式。许建秦院长、米烈汉教授，大荔县中医院院长李高峰在仪式上讲话。许建秦院长与大荔县政协主席谢文秀为二级工作站揭牌。仪式后举行了大型义诊活动

流派二级工作站的建立为进一步继承发展长安米氏内科流派学术思想，推动中医药文化传承、保护中医药文物、开展中医药学术交流起到了积极的作用。

三、承担医疗科研

作为国家级长安米氏内科流派传承工作室、国家区域中医（内分泌）诊疗中心、陕西省中医经典病房等平台建设单位，米氏内科内分泌二科始终坚持“患者为本”，严格执行中西医双重诊断标准、各项疾病治疗及技术操作标准、规范以及十八项医疗核心制度，将规范合理用药、诊疗常规和临床路径的学习及医师“三基”学习列为日常学习的内容，每周进行疑难病案讨论及医案评价，深化医疗安全的重要性。同时重视环节管理，加强医患之间良性沟通，做好科室质控管理，定期总结，提出持续改进措施。在保证医疗质量的前提下，把发展中医特色诊疗作为工作重点，结合科室特色病种诊疗方案及临床应用特点，确定科室发展的重点方向，充分发挥中医药特色优势，以中医内治与外治方法综合起效。已形成长安米氏内科流派消渴病、消渴病痹病、肺痿等特色病种诊疗方案 23 种；以国家中医药管理局中医诊疗方案为基础，从“宗气为本”“消渴病四经传变”等学术观点出发，制定出符合流派特色的消渴病（2 型糖尿病）、消渴病痹病（2 型糖尿病性周围神经病）及消渴病肾病（2 型糖尿病肾病）等

临床路径；研制出抗纤丸、扶正通痹颗粒、行气消瘿颗粒、滋肾清肝颗粒、三参降消胶囊、运脾化浊颗粒、乌葛丹丸、糖尿康胶囊、参贝宁肺颗粒、小儿解毒清肺合剂等院内自产制剂，并广泛用于临床，取得良好的临床疗效；开展甲状腺穿刺术，为准确诊断甲状腺疾病提供帮助。开展胰岛素泵应用和跨科推广应用，全员掌握胰岛素泵的安装、调试，合理、有效地使用胰岛素泵。2023 年开展标准化代谢性疾病管理中心诊疗项目建设。门诊接诊患者及住院收治患者人数逐年增加。

创建“mishineike”微信公众号平台，定期推送资料，微信公众号关注者近万人，以多种形式对患者进行随访、推送相关医学保健知识，使患者能够得到全方位的医疗服务。严格执行随访制度，重点病种出院患者随访率大于 80%。倡导健康的生活方式，每周定期为门诊及住院患者宣传普及糖尿病相关防治知识，进行生活方式指导等，帮助糖尿病患者管理好自己的饮食。

为了贯彻《国家中医药管理局关于开展全国中医学术流派传承工作室第二轮建设项目的通知》中“提炼流派诊疗技术”“加强特色技术推广”精神，加强与流派各二级工作站的协作，要求流派各二级工作站开展特色诊疗方案提炼和推广工作，收集运用流派特色诊疗方案的完整病例，对运用流派学术思想进行诊治的典型病案进行深入探讨。

2021 年，根据国家、省级及医院的中医药发展思想，结合“中共中央国务院关于促进中医药传承创新发展的意见”和陕西省委、省政府“关于促进中医药传承创新发展的若干措施”精神，依托国家区域中医（内分泌）诊疗中心建设需求，鼓励科室成员以长安米氏内科流派为平台，结合糖尿病及并发症、甲状腺疾病的用药经验，探索特色中药方剂及经方的治疗作用机制，用现代化研究手段巩固并发展中医特色诊疗方法。

中医药科学研究是促进中医药事业发展的重要手段。长安米氏内科流派传承工作室、米氏内科内分泌二科承担了国家中医药管理局全国中医学术流派传承工作室首批建设项目、第二轮建设项目、国家区域中医（内分泌）诊疗中心建设项目等国家级课题，承担了陕西省科技厅重点研发计划及社会发展攻关项目、重点产业链项目、陕西省社会自然科学基础研究计划项目等省部级课题以及陕西省中医药管理局项目、名中医工作室建设项目、院级课题及横向课题等多项科研任务。

2023年，获批国家中医优势专科（内分泌）建设项目、陕西省高水平中医药重点学科建设项目、全国名中医米烈汉经验研究、全国名中医米烈汉传承工作室建设项目及陕西省科技厅项目等，研究内容涉及流派传承工作室建设、学科建设、证型研究、挖掘整理名中医学术思想及经验研究、自产制剂作用机制及临床应用研究、实验研究、经验方疗效观察、评价性研究等多个方面。达到了主治医师以上人员人人有课题、全科共参与的科研氛围，先后整理了黄竹斋先生、米伯让先生、米烈汉教授及科室成员的论文著作、病案、讲课、诊疗视频及历史实物等，建立流派专家典型医案、影像资料、流派专家继承工作成果电子资料库；结合流派代表性人物的传记及代表性著作、流派典籍文献、历史实物等文史资料，整理了流派学术脉络和学术特点形成过程。出版《米伯让手书校录中医经典》《米伯让全书》《米伯让医案》《集珠成钏》《长安玉钥》《风湿病临证思辨录》《伤寒杂病论会通》等著作。2024年，“基于米氏流派学术思想的代谢性疾病防治技术研发及推广”荣获陕西省科学技术进步二等奖，米烈汉教授主编的《米伯让全书》荣获陕西省哲学社会科学优秀成果二等奖。

四、丰富学术活动

中医学术流派对中医学术的发展有着举足轻重的作用，为了扩大长安米氏内科流派的学术影响，传承精华，培养后继人才，流派传承工作室、米氏内科内分泌二科积极参加国家中医药管理局、中医学术流派传承推广基地组织的学术活动；连续多年举办国家级、省级继续教育项目，举办长安米氏内科流派学术思想、诊疗方案及适宜技术培训班，邀请具有丰富临床经验的专家学者讲课，不断开拓思维、提高学术及诊疗水平。

（一）参加国家级学术活动

2015年11月13—14日，由国家中医药管理局主办，国家中医药管理局中医学术流派传承推广基地承办的“全国中医学术流派传承高峰论坛暨发展大会”在广州召开，米烈汉教授、路波主任医师、杭程医师参加了会议。米烈汉教授介绍了长安米氏内科流派的传承情况，并指出学术流派传承工作室建设项目应顺应发展，延长建设周期；流派传承应纳入高校教育体制之中。

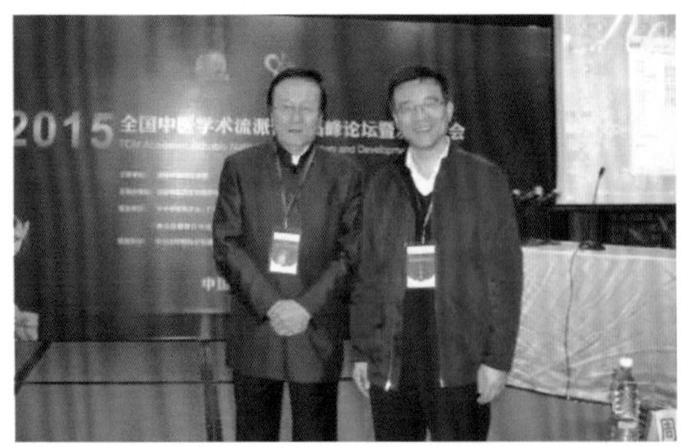

2015 年 11 月 13—14 日，米烈汉教授（左）与路波主任医师参加“2015 全国中医学术流派传承高峰论坛暨发展大会”

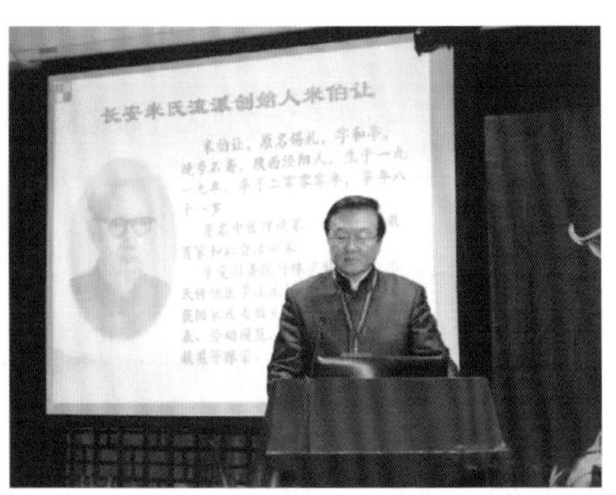

米烈汉教授在“2015 全国中医学术流派传承高峰论坛暨发展大会”作学术报告

2016 年 7 月 30 日，由国家中医药管理局中医学术流派传承推广基地主办，宁夏张氏回医正骨医院承办的“流派基地学术推广工作及西部省中心建设座谈会”在银川召开，国家中医药管理局中医学术流派传承推广基地办公室常务副主任暨广州中医药大学常务副校长孙晓生教授、流派基地办公室副主任贺振泉教授及宁夏中医药回医药管理局陈海波副局长详细介绍了中医学术流派传承发展现状、未来发展道路及国家中医药政策。长安米氏内科流派传承工作室建设项目负责人路波主任医师及杭程医师参加会议，并在会上介绍了米氏流派传承工作室在建设期间取得的成绩及存在问题。

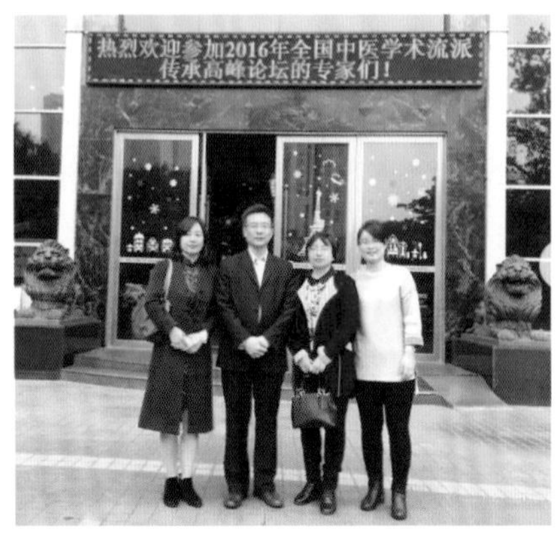

2016 年 12 月 24—25 日，路波主任医师（左 2）、崔燕主任医师（右 2）、李琳副主任医师（左 1）、王红丽医师参加“2016 全国中医学术流派传承高峰论坛”

2016 年 12 月 24—25 日，国家中医药管理局中医学术流派传承推广基地主办了“2016 全国中医学术流派传承高峰论坛”，路波主任医师、米氏流派安康市中医医院二级工作站负责人崔燕主任医师、李琳副主任医师参加会议。

2018 年 8 月 31 日至 9 月 1 日，由中华中医药学会主办，南京中医药学会、南京市中医院承办了 2018 年全国中医药学术流派传承发展学术论坛暨中华中医药学会学术流派传承分会成立大会。原国家卫计委副主任、国家中医药管理局原局长、中华中医药学会会长王国强、全国各中医学术流派传承工作室负责人、传承人等参加会议。路波主任医师、肖洋副主任医师分别当选中华中医药学会学术流派传承分会第一届委员会常务委员及青年委员。

（二）举办学术研讨班 / 会

长安米氏内科流派坚持采取多种方式、多渠道传播流派学术思想、诊疗经验和诊疗方案。2015 年 10 月 24—25 日，由国家中医药管理局中医学术流派传承推广基地、陕西省中医药管理局联合主办，陕西省中医药研究院、陕西省中医医院、长安米氏内科流派传承工作室、米烈汉名老中医传承工作室承办的国家级继续教育项目“长安米氏内科流派学术思想研讨会暨国家级名老中医米烈汉临症经验学习班”在西安举行，会议以推进长安米氏内科流派学术思想传承发展为主题，邀请广州中医药大学副校长、国家中医药管理局中医学术流派传承推广基地办公室常务副主任、博士生导师孙晓生教授，山东中医药大学刘更生教授，山西门氏杂病流派传承工作室负责人门九章教授，辽宁彭氏眼针学术流派传承工作室负责人王鹏琴教授，国家级名老中医雷忠义主任医师、杨震主任医师、米烈汉教授，美籍华人、中国侨联海外顾问吴世华教授，原陕西省卫生厅厅长、博士生导师刘少明主任医师，陕西省中医药研究院苏礼主任医师等专家讲授了中医学术流派的形成、发展与思考，米伯让先生防治钩端螺旋体病、肝病经验、对中医文献医史研究及对中医药事业的贡献，长安米氏内科流派述略、经方运用经验等内容。米氏流派众多传承人介绍了中医临证优选法、米烈汉教授诊法特色、诊治糖尿病、糖尿病周围神经病变、中药降糖研究、甲状腺疾病及干燥综合征的临证经验及验案。陕西省政协副主席冯月菊，陕西省卫计委副主任黄立勋，陕西省中医药研究院、陕西省中医医院院长刘勤社等出席开幕式并讲话。

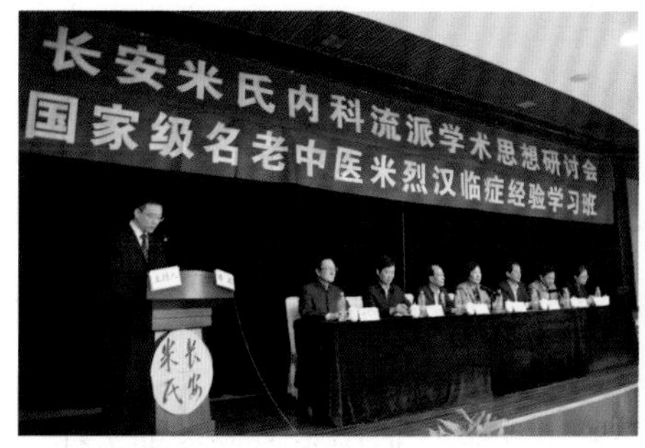

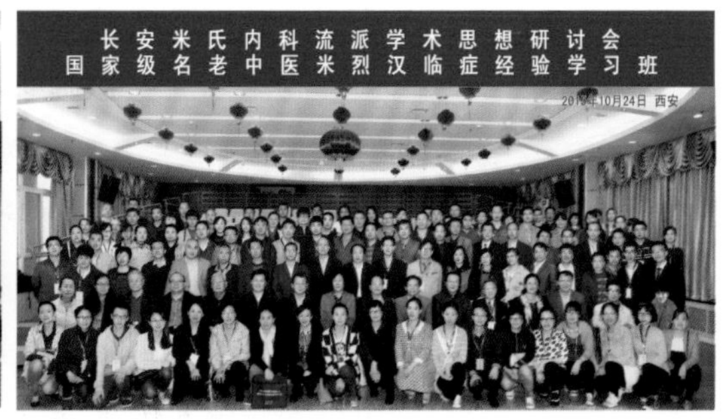

2015 年 10 月 24 日，长安米氏内科流派学术思想研讨会暨国家级名老中医米烈汉临症（证）经验学习班在西安举办

2016年10月15日，陕西省中医医院、西安市中医医院联合举办了“长安米氏内科流派诊疗方案应用推广学习班、糖尿病新进展及中医名家经验传承学习班、西安市中医医院二级工作站挂牌仪式”。陕西省政协副主席冯月菊、陕西省卫计委副主任陈昭、陕西省卫计委宣传科研教育处副处长薛寒、陕西省中医医院副院长许建秦、西安市中医医院副院长王晓燕等出席会议并讲话。米烈汉教授、路波主任医师、陕西中医药大学张效科教授，西安市中医医院内分泌科主任裴瑞霞主任医师、陕西省中医医院内分泌科主任胡筱娟主任医师，西安交通大学第二附属医院内分泌代谢科主任谢璇教授，西安交通大学第一附属医院内分泌科副主任郭辉副主任医师及沈璐主任医师、白小林主任医师、谢晓丽副主任医师、肖洋副主任医师等分别就长安米氏内科流派创始人米伯让先生学术思想、临证经验，米氏流派诊治糖尿病及其并发症诊疗常规，以及糖尿病及其并发症研究和新进展、名老中医临证经验等进行了大会交流。

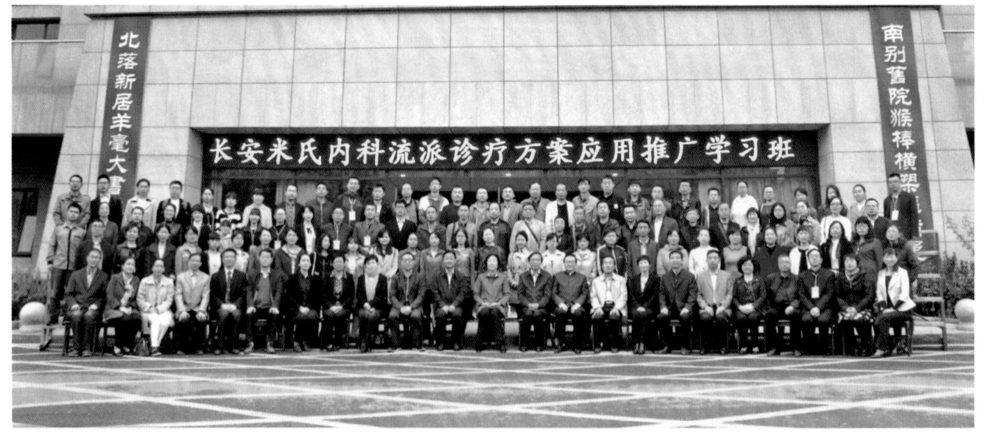

2016年10月15日，陕西省中医医院、西安市中医医院联合举办长安米氏内科流派诊疗方案应用推广学习班

2017年11月18—19日，由国家中医药管理局中医学术流派传承推广基地、陕西省中医药管理局、陕西省中医医院、陕西省中医药学会糖尿病分会、米氏内科内分泌二科联合举办了国家级继续教育项目“长安米氏内科流派消渴病诊疗经验学习班”，与会专家就中医学术传承、中医名家临证经验及糖尿病最新进展等问题展开热烈讨论。

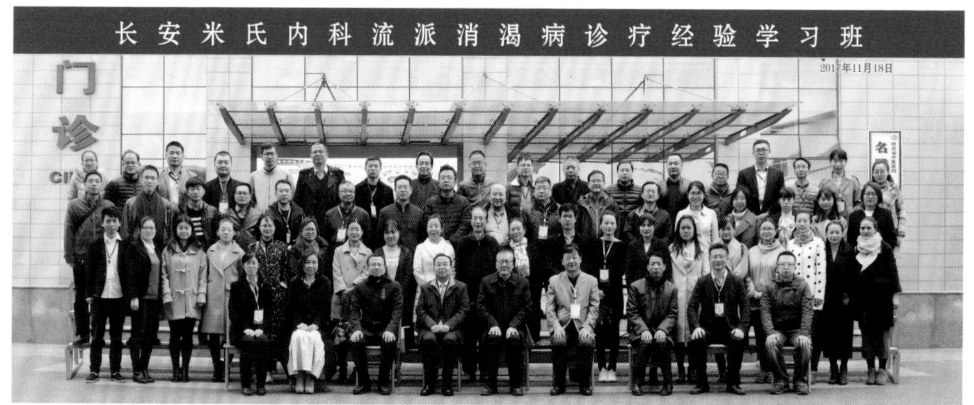

2017 年 11 月 18—19 日，长安米氏内科流派消渴病诊疗经验学习班在西安举行

2019 年，长安米氏内科流派主办、承办或协办了多场学术会议。根据《全国中医学术流派传承工作室第二轮建设项目实施方案》要求，为促进长安米氏内科流派学术思想及诊疗方案的传承与推广，9 月 22 日，流派传承工作室举行了“长安米氏内科流派特色病种诊疗方案修订研讨会”，来自西安交通大学第二附属医院、陕西省中医医院、西安市中医医院、北京中医药大学孙思邈医院等单位的 20 余位专家参加了研讨会，与会专家从指导思想、明确病种、参考文献、编写体例、辨证施治及疗效评价等方面提出意见和建议，对流派特色病种诊疗方案进一步挖掘、整理，对已用于临床的常见病诊疗方案进行了修订与优化，使诊疗方案更加完善、易于推广。

2019 年 10 月 26—27 日，由国家中医药管理局继续教育委员会、陕西省中医医院主办，长安米氏内科流派、米伯让研究所承办的国家级继续教育项目“长安米氏内科流派诊疗方案临床应用暨内分泌代谢病诊疗进展学习班”在西安举办。

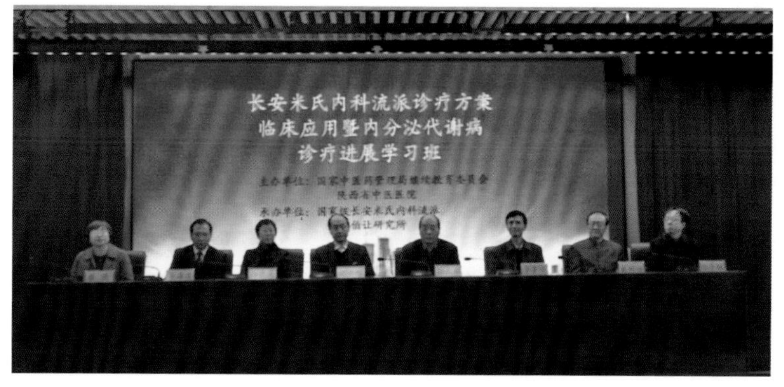

长安米氏内科流派诊疗方案临床应用暨内分泌代谢病诊疗进展学习班

来自全国14个省、自治区、直辖市200余位专家、学者参会，西安交通大学第一附属医院施秉银教授、首届全国名中医杨震主任医师、北京中医药大学孙鲁英教授、空军军医大学西京医院周洁教授、长安米氏内科流派代表性传承人米烈汉教授、陕西省名中医路波主任医师、西安市中医医院白小林主任医师、陕西省中医医院沈璐主任医师、肖洋副主任医师、西安市第九医院王述进主任医师等授课专家从中西医不同角度阐述了常见内分泌代谢性疾病的新知识、新理论、新进展。

为了进一步促进中医学术流派传承以及中西医会通、区域诊疗中心联合，2019年12月21日，由中华中医药学会主办、陕西省中医医院米氏内科内分泌二科及肾病二科联合承办了“中医药防治糖尿病肾病的临床研究学习班暨长安米氏内科流派、国家区域诊疗中心（内分泌、肾病专业）及陕西省名中医许建秦学术思想研讨会”。陕西省中医药研究院、陕西省中医医院副院长毕宇峰致辞，强调在中医药发展新形势下，要结合真实世界大数据研究特点，整合中医学术流派传承，创新中西医会通融合发展，为“传承中医精华、守正创新发展”砥砺前行。来自北京东直门医院、江西中医药大学第一附属医院、西京医院、西安交通大学第一附属医院、陕西省人民医院及陕西省中医医院的专家、教授，结合多年临床经验，从中医、西医角度，融合糖尿病肾病最新国际指南，进行了精彩的学术讲座。此次会议以糖尿病肾病临床诊疗研究为契机，在国家内分泌、肾病区域诊疗中心平台基础上，多学科多专业联合，利用先进检验检测技术，提高疾病分期分级中西医防治水平，优化诊疗方案；同时传承米氏流派糖尿病肾病诊疗用药特色，挖掘大数据下疾病发展规律，以促进疾病发生危险因素的干预、疾病风险的预测和诊疗养生防护。

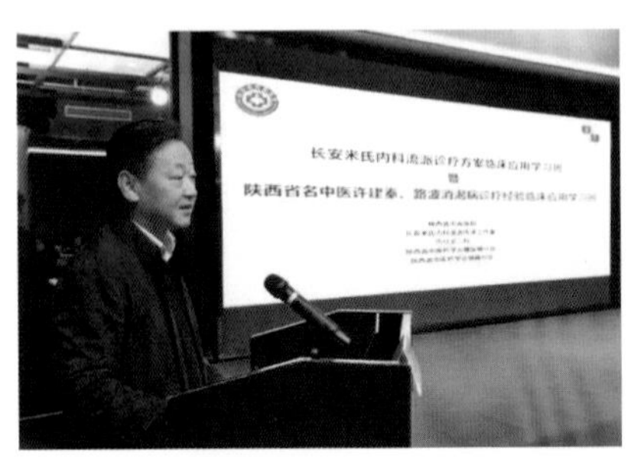

2020年11月28日，许建秦主任医师在“长安米氏内科流派诊疗方案临床应用学习班暨陕西省名中医许建秦、路波消渴病诊疗经验临床应用学习班”上做“中老年糖尿病患者的辨治思路”学术报告

2020年11月28—29日，陕西省中医药研究院、陕西省中医医院主办，长安米氏内科流派传承工作室、米氏内科内分泌二科承办，陕西省中医药学会糖尿病分会、络病分会协办的国家级继续教育项目“长安米氏内科流派诊疗方案临床应用学习班”及陕西省继续教育项目“陕西省名中医许建秦、路波消渴病诊疗经验临床应用学习班”在西安举

行。陕西省中医药管理局医政医管与教育处周亚琴副处长出席会议并讲话，来自各地的专家、同道，长安米氏内科流派二级工作站成员及全国中医临床特色技术传承骨干人才 120 余人参加线下会议，600 余人参加线上同步会议。米烈汉教授、许建秦主任医师、路波主任医师、肖洋副主任医师及深圳市中医医院李惠林教授，西安交通大学第二附属医院徐静教授，中国人民解放军空军特色医学中心杨彩哲教授，北京协和医院李乃适教授，湖北省陈氏瘿病学术流派传承工作室代表性传承人左新河教授，宁夏医科大学附属回医中医医院尤桂英教授，甘肃省人民医院郭茜教授，陕西中医药大学雷根平教授、张效科教授，陕西中医药大学附属医院赵明君教授，西安市中医医院白小林主任医师，陕西中医药大学附属医院段玉红主任医师，陕西省中医医院袁秋贞主任药师等介绍了各自在糖尿病及其并发症、甲状腺疾病、痛风及相关药物应用等方面的临证经验、诊疗热点，为与会者搭建了内分泌及代谢性疾病的诊治平台。

《伤寒杂病论》在中医药学术史上具有极高的历史地位，而白云阁藏本《伤寒杂病论》被称为是现存最完整的版本，其学术影响极为深远。为了进一步促进中医经典学习、研究和临床应用，提高中医从业人员的中医思维和临床技能，2021 年 10 月 9 日，陕西省中医药研究院、陕西省中医医院、长安米氏内科流派传承工作室、米氏内科内分泌二科承办了国家级继续教育项目“白云阁藏本《伤寒杂病论》研究学习班”，陕西省中医药管理局领导，陕西省中医药研究院、陕西省中医医院院长许建秦，长安米氏内科流派代表性传承人米烈汉教授，天津中

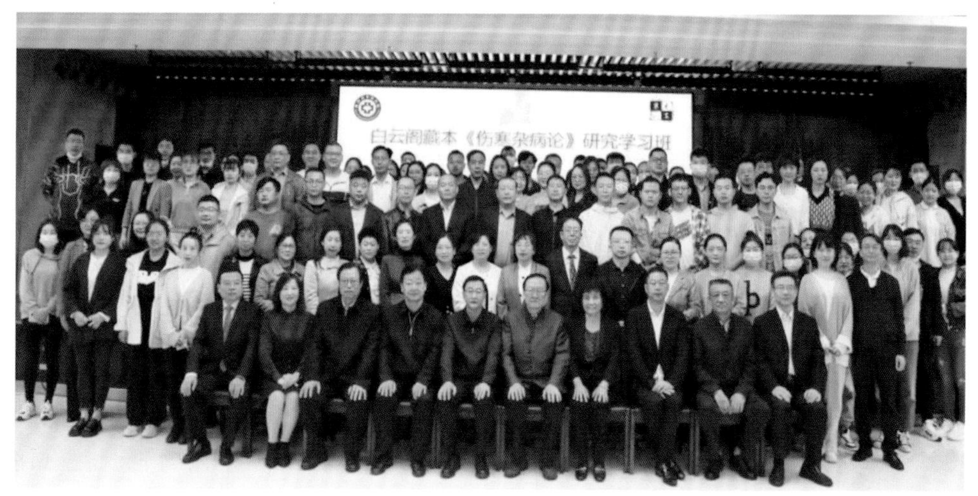

2021 年 10 月 9 日，白云阁藏本《伤寒杂病论》研究学习班在陕西省中医医院举办

医药大学宋俊生教授，南阳张仲景博物馆刘海燕馆长，南阳仲景健康养生研究院刘世恩院长，宁夏医科大学附属回医中医医院尤桂英副院长，长安米氏内科流派传承工作室建设项目负责人路波主任医师等参加会议。围绕白云阁藏本《伤寒杂病论》，与会专家展开认真的学术交流与探讨。宋俊生教授“《伤寒杂病论》方治疗精神系统疾病”，刘海燕馆长“《千秋医圣 医典传世》——鉴往知来，跟着总书记学历史”，米烈汉教授“白云阁藏本《伤寒杂病论》发现经过及学术特点”，刘世恩院长“神奇效验的仲景小小经方”，陕西中医药大学董正华教授“白云阁藏本《伤寒杂病论》对仲景学术的贡献”，陕西中医药大学赵天才教授“论《伤寒杂病论会通》的学术贡献探析”，路波主任医师“基于白云阁藏本《伤寒杂病论》研究的消渴病传变防治临床实践”等丰富的学术内容，吸引了众多参会者，来自全国各地的专家、同道、长安米氏内科流派二级工作站成员及全国中医临床特色技术传承骨干人才等200余人参加线下会议，约4.8万人次参加线上同步会议。

为了抢救、整理长安米氏内科流派与南阳医圣祠之间发生的历史性事件，2022年9月28日下午，长安米氏内科流派南阳医圣祠座谈会在医圣祠召开，南阳张仲景博物馆馆长刘海燕主持会议，米烈汉教授、肖洋副主任医师、杭程主治医师，著名中医专家廖国玉、南阳张仲景博物馆副馆长杨蕾、南阳张仲景博物馆原书记张兼维、原张仲景国医大学教研室主任庞景三、南阳张仲景健康养生研究院院长刘世恩、南阳市张仲景医院副院长张炜、南阳市中医中药研究所所长廖俊旭等专家、学者参加座谈会，观看了《红心向党 仁心为民》米伯让先生专题纪录片，座谈了黄竹斋先生、米伯让先生为修复南阳医圣祠、保存白云阁藏本《伤寒杂病论》、弘扬中医事业做出的卓越贡献。米烈汉教授代表长安米氏内科流派

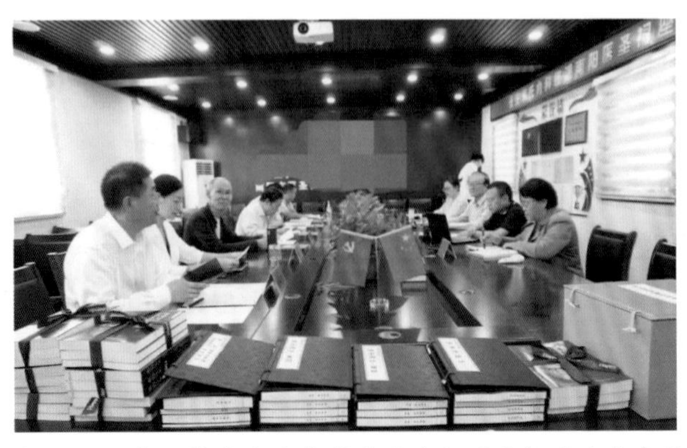

2022年9月28日下午，长安米氏内科流派南阳医圣祠座谈会在医圣祠召开

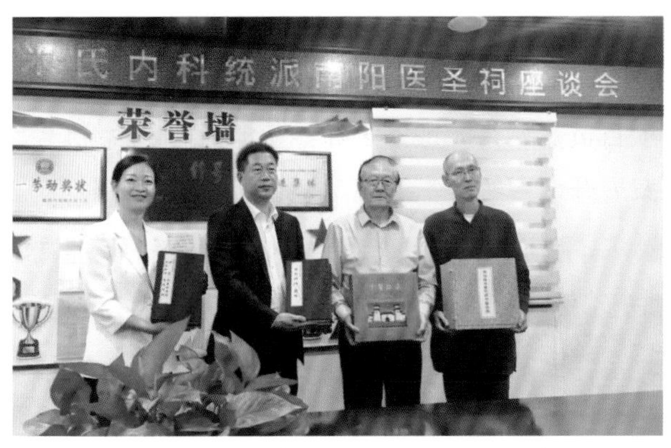

米烈汉教授（右 2）代表长安米氏内科流派与南阳张仲景博物馆馆长刘海燕（左 2）、副馆长杨蕾（左 1）、原书记张兼维（右 1）互赠书籍

向南阳医圣祠及与会专家赠送了《米伯让手书校录中医经典》及《米伯让全书》，同时接受了刘海燕馆长、张兼维书记代表医圣祠赠送的《中医祖庭》一书。米烈汉教授继承家父米伯让先生的遗志，多次拜谒医圣祠，并送去米伯让先生的著作，延续了米氏流派对仲景学说的研究，为传承和发扬仲景学说做出了巨大贡献，也为后学树立了学习的榜样。

2022 年 9 月 29 日，长安米氏内科流派与西北大学关学研究院学术交流座谈会在陕西省中医医院举行。陕西省中医药研究院、陕西省中医医院副院长李晔研究员，全国名中医、流派代表性传承人米烈汉教授、主要传承人路波主任医师、肖洋副主任医师，西北大学关学研究院副院长魏冬教授、西北大学信息科学与技术学院副院长陈晓江教授及流派部分传承人参加了座谈会，就传统医学与关学结合相关问题展开了讨论。

2022 年 11 月 5 日，中华中医药学会暨省级继续教育项目“长安米氏内科流派诊疗方案应用推广暨代谢病诊疗经验学习班”线上开班。陕西省中医药管理局副局长孔群，陕西省中医药研究院、陕西省中医医院院长许建秦致辞。国医大师雷忠义主任医师、杨震主任医师、南征教授、国家级名老中医刘景源教授，全国名中医米烈汉教授、陕西省名中医路波主任医师及西安交通大学第二附属医院李秀丽主任、陕西省人民医院李小凤主任、西京医院刘向阳主任、唐都医院王晓光副主任等专家进行授课。会议围绕消渴病肾病中医药研究进展、温病学派对《伤寒论》发展、瘿病中医药防治、糖尿病缓解国家指南解读、肥胖现代研究诊治、消渴病中医传变防治、糖尿病常见急性并发症——酮症酸中毒、甲状旁腺功能减退症诊治、中气理论研究及胸痹心痛痰瘀理论研究等内容展开学术讨论。

2023 年 8 月 11—12 日，由国家中医药管理局、陕西省中医药学会主办，米氏内科内分泌二科承办的 2023 年度“长安米氏内科流派诊疗方案临床应用学习班”在西安举行。陕西省中医药研究院、陕西省中医医院副院长李晔、米烈汉教授、北京中医药大学孙思邈研究院丁治国教授及省内外知名专家、教授参加会议。会议以糖尿病及慢性并发症、桥本甲状腺炎、甲状腺功能减退、痛风、高泌乳素血症、原发性骨质疏松、肥胖等内分泌代谢疾病为主要内容，推广长安米氏内科流派诊疗方案。专家们从中西医诊疗进展、伤寒辨证及临证思维、经方运用、名中医思想传承等方面进行授课，受到学员的一致认可。

作为我国较为完整的民族医药之一，藏医藏药在其理论形成与发展过程中，亦融合了中医药理论。长安米氏内科流派秉持米伯让先生支持民族医药发展的观点，重视与民族医药交流。2020 年 8 月 3—10 日，应西藏自治区人民政府之邀，许建秦院长、米烈汉教授、路波主任医师、肖洋副主任医师参观了西藏林芝市人民医院、林芝市藏医院、自治区藏医院、奇正藏药厂及自治区人民医院，交流运用中医药治疗痛风等西藏高原多发病的经验，为自治区人民医院提供了长安米氏内科流派痛风病诊疗方案及流派相关书籍。米烈汉教授还向自治区图书馆赠送了《米伯让手书校录中医经典》等流派著作，填补了该馆在中医典籍收藏方面的空白，丰富了该馆的馆藏书目。

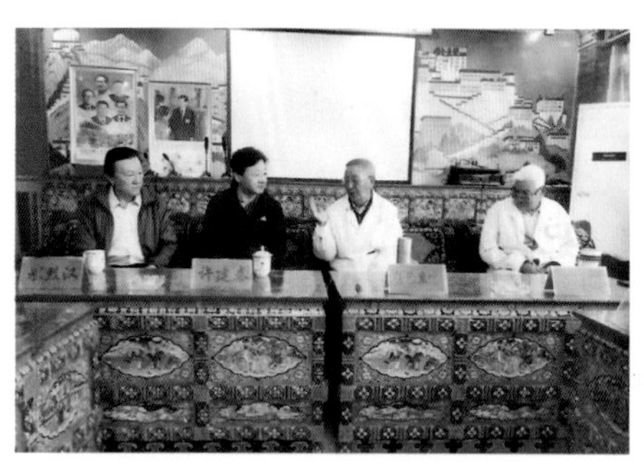

许建秦院长（左 2）、米烈汉教授（左 1）与藏医专家交流经验

为了进一步提高基层医务人员对痛风、甲状腺疾病及糖尿病的诊治水平，促进米氏流派特色诊疗技术的推广应用，米氏内科内分泌二科先后开展了米氏痛风特色技术、米氏甲状腺病特色疗法及经方防治消渴病传变特色疗法等适宜技术推广工作。

2019 年 6 月 15 日，在西安举办了长安米氏内科流派痛风特色诊疗技术培训班，邀请陕西省中医医院米烈汉教授、路波主任医师、肖洋副主任医师、于小勇主任医师、杨明丽主任医师、张莉君副主任医师、郑宇博士及西安市中医医院白小林主任医师、西安市中心医院润林博士等专家就中医对痛风病的认识、辨治思路、中西医诊疗、针灸治疗痛风性关节炎、高尿酸血症与痛风的病理生理、膳食指导等内容进行交流，展示了痛风诊疗相关技术。培训班还以提问形式与参会人员互动，解答痛风相关治疗方法及有关问题。来自省内外基层医院 70 余人参加了培训。

2021 年 5 月，米氏内科内分泌二科在合阳县中医医院、乾县中医医院、耀州区孙思邈中医医院、西乡县中医医院及榆林市榆阳区人民医院举办了“长安米氏甲状腺病特色疗法”推广培训班。米烈汉教授、路波主任医师、王高雷主治医师、王露露主治医师、成路平医师等分别讲授了“米氏消瘿汤治疗瘿病的临床应用”“厥阴为轴辨治瘿瘤”“甲状腺结节 TI-RADS 分级诊断及病例分析”“亚急性甲状腺炎中西医诊疗方案解读”“米氏甲状腺功能减退特色诊疗方案解读”“米氏甲状腺功能亢进特色诊疗方案解读”“Graves 眼病的中西医诊疗”“甲状腺疾病相关实验室指标的临床意义”等内容，讲解甲状腺病的中医诊疗思路、诊疗方法，传授长安米氏内科流派诊治瘿病的学术思想与成果，500 余人参加了培训。课后开展专家义诊、临床带教，收到了满意的培训效果。

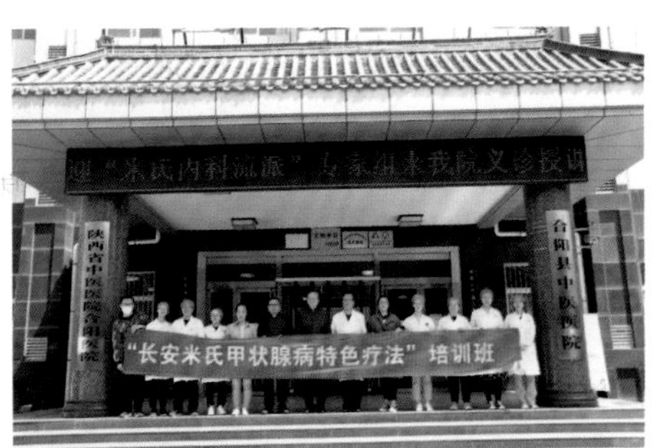

2021 年 5 月 8 日，“长安米氏甲状腺病特色疗法”培训班在合阳县中医医院举办

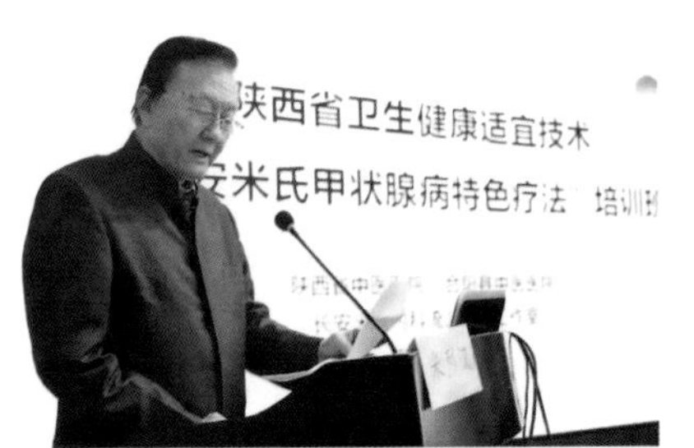

2021 年 5 月 8 日，米烈汉教授在合阳县中医医院“长安米氏甲状腺病特色疗法”培训班讲课

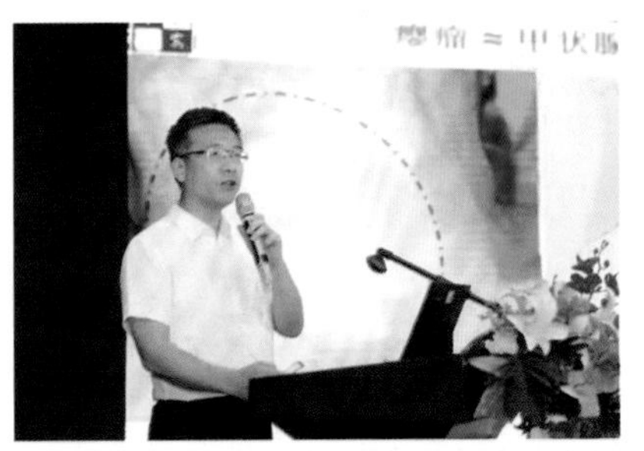

2021 年 5 月 22 日，路波主任医师在榆林市榆阳区人民医院“长安米氏甲状腺病特色疗法”培训班讲课

2023 年 11 月，由陕西省卫健委主办的 2023 年度卫生健康适宜技术推广项目“经方防治消渴病传变特色疗法”推广培训班先后在铜川市耀州区孙思邈中医院孙思邈大讲堂、西乡县中医医院、岚皋县中医医院开班。米烈汉教授、路波主任医师，祁海燕、王高雷副主任医师，杭程、柯婷、王露露主治医师，张瑾护士长

等分别讲授了“糖尿病中医治疗之我见”“辨证治疗肥胖病”“消渴病传变防治”“经方辨治消渴病传变重症”“经方治疗糖尿病合并失眠的临床应用”“择时损谷减重法”“糖尿病周围神经病变经方治疗”“经方在消渴病中的应用”“消渴病中医护理技术新进展”“米氏消渴病中医护理技术概要”等内容，传授消渴病中医辨证论治、血糖管理、米氏流派辨治思路及中医护理等多方面知识；课后开展义诊、带教查房，优化诊疗方案，为规范和提高当地医务人员糖尿病中西医结合诊治水平起到了积极的作用。来自铜川市、汉中地区及安康市各县区医疗机构的中医从业人员、专业骨干参加了培训学习。

通过举办适宜技术推广培训班，既加强了与基层医务人员的交流、探索，也促进了长安米氏内科流派特色诊疗技术的推广和应用，为流派不断丰富和优化中医防治痛风病、甲状腺病及消渴病诊疗方案做出了贡献。

（三）加强与二级工作站及流派间学术互动

长安米氏内科流派传承工作室多次组织有关专家深入流派二级工作站，开展调研、义诊、查房、学术交流，加强与促进了流派与二级工作站的学术互动，有效地推广了流派的优势病种诊疗方案。在流派学术思想指导下，结合地区特点与优势，便于更加有效地挖掘整理区域性诊疗优势与特色，为进一步传承与弘扬长安米氏内科流派学术精髓起到了重要的推动作用。

2015 年 11 月，米烈汉教授、路波主任医师、杭程医师在参加“全国中医学术流派传承高峰论坛暨发展大会”期间，参观考察了广东省中西医结合医院米氏流派二级工作站，了解工作站建设及工作情况。

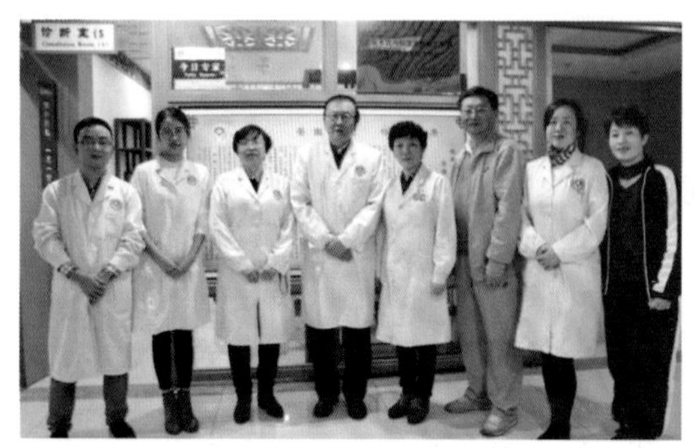

2017 年 10 月 29 日，米烈汉教授（左 4）赴安康市中医医院二级工作站指导工作，与工作人员合影

2017 年 10 月 29 日，米烈汉教授赴安康市中医医院米氏流派二级工作站开展医教研活动并指导工作。工作站主要负责人、安康市中医医院王晓玲副院长、崔燕主任医师、李琳主任医师汇报了工作站建设情况、年度工作及发展规划。米烈汉教授现场点评了工作站的科研及发展方向，强调工作站的建设发

展要突出中医特色，要不断学习总结，不断提高中医临床思维。

2019 年 1 月 25 日，长安米氏内科流派 2018 年终总结大会暨内分泌区域诊疗中心工作站签约仪式在西安举行。陕西省中医药研究院、陕西省中医医院院长许建秦、副院长毕宇峰、米烈汉教授、路波主任医师及流派各二级工作站代表 60 余人参加会议。肖洋主任从科室建设、业务发展、科研、教学情况、流派传承发展、未来发展规划与展望等方面汇报了米氏内科内分泌二科的年度工作，流派各二级工作站汇报了各自的工作情况、存在问题、发展计划等。米烈汉教授对各二级工作站工作作出中肯评价，对流派工作、二级工作站间的互动与协作提出更高的要求。许建秦院长肯定了长安米氏内科流派的工作成果，提出院与院之间的有效合作将会更加有利于推进医院整体水平的提高与发展，有利于推动区域内医疗水平的整体提升，并与各医院代表进行内分泌区域诊疗中心工作站签约。

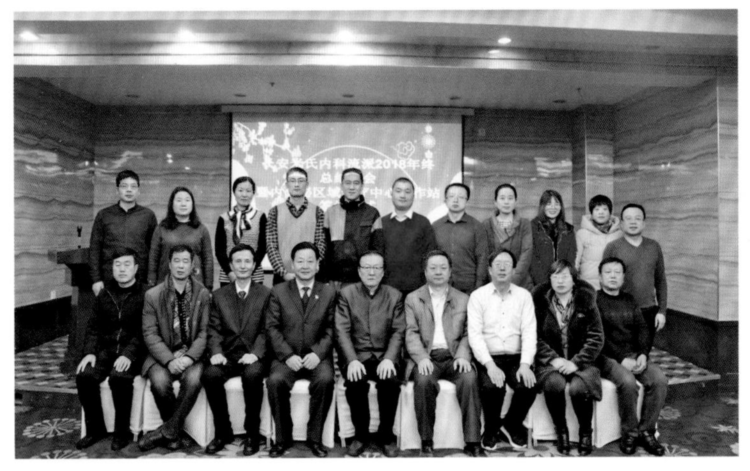

2019 年 1 月 25 日，许建秦院长（第 1 排左 4）、毕宇峰副院长（第 1 排左 3）、米烈汉教授（第 1 排中）与参加长安米氏内科流派 2018 年终总结大会暨内分泌区域诊疗中心工作站签约仪式的二级工作站代表合影

为了提升米氏流派二级工作站成员对流派学术特色的认识，2019 年 12 月 7 日，汉中市中医学会主办，汉中市中医医院二级工作站及汉中市中医学会络病专业委员会承办的“长安米氏内科流派消渴病诊疗经验培训班暨内分泌疾病学习班”在汉中市中医医院举行。米烈汉教授、路波主任医师、白小林主任医师、肖洋副主任医师介绍了米氏流派诊治 2 型糖尿病的经验。培训班还邀请长安医院、汉中市中心医院、西京医院、西安交大一附院和二附院等单位专家，从不同角度介绍了糖尿病及其并发症、心血管疾病、骨质疏松症等疾病的最新诊疗进展。

2020 年 5 月 22 日，应汉中市中医医院邀请，米烈汉教授、肖洋副主任医师、祁海燕副主任医师赴该院二级工作站指导医教研工作，以义诊形式现场教学，一对一培训工作站成员，传授流派诊疗技术，阐释流派学术特色。米烈汉教授就新冠肺炎的中医认识与防治，肖洋副主任医师就“连点成线”再谈血糖管理新维度，流派二级工作站王世宇主任就“老年人多重用药安全管理专家共识”解读等内容举办讲座与交流，共同探讨了二级工作站的建设与发展。

2018 年 9 月、2019 年 7 月、2023 年 8 月，米烈汉教授多次带领肖洋副主任医师、白小林主任医师等专家到北京中医药大学孙思邈医院二级工作站开展调研、学术讲座及义诊、查房，探讨患者的用药情况，听取弟子的学习汇报。

2019 年 11 月 30 日，由长安米氏内科流派传承工作室、米氏内科内分泌二科协办的“第四届内分泌代谢性疾病高级研讨班”在安康市中医医院开班。米烈汉教授以“长安米氏内科流派对消渴病的诊疗经验”为题，从消渴病的历史沿革、病因病机、理法方药、医案等方面，阐述米氏流派对消渴病的诊疗思路和方论成果。研讨班围绕糖尿病、多囊卵巢、性腺疾病、肥胖、甲状腺结节、甲状旁腺功能亢进症等疾病的最新动态及进展、有关疑难病例做了专题讲座和讨论。会前，米烈汉教授带领安康市中医医院二级工作站弟子们开展义诊活动，对消渴、瘿病、干燥综合征、抑郁症等疑难杂症患者进行诊察治疗，带教学生，展示了丰富的临床经验。

2021 年 8 月、10 月间，路波主任医师、肖洋副主任医师先后赴陕西中医药大学第二附属医院流派二级工作站，作“消渴病六经传变防治”“长安米氏内科流派学术思想在 2 型糖尿病中的应用”学术报告。

2022 年 12 月 3 日，由西宁市中医院承办的“中医治未病理念在临床中的应用研讨班”在线上举行。米烈汉教授、路波主任医师、肖洋主任医师、王高雷副主任医师分别以“长安米氏内科流派甲状腺疾病中医辨治经验”“传承流派思想，启发临床思维”“肥胖型 2 型糖尿病的中西医诊治进展”“长安米氏内科流派痛风特色诊疗方案解读”为题，对青海省各基层单位百余名学员做线上学术报告。米烈汉教授表示，希望在青海积极推广米氏流派学术思想、诊疗经验、特色技术，尤其在疑难杂症等方面做好交流与协作，造福更多的患者。

2023 年 7 月 26 日，张掖市中医医院举办了长安米氏内科流派学术会议，米烈汉教授、许建秦主任医师、路波主任医师为张掖市二级以上医疗机构、社区卫生服务中心从事中医临床工作的 200 余人做了“传承流派精神，推进学科发展”“老年消渴病辨治思路”“临证思维源于传承”的学术报告。同年 9 月，张掖市中医医院积极邀请米烈汉教授及米氏内科专家团队，建立协同创新基地，以推动张掖市科技创新高质量发展。

2023 年 11 月 22 日，米烈汉教授赴陕西中医药大学第二附属医院流派二级工作站，听取工作站建设情况汇报，作“米氏流派痛风中医辨治经验”学术报告，并带教查房、进行疑难病例讨论。

通过赴二级工作站调研、开展学术交流，为促进米氏流派学术特色及临证经验的传承与发展，推广流派特色病种诊疗方案的应用，提高医务人员中医辨证思维和诊疗水平，起到了积极的作用。

中医学术流派间互相学习、取长补短，是促进流派学术进步与发展的有力保证。长安米氏内科流派多次与新安王氏内科流派、岭南罗氏妇科流派、宁夏张氏回医正骨疗法流派、山西门氏杂病流派、辽宁彭氏眼针学术流派、湖北省陈氏瘿病学术流派、西岐王氏济世堂儿科学术流派等开展参观学习及学术交流活动，不断汲取流派建设的先进经验。

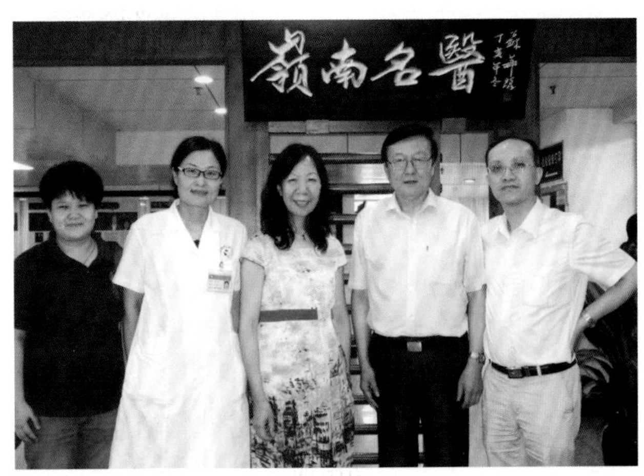

2014 年 7 月，米烈汉教授（右 2）参观岭南罗氏妇科流派传承工作室，与岭南罗氏妇科流派代表性传承人罗颂平教授（中）、广东省中西医结合医院张汉民主任医师（右 1）等交流并合影

2015 年 10 月 24—25 日，在“长安米氏内科流派学术思想研讨会暨国家级名老中医米烈汉临症经验学习班”上，邀请了山西门氏杂病流派、辽宁彭氏眼针学术流派、西岐王氏济世堂儿科学术流派代表性传承人（负责人）交流了门氏方家治验、彭氏眼针疗法、西岐王氏济世堂儿科学术流派建设情况，为米氏流派建设

提供了宝贵的学习经验。

2020 年 11 月 27 日，湖北省陈氏瘿病学术流派代表性传承人左新河教授一行与长安米氏内科流派团队进行学术交流、座谈，共同观看专题纪录片《一代大医米伯让》，米烈汉教授致欢迎辞并介绍了米伯让先生的事迹；肖洋副主任医师做了题为“临证创新源于传承”的报告，介绍了长安米氏内科流派的学术渊源、学术思想、临证经验、特色诊疗规范、院内制剂开发、成果推广及流派传承建设等。左新河教授一行参观了米氏流派传承工作室、米氏内科病房、门诊及米氏流派部分著作、成果等。不同地域的两个流派进行沟通与学术交流，对建立中医药共建合作平台，促进中医学术流派传承与发展，更好地服务患者具有重要的意义。

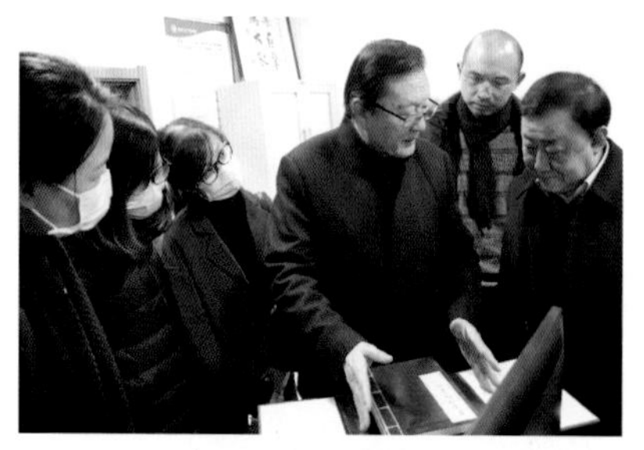

2020 年 11 月，湖北省陈氏瘿病学术流派代表性传承人左新河教授（右 1）一行参观长安米氏内科流派传承工作室及米氏流派部分著作

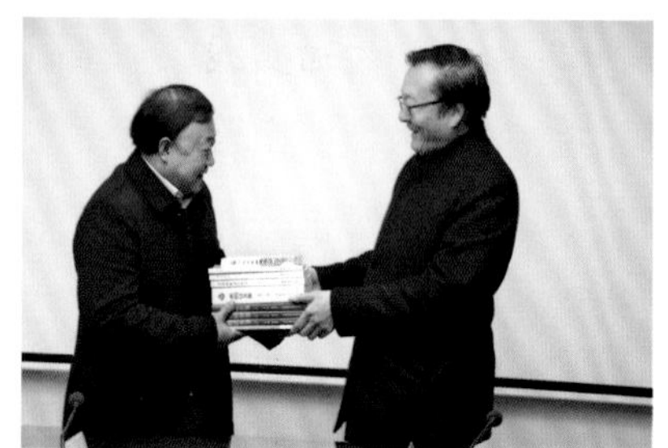

米烈汉教授与湖北省陈氏瘿病学术流派代表性传承人左新河教授（左）互赠流派代表性著作

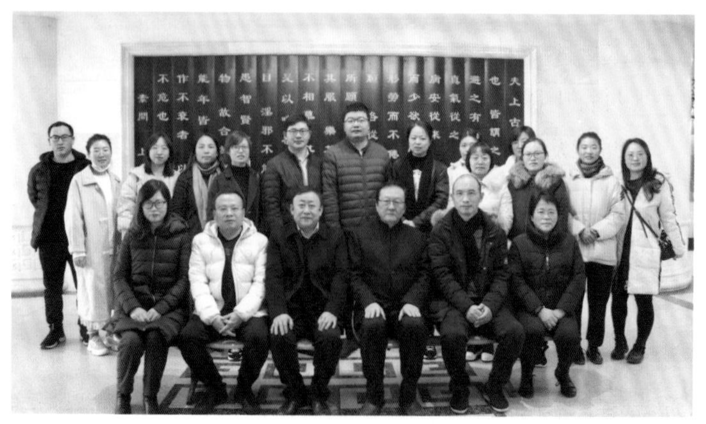

湖北省陈氏瘿病学术流派代表性传承人左新河教授（前排左 3）及团队与米烈汉教授（前排右 3）、肖洋主任（前排左 2）及团队

2023 年 8 月 13—16 日，“米烈汉全国名中医学术思想传承高级研讨班”在西安开班，邀请部分国家级中医学术流派工作室负责人等进行学术讲座。米烈汉教授从米氏流派的发展渊源、学术思想凝练及传承等方面讲授流派的学术特色；新安王氏内科流派传承工作室负责人胡建鹏教授从新安王氏内科流派发展建设取得的成绩出发，讲述中医学术流派传承相关思考；齐鲁伤寒流派传承工作室负责人郭栋教授以齐鲁伤寒学术流派发展为例，介绍了中医学术流派发展的重要性、传承的必要性及学术传承的实践性；山东中医药大学曲夷教授以伤寒大家李克绍对伤寒的研究为主题，讲授名医大家对伤寒的解读，提供学习的新思路和研究新方法；路波主任医师以“会通寒温、优选辨治”思想为核心，探讨临证应用；西北大学关学研究院副院长魏冬教授畅谈“师道与民生——国医大儒米伯让先生对关学的理论诠释与生命实践”。研讨班以米烈汉教授学术思想研究为契机，通过流派传承、经典研读、立德救民等内容，活跃了流派间的学术互动，取得了较好的学习效果。

2020 年 10 月 22 日，陕西省中医药管理局组织陕西省级中医学术流派传承工作室负责人对长安米氏内科流派传承工作进行现场观摩，交流流派建设经验。陕西省中医药管理局孙国社主持会议，陕西省中医药研究院、陕西省中医医院副院长李晔致欢迎辞，米氏内科内分泌二科主任肖洋介绍了米氏流派的发展渊源及传承工作，与会人员观看了《一代大医米伯让》纪录片，陕西省中医药研究院、陕西省中医医院科教处处长闫小宁做会议总结。陕西省级中医学术流派负责人参观了米氏流派部分著作、成果及特色门诊。通过交流，促进了流派间的学习互动，为顺利完成流派传承工作室建设工作奠定了基础。

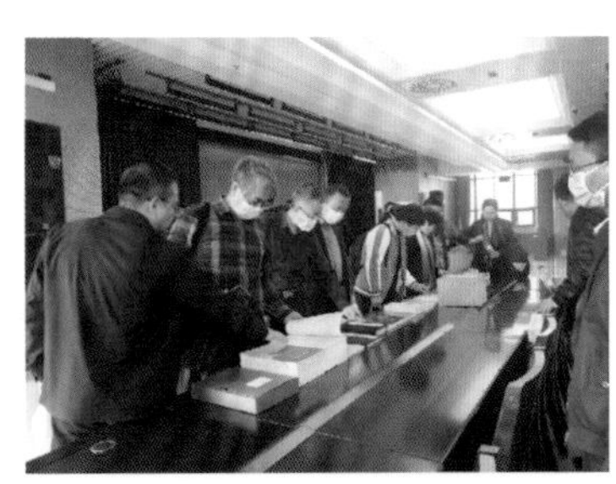

2020 年 10 月 22 日，陕西省内中医学术流派传承工作室负责人参观长安米氏内科流派著作

五、宣传中医文化

从黄竹斋先生、米伯让先生倡议修复南阳医圣祠，到米伯让先生呼吁维修临潼秦越人扁鹊墓、眉县王焘墓、建立孙思邈医德纪念碑、重修鼓楼“声闻于天”“文武盛地”匾额等，再到米烈汉教授向陕西省政协提案修复唐代医学家王焘墓、恢

复鼓楼“声闻于天”“文武盛地”匾额问题，深刻反映了长安米氏内科流派几代人始终将弘扬中医传统文化作为义不容辞的责任，为后世留存了十分珍贵的中华优秀传统文化遗迹，对启迪后学，光大中医文化，培养中医后继人才做出了突出的贡献。

近年来，长安米氏内科流派以拍摄专题纪录片、开展通信报道、建立文化宣传长廊及研发文创产品等方式，对米氏流派蕴含的传统文化思想及特色进行挖掘、整理与宣传。2014 年，大型人物传记纪录片《一代大医米伯让》DVD 正式出版发行，并在陕西电视台播放。该片由时任陕西省政协主席马中平、陕西省委原书记安启元、时任国家中医药管理局副局长于文明、国家中医药管理局原副局长诸国本、房书亭、国医大师孙光荣等领导及专家担任顾问。采用图片、影像资料、人物访谈等形式，深切缅怀大医的德艺双馨和时代风范，全面介绍了米伯让先生从少年时期苦读经史、精研岐黄仲景的求学经历、师承关系，到青年时期追随黄竹斋先生学医、工作经历、职务、学术成就、突出贡献、医事活动、社会公益、所获荣誉等，真实地记录了米伯让先生为陕西乃至全国的中医药事业发展所做出的卓越贡献，反映了米伯让先生深入实践、严于律己，首重医德、治学严谨，勇于创新、敬业奉献，尊师重道、热心公益的高尚品质。首次公开了米伯让先生诊治患者、临床带教、授课及学习的珍贵影像资料，部分图片也是第一次展现在世人面前。

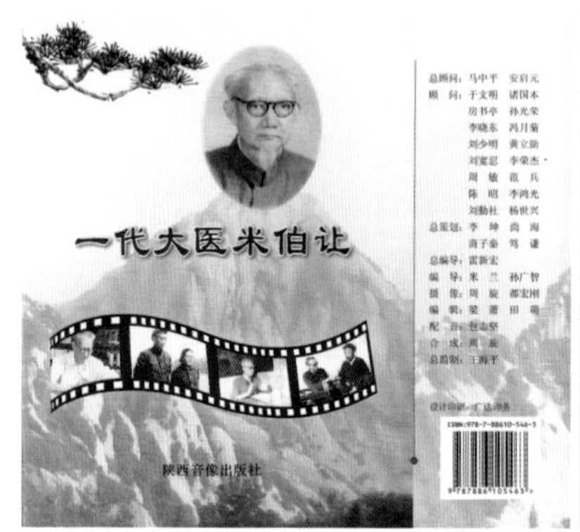

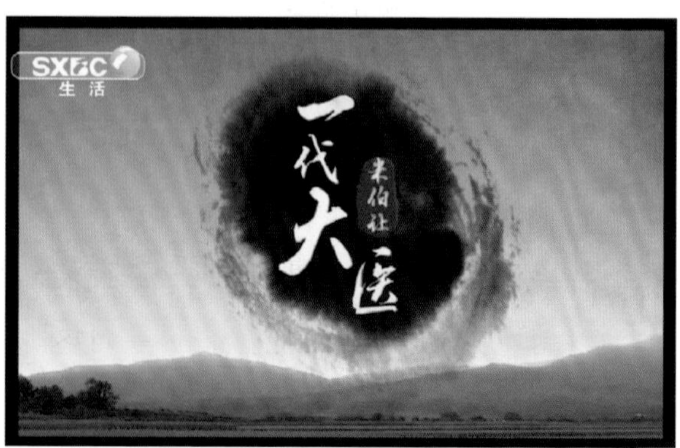

2019 年米伯让先生诞辰百年、2021 年中国共产党建党 100 周年之际，陕西省中医药研究院、陕西省中医医院出品了《厚德弘道　济世笃行——缅怀一代大医米伯让》《红心向党　仁心为民——中医泰斗米伯让先生辉煌事迹回顾》专题纪录片，大力宣传米伯让先生的先进事迹。

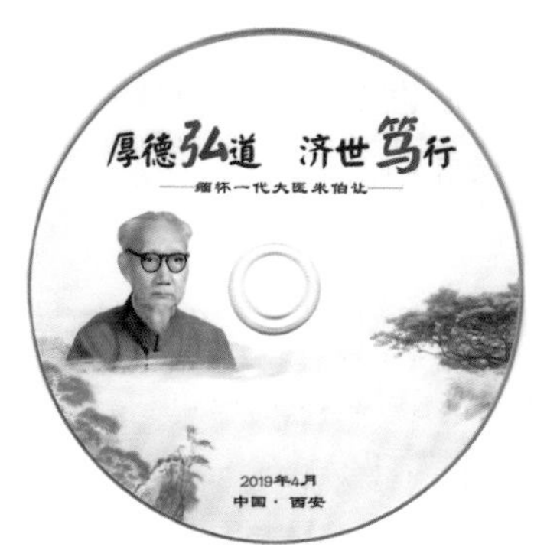

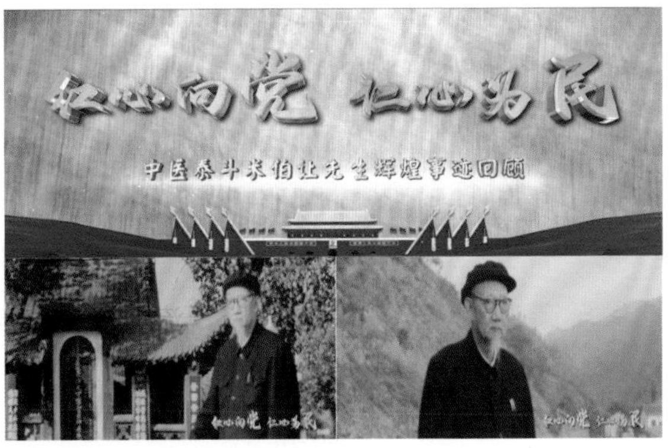

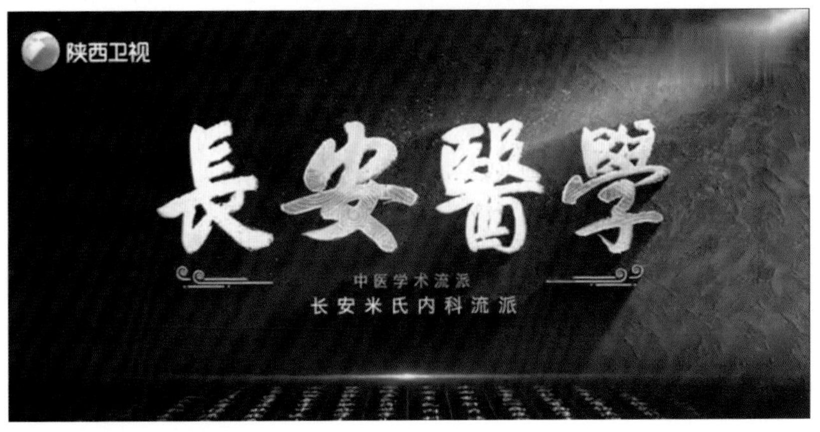

2022 年，陕西省中医药管理局组织拍摄了《长安医学——中医学术流派——长安米氏内科流派》，在陕西卫视播放，以传播长安米氏内科流派文化及传承特色

米氏流派还以通讯报道等形式多次在《中国中医药报》等报纸杂志、陕西省中医药研究院公众号、“mishineike”微信公众号等平台宣传黄竹斋先生、米伯让先生、米烈汉教授的先进事迹，让更多的人了解米氏流派的传承发展历程。

2021 年 10 月，米氏内科内分泌二科按照中医经典病房建设要求重新进行了规划设置，在病区门口设立了米伯让先生半身塑像和米伯让先生为中国中医研究院成立 30 周年手书的“顶天立地、继往开来，振兴中医、责无旁贷，立足中国、放眼世界，民族自尊、始放异彩”题词；在病区门楹两侧悬挂了“仁心仁术通古今厚德弘道、三阳三阴会寒温济世笃行”楹联；病区走廊入口处对长安米氏内科流派及传承人进行了简要介绍；在病区医护通道墙面建立了流派文化宣传长廊，以图文并茂方式，宣传一代大医米伯让，介绍了黄竹斋先生、米伯让先生、米烈汉教授的学医之路、学术特色、学术成就、医德医风以及长安米氏内科流派薪火相传所取得的成就。文化宣传长廊作为中医药文化宣传基地，已接待多批次国内外来宾和中小学生参观学习。

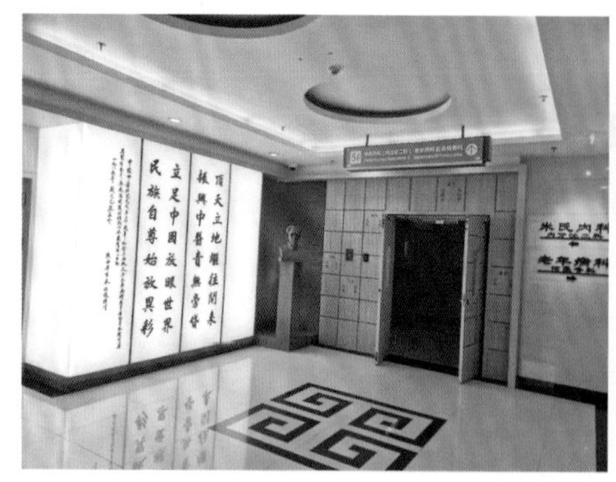
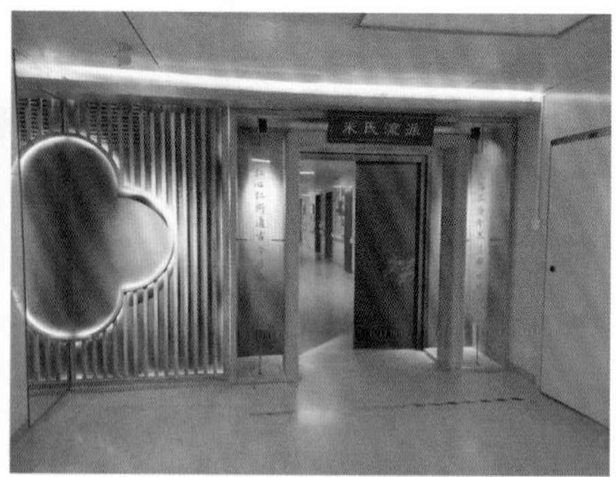

米氏内科内分泌二科病区门口

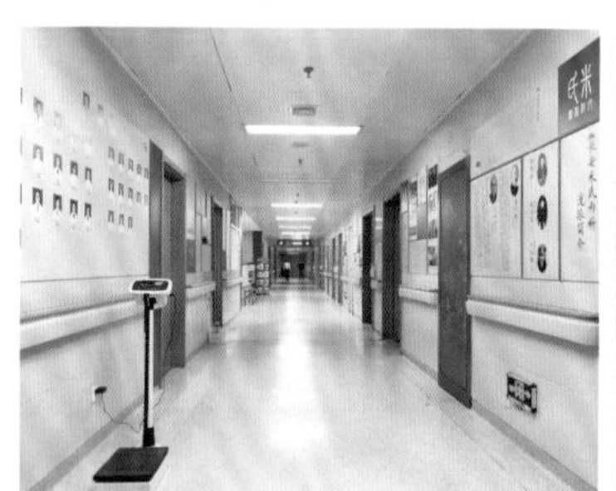
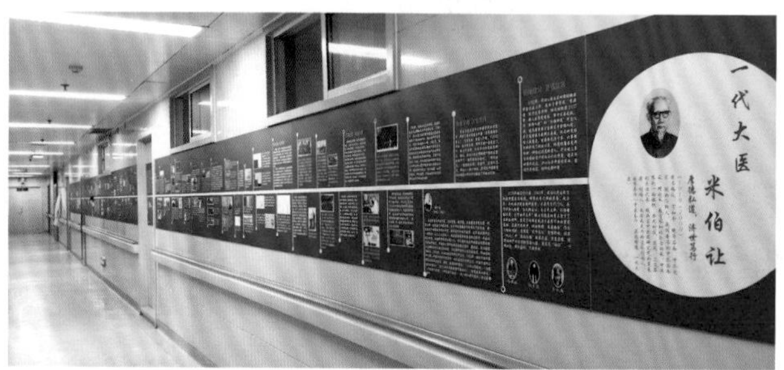

米氏内科内分泌二科病区（左图）及医护通道米氏流派文化宣传长廊（右图）

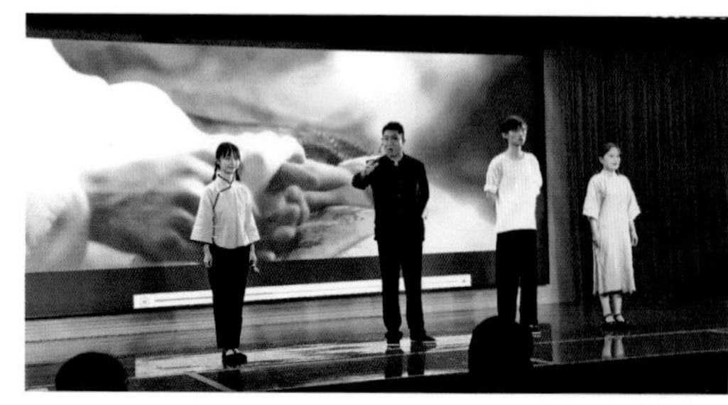
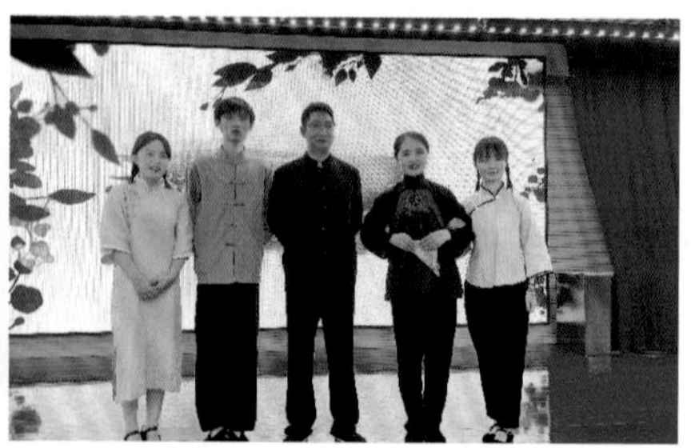

2023 年，米氏内科内分泌二科精心编排了反映至孝、医德、民族大义的话剧《一代大医米伯让》，在医院 5·12 护士节表演

长安米氏内科流派还研发了具有流派特色的香囊、书签、茶饮等文创产品，其中书签一套 4 枚，分别刻有米伯让先生手书的“中华古医学，世界当风行”等流派经典语录。

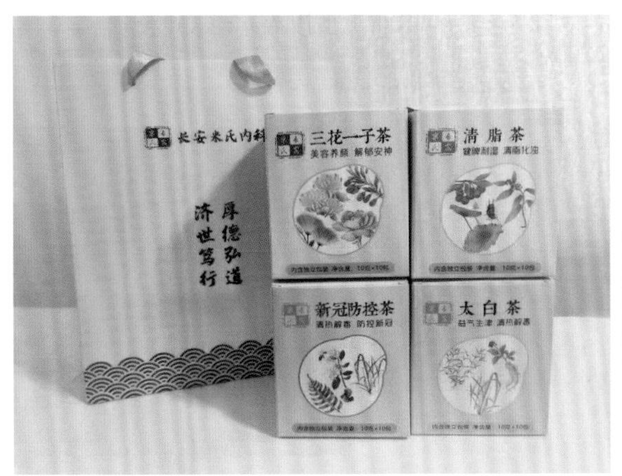

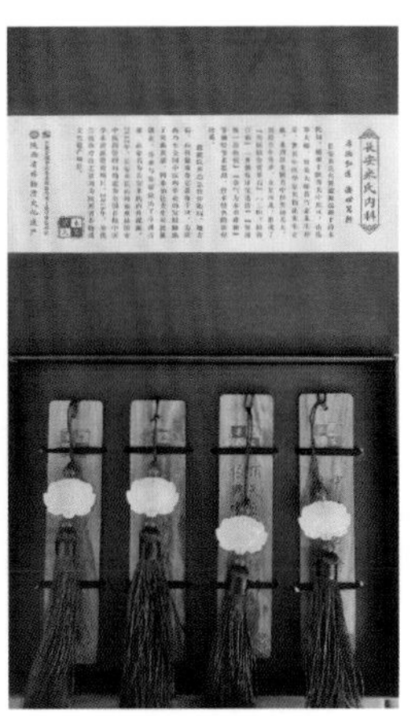

书签

长安米氏内科流派还在张掖市中医医院和大荔县中医医院流派二级工作站等建立了“一代大医米伯让”宣传栏，宣传米伯让先生的先进事迹。为了纪念米伯让先生，发扬“厚德弘道、济世笃行”的米伯让精神，2023 年 7 月 25 日，张掖市中医医院举行了一代大医米伯让先生铜像揭幕仪式，号召全体医务人员向米伯让先生学习，在习近平总书记关于中医药工作指示精神指引下，全心全意为患者提供优质的医疗服务，以创新、开放的发展理念不断促进中医药事业发展，让米伯让精神永留张掖大地。

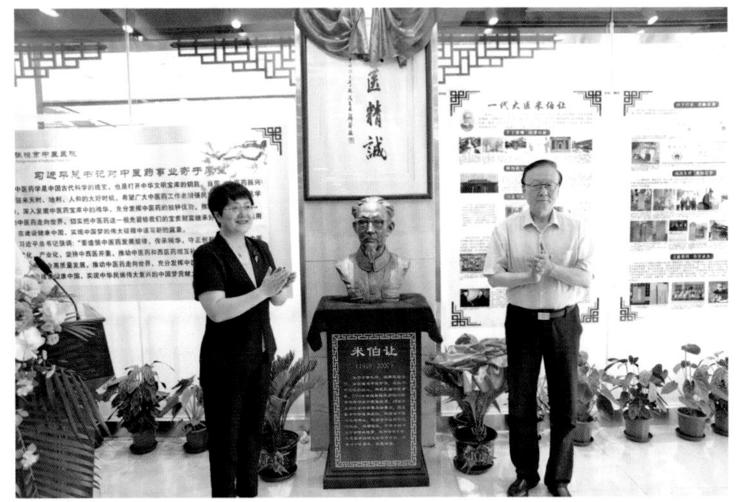

2023 年 7 月 25 日，张掖市政府副市长娄金华（左）、米烈汉教授为米伯让先生铜像揭幕

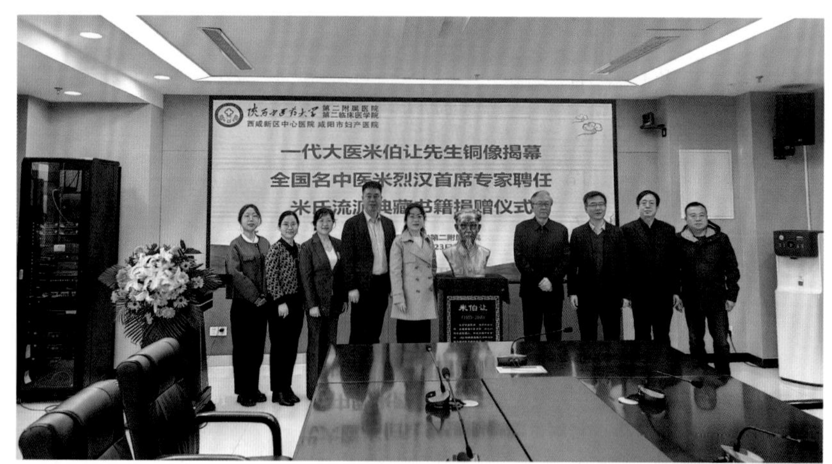

2024 年 3 月 23 日，陕西中医药大学第二附属医院隆重举行“一代大医米伯让先生铜像揭幕仪式”，该院副院长杨永康致辞。米烈汉教授、路波主任医师，陕西省中医药研究院、陕西省中医医院科教处副处长张晓凤，白小林主任医师、肖洋主任医师，陕西中医药大学附属医院段玉红主任医师、第二附属医院雷烨主任医师等参加揭幕仪式

六、开展国际交流

中医药学是中华民族优秀传统文化的重要组成部分，是中国奉献给世界的独特的历史文化遗产。在长安米氏内科流派发展的历史长河中，黄竹斋先生、米伯让先生、米烈汉教授及流派传承人为了捍卫和振兴中医事业，促进中医药文化国际交流做出了积极的贡献，在国内外颇具影响。

在黄竹斋先生撰写的《祝告医圣文》中，就有“中华古医学，世界将风行”的铿锵誓言。新中国成立后，黄竹斋先生担任中苏友好协会理事，在北京中国中医研究院工作期间，治愈了苏联、民主德国及越南等国患者的疾病，受到国内和苏联、民主德国、越南等国患者的称赞。国外友人、领导同志来医院就诊，多为周恩来总理陪同、中国中医研究院西苑医院院长尤祥斋随陪。如治疗 82 岁的德国友人东布罗斯金中风不语、半身不遂，经针灸中药治疗，使其恢复健康。东布罗斯金非常感激，称赞中国医学高明，要求和黄竹斋先生拍照留念，并写文章寄回德国，把病愈的喜讯告诉他的德国同胞。1958 年 11 月 27 日，《北京晚报》以“喜讯传到远方去”为题进行了报道。黄竹斋先生以中药配合针灸治愈苏联大使尤金瘫痪病，尤金回国时宴请黄竹斋先生及医院领导以致谢意，并赠送猎枪一支作为纪念。1959 年 9 月 30 日，《光明日报》以“枯木逢春”为题予以报道。一位越南友人，右侧耳聋耳鸣 2 年、左侧耳聋耳鸣 1 年，两耳听力减退，久治不愈。住院后经黄竹斋先生采用针刺及口服中药治疗 5 月余，最终耳鸣停止，两耳听力逐渐恢复正常而出院。黄竹斋先生曾应苏联邀请，拟出国讲针灸学，后因故未能成行。印度尼西亚等国医界曾来函求购黄竹斋先生《针灸经穴图考》《伤寒杂病论集注》等著作。

米伯让先生富有强烈的爱国主义思想，始终以开放包容之心对待中医事业的发展。担任中国人民对外友好协会陕西分会理事、中国国际文化交流中心陕西分会理事，经常与海外医界同仁和友人沟通交流，有礼有节，深受赞赏！ 1967 年，米伯让先生先后接待了瑞士医学代表团、法国医生马丁及夫人一行、老挝医学代表团、西德医学代表团、朝鲜医学代表团，与外宾就中医的应用和发展进行了广泛的学术交流；1975 年，米伯让先生分别接待了朝鲜针麻考察团、日本医学代表团，就中医、针灸方面的问题进行了交流。米伯让先生曾与日本汉医学者进行学术交流，1980 年接待了以矢数道明先生为首的日本医学代表团来访，就中医问题进行学术交流，向他们及来陕作医药文化交流的外宾代表团赠送了白云阁藏本《伤寒杂病论》。日本一些汉医专家对此书颇为珍视，据日本医学博士矢数道明来函云：该书传至日本后，日本学者争先研求，共赞珍贵。医学博士大冢敬节在病危时还要求拜读此书。奈良医学博士武藤达吉来函称，他要发誓研究此书等。日本《医事新报》称：这样珍贵的文献，在日本还是初次见到。因此，米伯让先生是改革开放后促进仲景学说走向国际的先驱。1981 年，米伯让先生应日本藤田六郎、矢数道明先生邀请，为《皇汉医学》作者汤本求真先生立显彰碑撰写纪念文章，并赋诗一首；同年为法国友人里珊代女士诊治哮喘病，获得显著疗效。1983 年，为纪念大冢敬节先生逝世一周年，米伯让先生撰写了悼词和挽联。1986 年，在西安

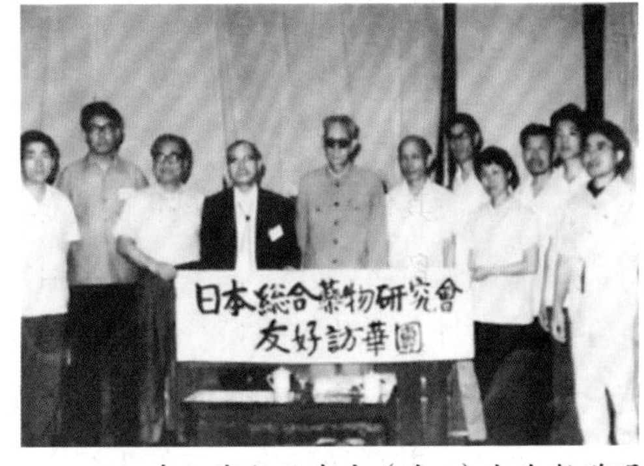

1980 年，米伯让先生（左 5）与矢数道明先生为首的日本医学代表团进行学术交流

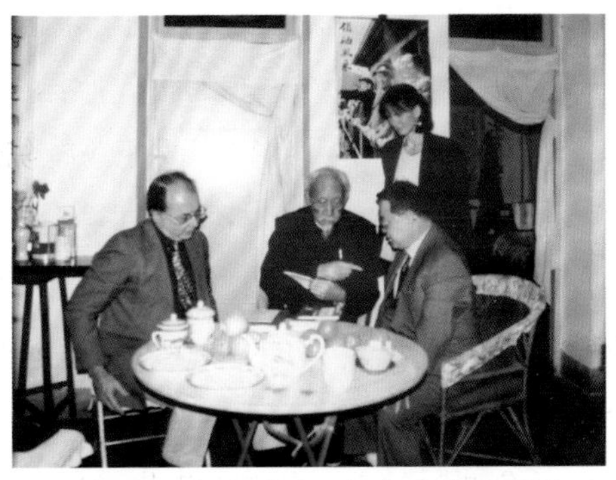

米伯让先生（左 2）在家中接待来访的美国朋友，交流中医药有关问题

市政府领导陪同下，米伯让先生还与葡萄牙公爵交谈有关中医药问题，为促进中医药国际影响力的提升起到了积极的作用。

米烈汉教授认为，中医药是中华民族伟大复兴的重要组成部分，是中华传统文化的优秀代表。改革开放以来，中医药在世界范围产生了巨大影响，因此，我们要继承黄竹斋先生、米伯让先生的遗愿，坚守中医自信，以开放的心态，积极与国外中医药学术团体开展学术交流，不断促进中医药事业向前发展。米烈汉教授担任了陕西省国际文化经济交流中心第二届理事会理事、陕西省对外友好协会第八届理事会理事。1996 年 5 月曾访问亚美尼亚国家理疗研究所，并进行中医药学术交流；2003 年在北欧五国学术交流期间，为瑞典卫生部官员诊病；也曾为来访的美国友人、德国专家等诊病，介绍中医药诊疗特色；临床带教了来自日本、韩国、法国等国家喜爱中医的学员。2018 年，在香港举行的世界非遗文化艺术大赛上，由米烈汉教授精心研制、金秋文化发展中心推出的香包荣获世界非遗文化艺术大赛最高奖——金紫荆花奖。

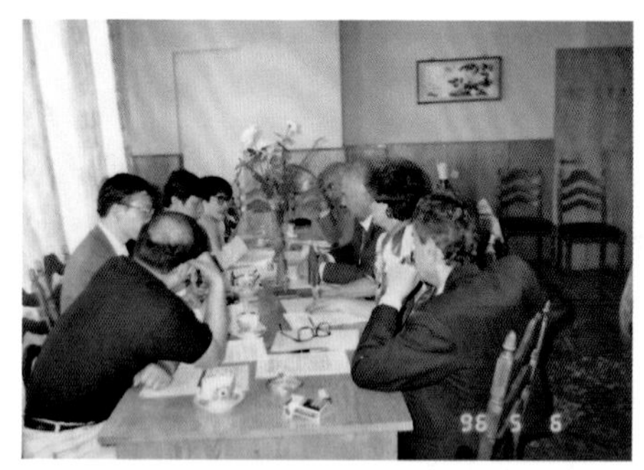

1996 年 5 月 6 日，米烈汉教授访问亚美尼亚国家理疗研究所，并座谈交流

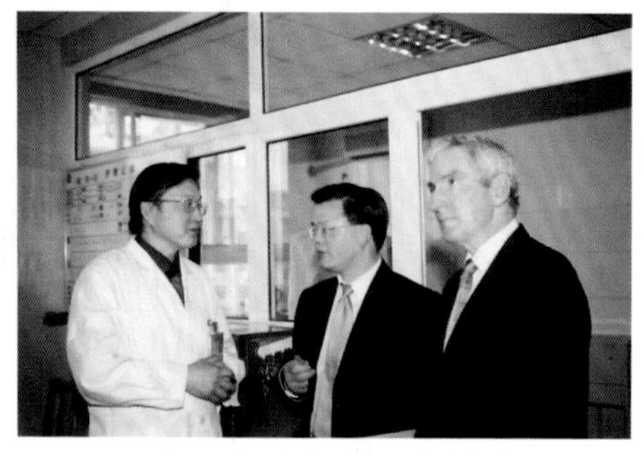

1997 年，米烈汉教授（左 1）与澳大利亚墨尔本大学老年病研究所专家交流中医药学术问题

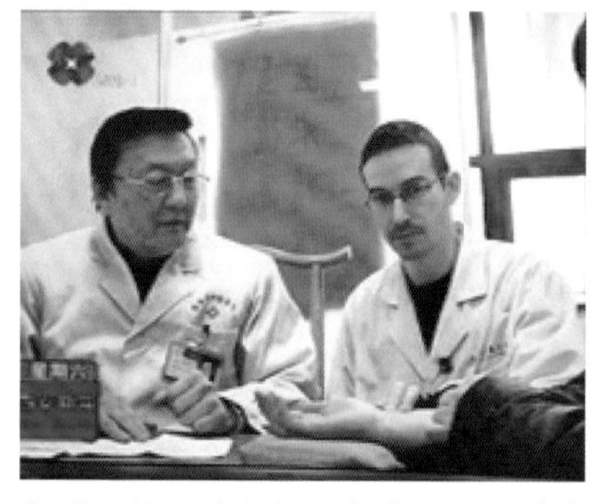

米烈汉教授（左）临床带教法国学员

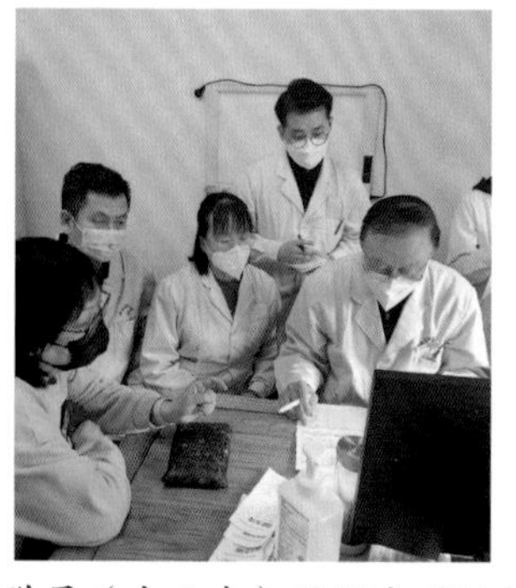

韩国学员（中立者）跟师米烈汉教授

在“2023 年度融媒体 + 健康发展座谈会暨中澳合作协议签约仪式”上，米烈汉教授提出了中医药要发展，要加强中医学和中医药文化国内外交流、促进中医药发展要与时俱进等独到观点，陕西网等主流媒体予以专题报道。

2023 年，长安米氏内科流派先后接待了加拿大中医代表团，英国牛津中医药研究中心主任、牛津大学首席研究员马玉玲教授、英国陕西经贸文化促进会副会长、丝绸之路中医药国际交流基地英国工作站国内联络人雷新宏等一行及法国承信中医与气功学院校长希德克一行，并进行座谈交流，陕西省中医药研究院、陕西省中医医院副院长李晔、科教处副处长张晓凤等先后参加座谈会。来宾们参观了长安米氏内科流派传承工作室、文化宣传长廊，观看了《红心向党　仁心为民》《厚德弘道　济世笃行》等宣传片，向他们介绍了米氏流派的传承发展、中医药文化宣传、代表性科室建设、中医特色诊疗服务等，并向来宾赠送了《米伯让全书》《气功疗养汇编》及中医药文创产品等。米烈汉教授代表米氏流派与英国牛津

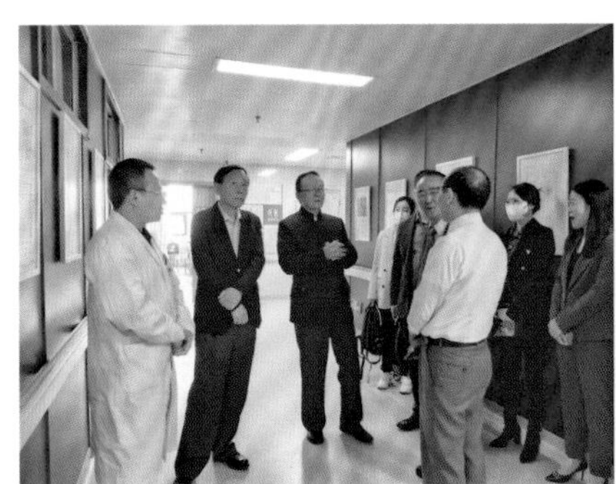

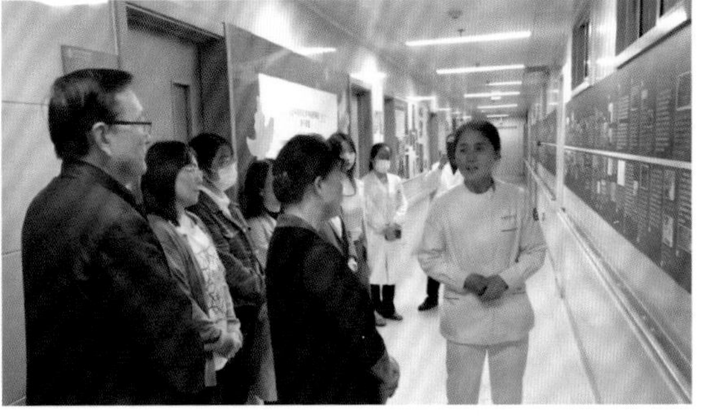

2023 年 4 月 11 日、6 月 2 日，加拿大中医代表团（左图）、英国牛津中医药研究中心主任、牛津大学首席研究员马玉玲教授（右图）等参观长安米氏内科流派文化宣传长廊

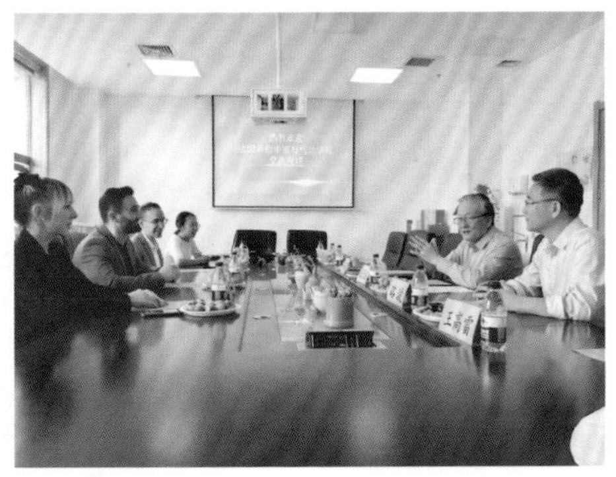

2023 年 9 月 21 日，米烈汉教授（右 2）、路波主任医师（右 1）等与法国承信中医与气功学院校长希德克先生、国际交流负责人马修先生一行座谈交流

中医药研究中心签署合作备忘录，并被聘为该中心特聘专家，马玉玲教授被聘为长安米氏内科流派特聘专家；路波主任医师代表米氏流派与法国承信中医与气功学院签署合作备忘录，法方聘请米烈汉教授、路波主任医师为该院特约专家，为米氏流派进一步开展与国外中医药研究机构的交流合作，不断提升中医药在国外的影响力打下了良好的基础。

2023 年 5 月 18—19 日，中国 - 中亚峰会在西安成功举办，这是中国同中亚国家建交 31 年以来，首次以实体形式举办的峰会。米烈汉教授作为中医专家参与会议期间的医疗保障工作，为国外参会代表诊治疾病，宣传介绍中医药的神奇魅力、中医药文化的博大精深，促进了中医药文化的国际交流，圆满完成了医疗保障任务，受到中亚各代表团及中省部门领导的充分肯定，被中共陕西省委、省政府评选为“服务保障中国 - 中亚峰会先进个人”。2023 年 6 月，米烈汉教授参加了“落实中国 - 中亚峰会成果推动内陆改革开放高地建设调研座谈会”，并在会上发言，受到与会者的一致好评。

2023 年 9 月 23 日、11 月 22—23 日，米烈汉教授还应邀出席了 2023 欧亚经济论坛中医药交流合作分会开幕式、第三届“中医药传承创新发展国际学术交流会”，分别就长安米氏内科流派开展中医药国际交流、推动中医药全球发展所做出的努力和贡献，以及“传承流派精神　推进学科发展”“甲状腺疾病中医辨治经验”等内容做了学术报告。同年 12 月 8 日，米烈汉教授应邀参加了“一带一路”中医药传承创新发展国际专家论坛暨甲状腺疾病国际标准研讨会，为促进中医药国际交流做出了贡献。

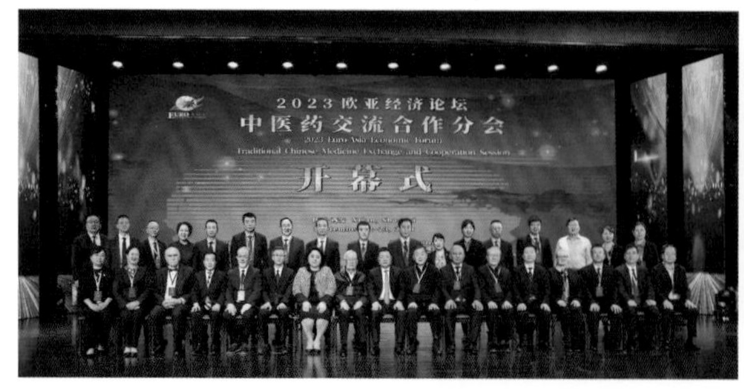

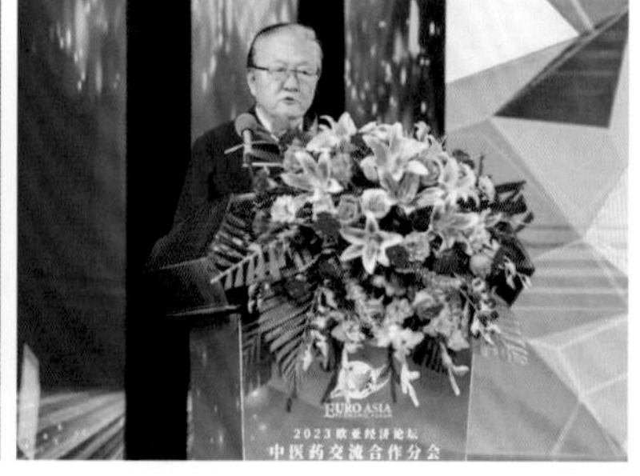

2023 年 9 月 23 日，米烈汉教授（左图第 1 排右 6）出席 2023 欧亚经济论坛中医药交流合作分会开幕式，并作学术交流（右图）

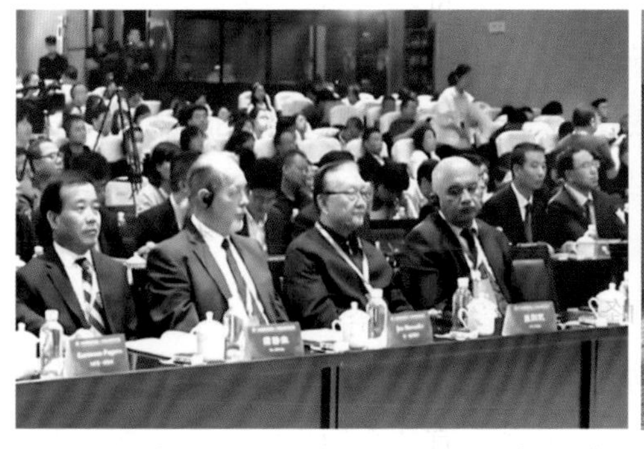

2023 年 9 月 23 日，米烈汉教授（左 3）应邀参加 2023 欧亚经济论坛中医药交流合作分会开幕式

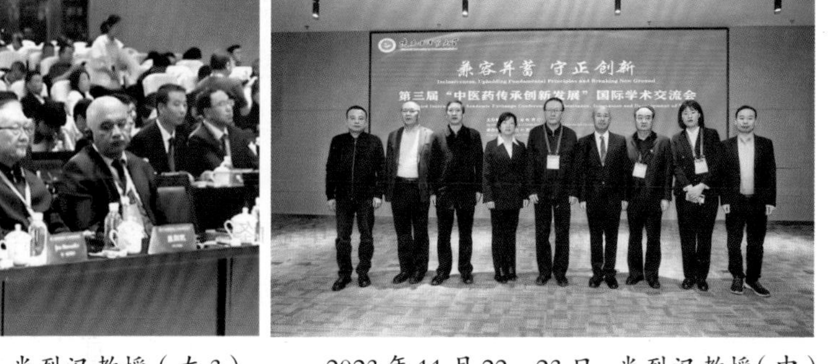

2023 年 11 月 22—23 日，米烈汉教授（中）参加第三届"中医药传承创新发展国际学术交流会"

七、参与社会公益

几十年来，长安米氏内科流派始终支持并参与社会公益活动，多次赴省内外、国内外进行保健知识宣讲、义诊、疑难重症会诊，受到群众的热烈欢迎。流派以"mishineike"微信公众号为平台，以图文并茂的形式，宣传有关疾病的形成原因、防治措施。在"4・20 痛风日"时，推出了痛风的成因、临床表现、危害及与肥胖、糖尿病关系；5・11"世界防治肥胖日"时，介绍肥胖的危害，号召"科学减重、身心健康、远离慢性病"。介绍了中医防治糖尿病、米氏流派辨治甲状腺结节，以及米氏杯中保健等系列科普文章。

膏方是中医的剂型之一，具有滋补强身、抗衰延年、治病等作用，主要用于慢性虚损性疾病的长期调理及滋补养生。冬季适宜膏方进补，长安米氏内科流派倡导"阴平阳秘、以衡为补"，应用膏方对相关慢性疾病缓解期进行调理，通过把传统膏方制备工艺与米氏传统诊疗技艺融合在一起，形成"米氏膏方"，起到防病治病的目的。2017 年 10 月 19 日，米烈汉教授、肖洋副主任医师等应邀参加"'中医中药中国行・安康站'活动暨安康市中医院第三届膏方节启动仪式"，并现场义诊，对不同体质的群众进行辨证施治，开出"量身定制"的个性化膏方，传授米氏流派冬季养生秘诀。

2018 年 10 月 12—13 日，在"国家扶贫日"到来之际，米烈汉教授带领流派有关人员参加由中共陕西省直属机关工委组织的赴铜川市宜君县五里镇贺塬村扶

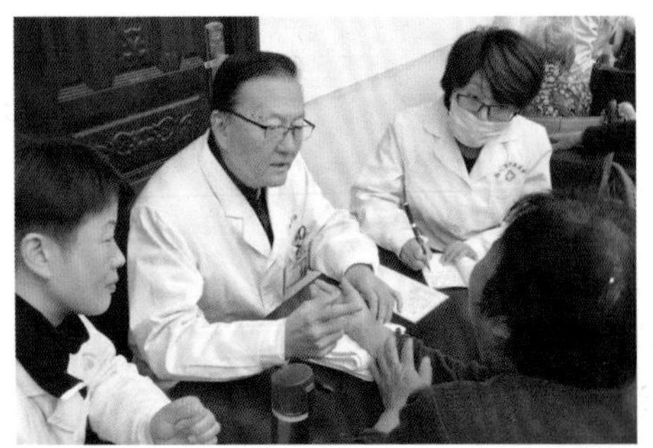

2018 年 10 月 12—13 日，米烈汉教授带领米氏流派有关人员赴宜君县五里镇贺塬村扶贫义诊

贫义诊、送健康活动。为 200 余位群众诊病用药、答疑解惑，并进行全面而详细的生活、饮食健康指导。米烈汉教授与宜君县委、县政府及五里镇相关领导就宜君中医药及医疗改革等问题进行探讨。还与贺塬村村医交谈农村合作医疗改革、农民看病难、用药难问题解决方案；调研有关流行性疾病谱的变化、影响患者生活质量的特大病种、慢性病种诊治、管理及存在问题；了解基层医师、中医师培养等各方面情况。

“联合国糖尿病日”（前身是世界糖尿病日）由世界卫生组织（WHO）和国际糖尿病联盟（IDF）于 1991 年共同发起，旨在引起全人类对糖尿病的警觉，提高公众对糖尿病的认识。长安米氏内科流派将糖尿病主题宣传活动与日常科普宣传有效结合，借助专家团队义诊、开展糖尿病健康科普教育等手段，营造糖尿病防控宣传声势，将糖尿病防治知识融入百姓生活，提高社会各界对糖尿病防治的观念和意识，带动糖尿病患者及家庭携手战胜糖尿病。每年的联合国糖尿病日，米氏内科内分泌二科都在医院门诊大厅举行义诊，介绍科室诊疗特色，为患者检查血糖、血压、体重指数、腰臀比，全面评估患者病情，给予个体化的治疗方案；免费发放宣传材料，提供糖尿病知识咨询答疑、健康知识宣教及健康管理辅导；鼓励患者正确面对糖尿病，积极防糖控糖，掌握饮食、运动、监测、用药的正确方法，受到患者好评。

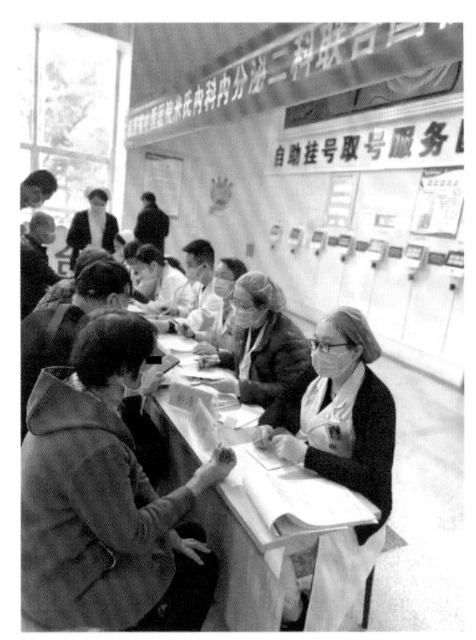

2020 年“联合国糖尿病日”，米氏内科内分泌二科义诊现场

长安米氏内科流派、米氏内科内分泌二科多次参加陕西省直机关明园小区“三月学雷锋”义诊送健康活动、中共陕西省委外事工作委员会办公室第三党支部共赴汉中洋县文同村扶贫义诊活动及陕西省老年学和老年医学学会举办的“医心为民、

健康陕西”大荔县巡回义诊咨询服务，为群众诊治疾病，宣传有关疾病的饮食、运动、药物治疗等科普知识，发放科普宣传资料，受到群众的热烈欢迎。

八、领导视察关怀

长安米氏内科流派传承工作受到各级领导的高度重视，国家中医药管理局、陕西省中医药管理局领导多次莅临医院指导流派建设工作。

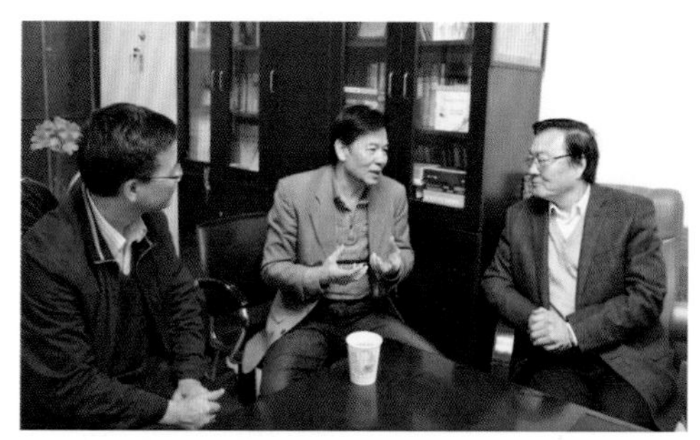

2015 年 4 月 3 日，国家中医药管理局中医学术流派传承推广基地办公室常务副主任孙晓生教授（中）视察长安米氏内科流派传承工作室，与米烈汉教授（右 1）、路波主任医师（左 1）交谈

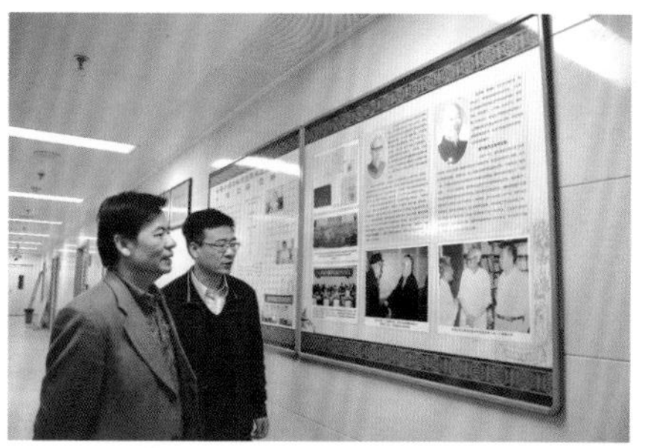

路波主任医师向孙晓生教授（左）介绍长安米氏内科流派传承情况

2015 年 7 月 16 日，全国中医学术流派传承工作室建设项目专家检查组在陕西省中医药研究院、陕西省中医医院院长刘勤社、副院长许建秦、米烈汉教授及路波主任医师等陪同下，对长安米氏内科流派传承工作室进行中期检查。检查组听取长安米氏内科流派建设项目汇报，实地考察流派传承工作室、资料室、门诊、米伯让研究所，就流派发展进行了深入探讨。检查组组长王振国教授高度评价长安米氏内科流派传承工作室在资料收集、渊源梳理、学术思想总结提炼、特色诊疗技术推广应用、创新发展等方面所做的工作。提出要一步凝练学术思想，加强与其他流派之间的交流、互补；加强人才培养，申报更高层次的科研立项，扩大流派的学术影响力；设立流派病房，以利于开展学术思想研究与发展等建议。米氏流派传承工作室顺利通过中期检查。

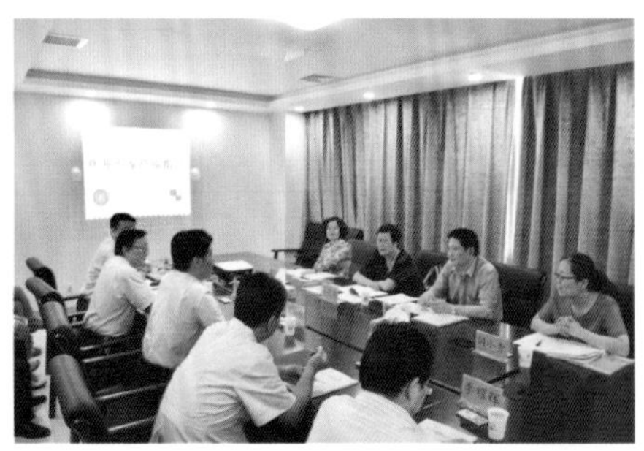

2015 年 7 月 16 日，全国中医学术流派传承工作室建设项目专家检查组听取长安米氏内科流派传承工作汇报

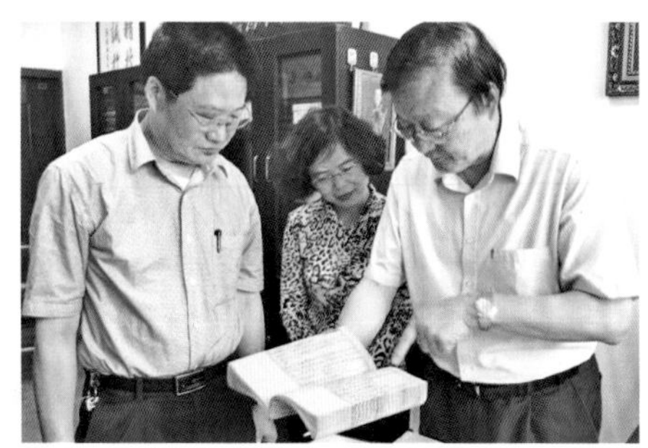

全国中医学术流派传承工作室建设项目专家检查组组长王振国教授（左 1）现场查看相关资料

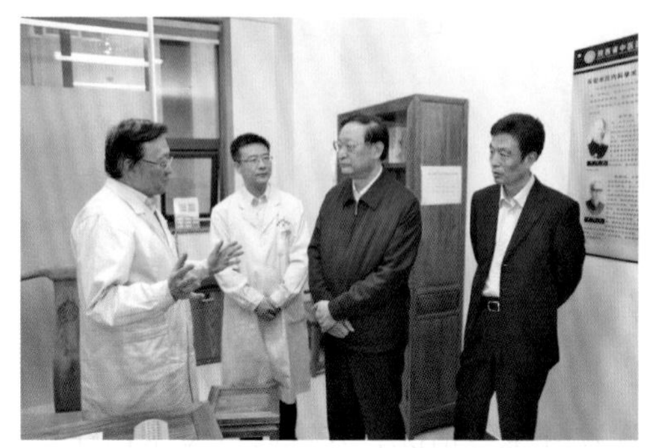

2016 年 5 月 12 日，国家卫计委副主任、国家中医药管理局局长王国强（右 2）在陕西省卫生计生委主任戴征社（右 1）陪同下，视察米氏内科门诊工作，听取米烈汉教授（左 1）、路波主任医师（左 2）工作汇报

2016 年 5 月 12 日，国家卫计委副主任、国家中医药管理局局长王国强带领国家中医药管理局国际合作司王笑频司长、中国中医科学院范吉平副院长、中华中医药学会曹正逵副会长，在陕西省人民政府副秘书长、陕西省卫生计生委主任戴征社、陕西省中医药管理局局长苏荣彪等领导陪同下，莅临陕西省中医医院视察指导。王国强局长一行视察了长安米氏内科流派门诊，米烈汉教授、路波主任医师汇报了流派传承工作室、传承团队、二级工作站、米氏内科门诊等建设情况，就改善中医学术流派现状、推动中医学术流派发展、中医药立法等问题提出建议。

2019 年 6 月 14 日，国家中医药管理局局长于文明调研陕西省中医药研究院有关工作，视察长安米氏内科流派传承工作室，听取米烈汉教授对流派传承与发展工作的汇报，高度赞扬米伯让精神是米氏流派传承发展的精髓，指示在中医药传承发展工作中，挖掘整理名老中医药专家学术经验，应当突出长安米氏内科流派的重要作用，发挥米氏流派在全国的学术影响力。

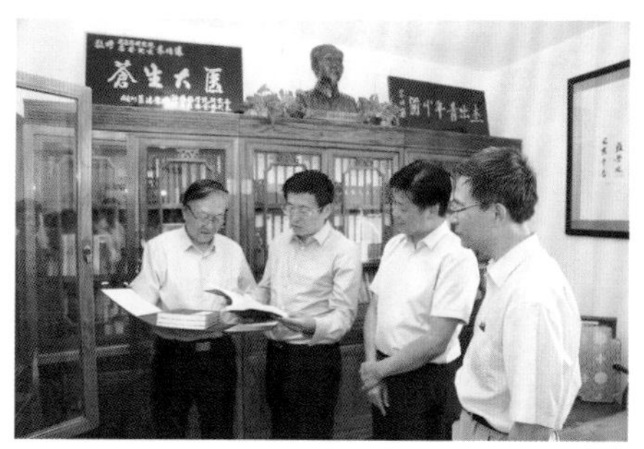

2019年6月14日，国家中医药管理局局长于文明（左2）视察长安米氏内科流派传承工作室，听取米烈汉教授（左1）、路波主任医师（右1）对流派工作的汇报，右2为陕西省卫生健康委党组书记刘勤社

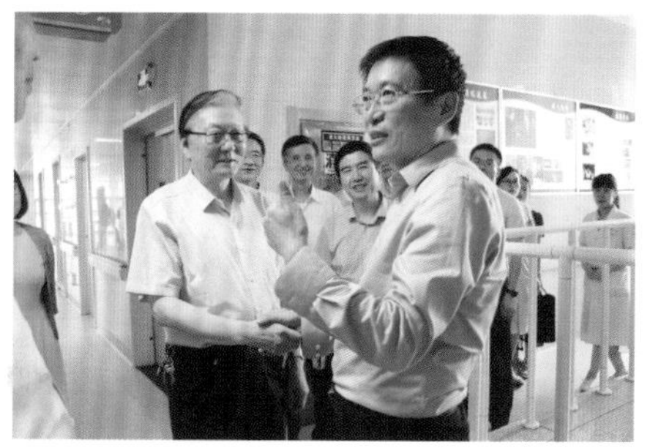

于文明局长（右1）高度赞扬米伯让精神是米氏流派传承发展的精髓

2022年9月16日，陕西省政协副主席王二虎率领医药卫生体育委员会调研组、陕西省卫健委、陕西省中医药管理局及西安市政协有关领导对陕西省中医药研究院、陕西省中医医院进行调研，走访了全国名中医米烈汉传承工作室，参观了长安米氏内科流派文化宣传长廊，详细了解了米氏流派的发展、科室建设、特色服务、医疗环境等情况，并观看了《米伯让手书校录中医经典》等流派著作，指示要继续贯彻习近平总书记关于健康中国建设的重要论述，加强科技创新，做好全国名中医传承工作室建设及流派传承工作。

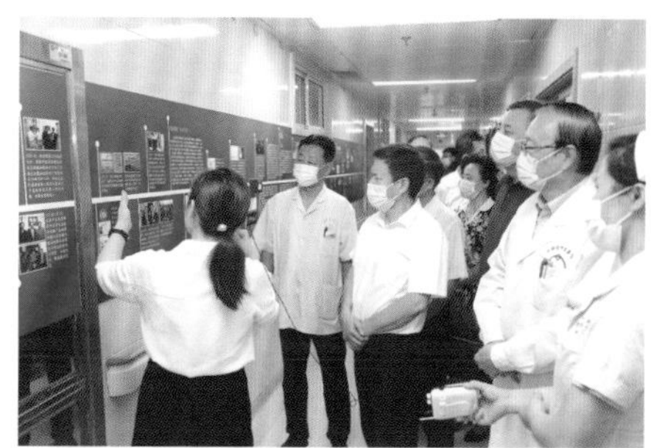

2022年9月16日，陕西省政协副主席王二虎（左3）一行参观长安米氏内科流派文化宣传长廊，许建秦院长（左2）、米烈汉教授（右2）陪同参观

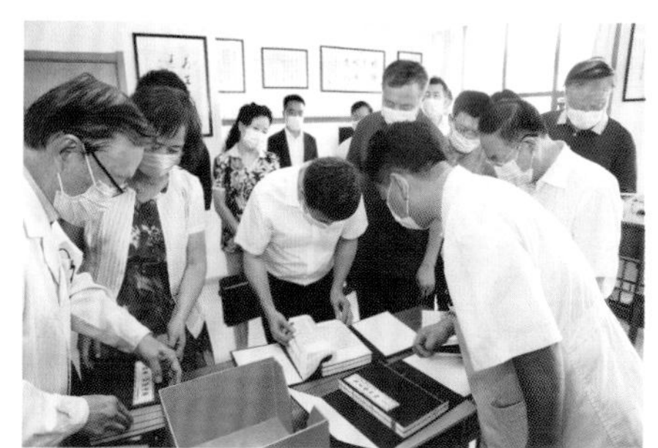

王二虎副主席等观看《米伯让手书校录中医经典》

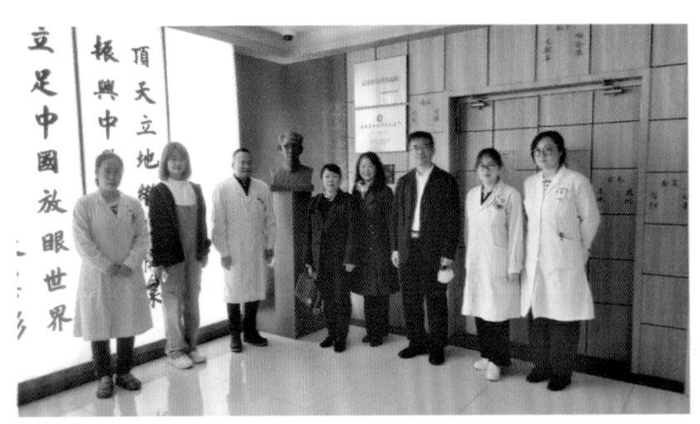

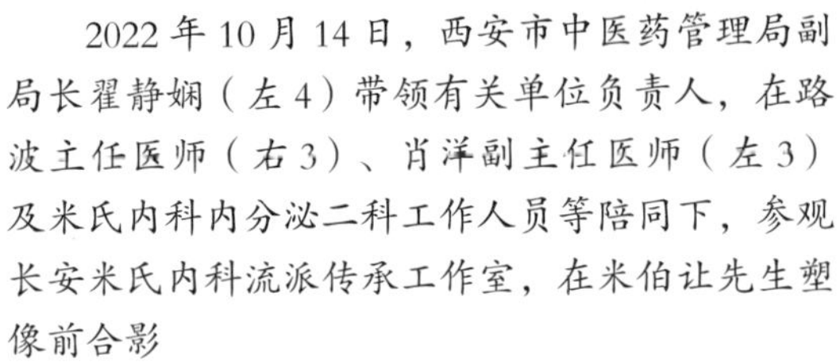

2022 年 10 月 14 日，西安市中医药管理局副局长翟静娴（左 4）带领有关单位负责人，在路波主任医师（右 3）、肖洋副主任医师（左 3）及米氏内科内分泌二科工作人员等陪同下，参观长安米氏内科流派传承工作室，在米伯让先生塑像前合影

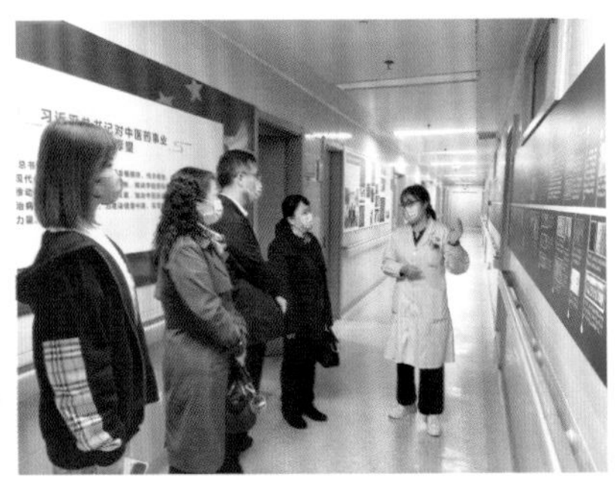

翟静娴副局长（右 2）等参观长安米氏内科流派文化宣传长廊

2016 年 10 月 31 日，陕西省中医药管理局组织专家，对长安米氏内科流派传承工作室建设项目进行验收。专家组通过听取汇报、查阅资料、实地考察等方式，对流派传承工作室在建设期间开展的工作进行了专项验收，高度评价米氏流派在建设期间取得的成绩，提出相关建设性意见和建议。

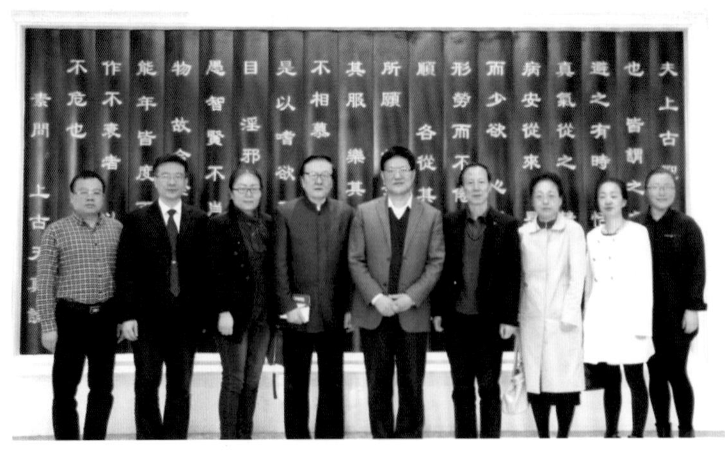

2016 年 10 月 31 日，长安米氏内科流派传承工作室接受陕西省中医药管理局验收，与专家组合影

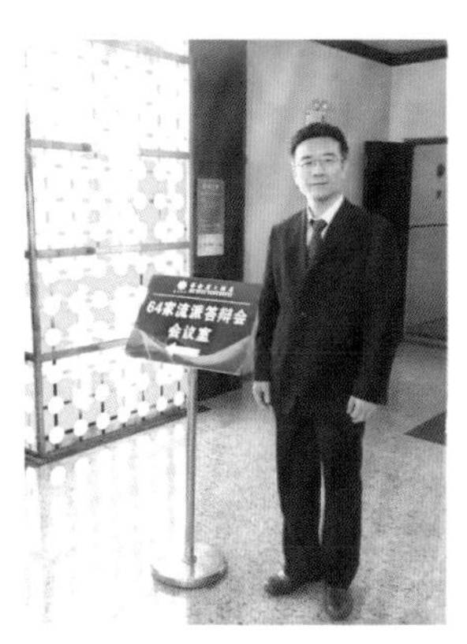

2016 年 12 月 23 日，路波主任医师参加“全国中医学术流派传承工作室建设项目验收集中答辩”

2016 年 12 月 23 日，长安米氏内科流派传承工作室建设项目负责人、主要传承人路波主任医师带领安康市中医医院流派二级工作站负责人崔燕主任医师、李琳副主任医师，参加在广州举行的“全国中医学术流派传承工作室建设项目验收集中答辩”。路波主任医师汇报了长安米氏内科流派传承工作室建设项目完成情况、取得的成果及下一步发展思路。评审专家高度肯定了米氏流派在建设期间取得的成绩，并提出有关意见和建议，标志着长安米氏内科流派传承工作室圆满完成了第一轮建设任务。

2023 年 6 月 25 日，国家中医药管理局组织专家组，对长安米氏内科流派传承工作室第二轮建设项目进行实地验收。陕西省中医药管理局医政医管与教育处副处长周亚琴、主任科员潘玥宏，陕西省中医药研究院、陕西省中医医院院长许建秦、副院长李晔、科技教育处处长闫小宁、副处长张晓凤，米氏流派代表性传承人米烈汉教授、流派传承工作室建设项目负责人路波主任医师、米氏内科内分泌二科主任肖洋主任医师等参加验收会议。许建秦院长致欢迎辞，路波主任医师做项目工作汇报。以国家级安徽新安王氏内科学术流派传承工作室负责人胡建鹏教授为组长的专家组一行 7 人通过听取汇报、实地考察、查阅资料、现场质询等方式对流派传承工作室建设情况进行了全面检查，给出了“有底蕴文化，有价值文献，有特色理法，有疗

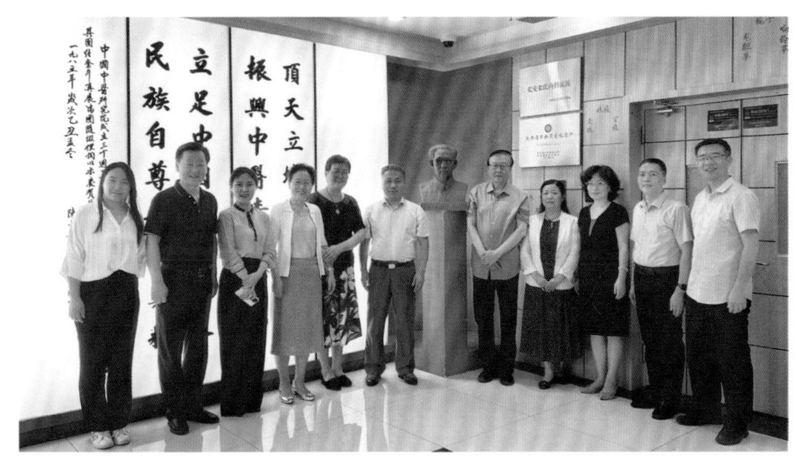

2023 年 6 月 25 日，周亚琴副处长、许建秦院长、李晔副院长、米烈汉教授、路波主任医师与国家中医药管理局专家组在米伯让先生塑像前合影

效临床，有创新基础，有前景开发，有活力团队，有影响传播”的高度评价。

习近平总书记指出：“中医药学是中国古代科学的瑰宝，也是打开中华文明宝库的钥匙。当前，中医药振兴发展迎来天时、地利、人和的大好时机，希望广大中医药工作者增强民族自信，勇攀医学高峰，深入发掘中医药宝库中的精华，充分发挥中医药的独特优势，推进中医药现代化，推动中医药走向世界，切实把中医药这一祖先留给我们的宝贵财富继承好、发展好、利用好，在建设健康中国、实现中国梦的伟大征程中谱写新的篇章。”

长安米氏内科流派将认真贯彻执行习近平总书记指示精神，继续围绕“明晰流派渊源，保存珍贵资料，凝练学术思想，挖掘独特经验，形成诊疗规范，开发有效方药，推广运用成果，建立长效机制”的建设目标，不断将流派的学术思想、临证经验发扬光大，弘扬“厚德弘道、济世笃行”的米伯让精神，为实现“中华古医学，世界将风行”的流派中国梦而努力奋斗！

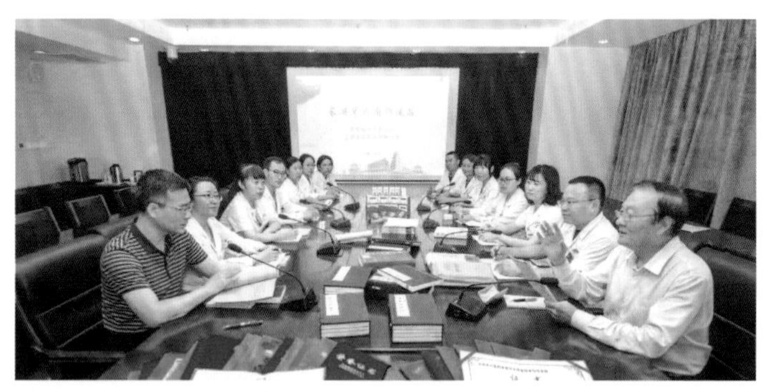

长安米氏内科流派传承工作室、米氏内科内分泌二科工作总结会

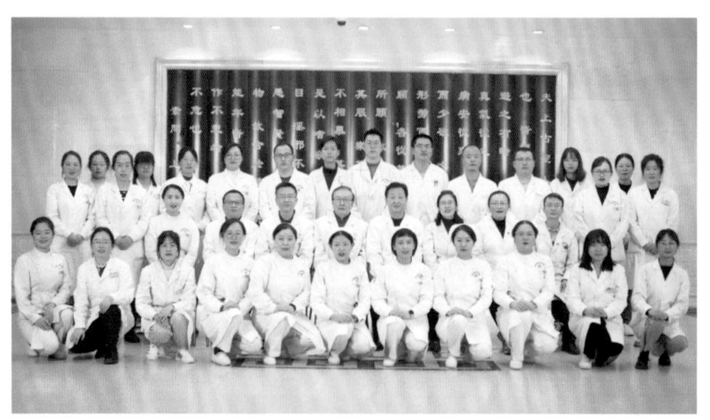

长安米氏内科流派传承工作室、米氏内科内分泌二科

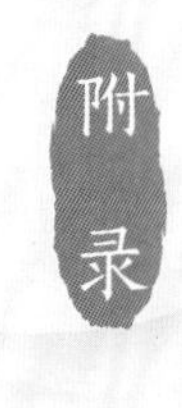

一、米伯让先生主要事略

米伯让先生祖籍陕西省泾阳县蒋路乡徐家岩村，公元1919年4月5日（农历二月二十二日）生于甘肃省张掖县。其父米秉贞公业商。

1925年（6岁）：

在张掖陕西会馆私塾读书。

1928年（9岁）：

考入张掖高等小学校。因甘肃地震及回汉军阀混战而停课。嗣后，局势平静又复课。

1930年（11岁）：

母丧。回汉军阀混战而辍学，随秉贞公避难于武威，在武威私塾读书两月，后又返张掖回校复课。不久，军阀重新开战，再次辍学。

1932年（13岁）：

在甘肃张掖医学宫读书二年，受业于曹学禹、李源逢、陈守忠等老师。

1934年（15岁）：

因对习商无兴趣，立志在家自学读书（自额书室为“凌云书屋”）。目睹当时社会腐败，吸食鸦片成风，造成严重的社会问题，便加入理善劝戒烟酒会，为会员。

1936 年（17 岁）：

随父搬运亡母灵柩回陕西故里，母葬后，当年因求学投考未遂，欲有所为，独自出游上海、南京、安徽、河南等地，自谋生业，并以广见闻，后困于郑州，遂寄居于理善劝戒烟酒会作勤杂工。

1937 年（18 岁）：

①父病，迁居三原县医病，因多方求医服药无效，他以厨刀砍断左手食指入药，赤背跪拜 3 昼夜，祈祷神灵保佑，均无效而殁，遂发愤学医，立志济世，受业于三原李新甫先生，并随师应诊。

②购买木材作棺材多口，广施穷苦无力安葬者，并出资聘请医生在三原善堂免费为穷苦人诊病，施舍药物。

1939 年（20 岁）：

①因继母病又迁居西安求医，同时仍自修中医，开始应诊。

②遵秉贞公遗嘱，倡议修甘肃省定西县王公桥，捐款 2000 元（占修桥费用五分之二）。并上书甘肃省政府，请求敦促当地县政府尽快完成修桥之事。甘肃省政府主席谷正伦寄亲笔题写“乐善好施”4 个大字的褒奖状及信函。王公桥竣工后，定西县派地方绅士骆子政先生持县政府褒奖来西安致谢，并云已在桥头树碑刻石，以永志捐资修桥之事。

1940 年（21 岁）：

赴泾阳县清麓正谊书院，师事张果斋、赵玉玺诸先生攻读经史。一日，果斋先生讲解《大学·礼运》中“大道之行也，天下为公”及“泰伯让国”之事，他心有所悟，夜间辗转思考，翌日告假回故里，将祖田祖业分送给穷苦人家，并更名伯让，以明心志。

1941 年（22 岁）：

①在西安、泾阳一带行医。

②在西安书肆见黄竹斋先生所著《伤寒杂病论集注》一书，思慕其人，经友人陈子怡先生（著名考古学家）引荐，赴长安拜竹斋先生为师，致力于伤寒、针灸的研究。

1943 年（24 岁）：

①参加陕西省卫生处组织的中医考试，获及格证书。后卫生处呈国民政府考试院审核，该院发给合格证及国民政府卫生部颁发的中医师证书（编者据《西京

日报》载，当时西安参考者 60 人，仅米氏与成友仁 2 人获此证书）。

②加入西安红十字会。为了抢救抗日的伤病员，向西安红十字会捐款 500 元。

③向西安慈善团体捐款 500 元，以救济从沦陷区逃来的难民。

④向泾阳县冶峪乡下河村首建完全小学捐款 200 元。

⑤为向难民施舍小米，给西安理善劝戒烟酒会捐款 200 元。

1944 年（25 岁）：

①为了致力于祖国医学的研究和不满腐败的社会现实，毅然变卖了西安家产，随黄竹斋先生去长安少陵塬筑窑洞隐居，协助竹斋先生整理校印了《伤寒杂病论会通》《难经会通》《周易会通》《道德经会通》《孙真人传》《医学源流歌》等著作。

②编写了《针灸经穴治疗歌诀汇编》《白喉证治辑要》《痢疾证治辑要》《湿温证治辑要》《鼠疫证治辑要》《本经药物研究类编》（此书未完稿）等书。

③应聘为长安县第一中学校医兼生理卫生课教员。

1946 年（27 岁）：

同竹斋先生一起赴秦岭太白山等地，考察中药资源，采集标本，并访太白山孙思邈遗迹。

1947 年（28 岁）：

陕西中医界和社会各界公推黄竹斋先生同他筹办陕西中医专科学校（黄氏任校长，米任理事），自筹资金，自印教材，虽获社会各方人士支持，终因政府当局排斥中医，中途夭折。

1950 年（31 岁）：

应邀在泾阳县云阳镇行医，时值抗美援朝开始，国家号召医务人员以实际行动支援前线，他第一个报名响应，并带头将每月初一、十五两日诊费收入捐献抗美援朝，此举受到当地政府芦景侠区长在动员大会上的表扬。

1953 年（34 岁）：

中央卫生部经西北军政委员会卫生部委托黄竹斋先生审阅《中华药典》，竹斋先生嘱托米完成此项任务。两人共同认为这部名为《中华药典》，但收入中药甚少，名实不符，并将他们的意见呈上。

1954 年（35 岁）：

①与竹斋先生一起应聘在西北医学院（现西安交通大学医学院）工作，并创

建了该校中医科，任主治医师、讲师。这是我国中医首批被聘入西医院校承担教学和医疗工作，《陕西日报》头版登载了这条消息。

②为供针灸教学，设计经络针灸人体大型模型一具，由西北医学院教材供应科阎文斗同志制造。

③年底，组织上要为他提一级工资，得知后他主动找领导说：“论贡献应该给我的老师黄竹斋先生提一级工资，而我的贡献太小了”。他终于说服了领导。

1955 年（36 岁）：

患肝硬化病在家疗养，其间撰写了《古琴传习录》三卷（已佚），《气功疗养汇编》一卷。

1956 年（37 岁）：

组织上又要给他提一级工资，他再一次推辞让给工资低的同志。

1958 年（39 岁）：

①在校党委领导下，首次举办西医脱产学习中医班（截止 1960 年共 3 期），并任专职指导教师，负责教学工作，为培养我国第一代西医学习中医骨干师资力量作出了贡献。

②荣获西北医学院先进工作者称号。

1959 年（40 岁）：

①黄龙、黄陵等地克山病流行，他请求组织批准，深入疫区，运用中医药防治克山病，撰写《中医对克山病的认识和防治》一文，提出了克山病之病因是由于饮食劳倦，不服水土以及内伤脾胃，中气不足，进而累及心脏，结合疫区独特的外因所构成的一种地区性的慢性虚衰疾患，属于中医虚劳内伤病范畴。创造性地用大炷艾灸疗法和姜黄汤、硫磺散、正阳散治疗急型克山病合并休克，其疗效肯定，为本病抢救工作提供了一个重要的辅助疗法（后又在多年实践的基础上总结经验，撰写成《中医对克山病的认识和防治》一册，曾在全国第一次克山病会议上宣读交流）。

②应邀赴耀县、永寿、延安等地，向当地医务工作者作有关克山病专题报告。

③为供中医诊断学教学之需，研究设计中医舌诊模型一套，由西北医学院教材供应科阎文斗同志制造。

④任西北医学院附属医院中医教研室主任。

⑤荣获西北医学院先进工作者称号。

⑥在西北医学院附属医院内科设病床 20 张，与西安交通大学医学院二附院内科教授王世臣、丁汉伦合作观察泌尿、消化系统疾病，疗效显著。通过分析研究，撰写了《中医对肾炎辨证论治的简介》等论文。

⑦应邀为陈毅副总理诊病，由西北医学院李广涛书记陪同（在场陪同的某副厅长指示米所开的处方中必须加人参一味，他依据病情，坚决反对，决不屈从，尽到一个医生应尽的职责）。陈毅副总理病愈后，设便宴招待，有姬鹏飞、廖承志副外长，陕西省李启明省长作陪。席间，陈毅副总理赞扬中国医药神妙，鼓励继承发扬，为世界人民造福，并嘱给他再多开几剂中药，以便带到国外去服。还交谈了中西医结合等问题。

1960 年（41 岁）：

①被推选为全国教育和文化、卫生、体育、新闻等方面社会主义建设先进工作者代表，应周恩来总理之邀在人民大会堂参加宴会。

②荣获西安医学院先进工作者称号。

③出席省文教群英会，陕西省人民委员会授予文教卫生先进工作者称号。

④陕西省人民委员会授予红旗手称号。

⑤为培养西安医学院中医教研组师资骨干力量制定了学习中医 6 年计划书。

1961 年（42 岁）：

①再次应邀为陈毅副总理诊病，由陕西省委书记张德生、卫生厅厅长李经纶、西安医学院书记王维琪陪同，蔡兰卿医师随陪。

②组织上要晋升他为副教授，并送来晋升表让他填写，对此他以才学浅、贡献小为由，婉言谢绝。曾任陕西省卫生厅副厅长雷自申同志当时办理此事。

③亲往临潼县南陈村调查秦越人扁鹊墓遗址，后向省委书记赵守一、卫生厅厅长李经纶汇报，建议维修该墓，以供后人纪念瞻仰这位伟大的医学家。

1962 年（43 岁）：

①带领西安医学院 3 期西医脱产学习中医班学员赴江苏、浙江两省参观学习，并在南京应邀会诊。

②任西安医学院学术委员会委员。

③为《辞海》一书有关中医条目部分审稿。

1963 年（44 岁）：

①为了给中医治疗急性传染病闯出一条路子，当闻知汉中地区钩体病疫情严

重时，他坚决请求组织批准，带领医学院医疗队深入疫区，克服重重人为的阻力，运用中医中药防治，疗效显著，收治657例，治愈率为98．93%。首次提出钩端螺旋体病分为伏暑、湿温、温燥、温黄、温毒、暑痉6种证型，并认为本病具有热淫所胜、伤津耗阴之特点。在治疗中他始终把握“存津液，保胃气”和扶正祛邪这一中心环节，使高烧多日的患者不需输液，而临床无脱水现象。他综合运用六经、三焦、卫气营血诸辨证纲领，提出一整套完整有效的辨证施治规律，卓有成效地指导着临床实践，打破了世俗认为中医不能治疗急性传染病的偏见。这件事在全国反响很大，受到卫生部领导的重视和表彰，《光明日报》《健康报》《人民日报》等报社记者纷纷采访，并予以报道。同时，他还为汉中地区制定了《中医防治钩体病方案》，还应汉中地区邀请，举办中医防治钩体病的学习班，为当地培养防治人员。后经6年反复实践，系统地进行总结，撰写出《中医对钩端螺旋体病的认识和防治》一册，其后在中华全国中医学会成立大会上交流与宣读，1986年由人民卫生出版社汇编出版。

②参加在北京召开的全国医院工作会议。在会上他提出了“加强和改进对中医工作的13条建议”，引起了强烈的反响。

③应南京市委之邀，去南京为该市领导诊病月余。

④荣获西安医学院社会主义建设先进工作者称号。

⑤中共陕西省委员会、陕西省人民委员会授予先进工作者称号。

⑥请求参加社会主义公学读书会的学习，认真通读了《毛泽东选集》三卷。

1964年（45岁）：

①陕西周至县终南地区流行性出血热疫情严重，他请求组织批准，带领医疗队深入疫区，运用中医中药进行防治，取得了显著疗效。他首次提出该病的中医病名为“温毒发斑夹肾虚病”，指出了卫分证（发热期）的治疗是防止以后各期出现被动局面和提高治愈率的关键。根据观察本病发热期将退时即出现休克期的转化特点，提出用银翘散加党参、杭芍、升麻、葛根作为治疗本病发热期和预防休克期的主方。经临床验证，这一疗法确有热退而未出现休克和越期而愈之显著效果。他归纳本病痉厥证的临床证型有火郁血实热厥证、气脱血瘀寒厥亡阳证、肝风内扰呃逆证等7种，证实本病不仅反映有热厥证，且有寒厥证。指出治疗本病厥证时，应特别注意“热病寒厥”证治，充实了本病厥证的内容，发展了痉厥证的辨证论治，提出了一整套系统、有效的防治方案。关于寒温之争，他认为“伤

寒与温病都有广义和狭义之分，两者是一脉相承，承先启后，各有创新”。后又总结历年实践经验，撰写了《中医对流行性出血热的认识和防治》一册，1986 年由人民卫生出版社汇编出版。

②应邀在周至、兴平、武功等县作关于流行性出血热的专题报告。

③被聘任为国家科委中医中药组组员（编者据有关资料记载，聘书由聂荣臻元帅签署，北方十余省市，仅北京、天津、辽宁、陕西 4 省有专家被聘，陕西仅米氏一人被聘为该组组员）。

④应邀在北京科学会堂作“中医对钩端螺旋体病的防治”学术报告，同时又受中国农业科学院的邀请，再一次作有关该病的报告，与会代表称赞中医治疗钩体病是群众欢迎的普、简、验、廉的好方法。

⑤卫生部郭子化副部长、中医司林司长来西安召开中医工作座谈会，他在会上深刻的发言，受到领导和与会代表的称赞。

⑥亲往南阳再次拜谒医圣张仲景祠墓，进行实地考察，拍摄庙祠正门、张仲景墓、张仲景故里碑等照片 8 张，并与当地名老中医、卫生局领导同志就黄竹斋先生发现的张仲景《伤寒杂病论》第十二稿的经过进行座谈，同时还为当地靳岗中医学校作学术报告。

1965 年（46 岁）：

①卫生部郭子化副部长再次来陕，与陕西省委书记赵守一、省文卫办主任魏明中、省卫生厅厅长李经纶一同召见他，征询对陕西中医事业发展和建立西北五省中医科研基地的意见。

②被选为中华医学会陕西分会常务理事。

③撰写《中医对 94 例钩体病的防治》一文，发表于《中医杂志》1965 年第 8 期，并将所得稿酬 100 余元全部捐献灾区。

1966 年（47 岁）：

①被选为陕西省医学科学委员会委员。

②年初调入陕西省中医研究所任所长。

③赴陕北米脂县了解疫情和中医研究所医疗队工作情况。

④赴永寿地区组织医疗队防治克山病、大骨节病，撰写《中医对大骨节病的认识和防治意见》《中医常见病治疗歌诀》。

⑤组织带领医疗队赴陕南勉县防治钩体病与流行性乙型脑炎，撰写了《中医

对流行性乙型脑炎的防治》。

⑥赴户县防治调查疰夏病，撰写了《中医对疰夏病的防治》。

⑦赴岐山523厂调查防治传染性肝炎流行情况，撰写了《中医对传染性肝炎、肝硬化的认识和防治》。

1967年（48岁）：

①先后接待了瑞士医学代表团、法国医生马丁及夫人一行、老挝医学代表团、西德医学代表团、朝鲜医学代表团，与外宾就中医的应用和发展进行了广泛的学术交流。

②提出在山楂酊中提取有效成分以代替洋地黄，用于防治克山病，提出将银翘散制成冲剂作临床疗效观察。

1968年（49岁）：

被扣上了“反动学术权威”“黑所长”帽子而靠边站。由于他刚刚到任，时间短，侧重业务而少于人事，故后又被安排作一般医生的工作。自此复职期间，进行了大量的门诊、病房、会诊、下乡、讲学、答复患者来信等一线工作，收到许多患者的感谢信和表扬信。

1971年（52岁）：

被派去负责本所内科工作。期间一直坚持每周写工作总结材料，并在每周一晨会上宣读（1970年、1973年、1974年先后荣获本单位先进工作者称号）。

1973年（54岁）：

组织上要为他提升一级工资，他写报告，坚决请求转让给工资低的同志享受。

1974年（55岁）：

①加入中国共产党。

②应西安市卫生局邀请，任西安市西医离职学习中医班的指导教师，并作有关的学术讲座。他在讲授“病机十九条”时，推崇刘完素补入的“诸涩枯涸，干劲皴竭，皆属于燥”一条，指出刘氏开拓了《内经》病机学说之范畴。他强调不应再沿袭十九条之旧说，应改称为“病机二十条”。

1975年（56岁）

①先后接待了朝鲜针麻考察团、日本医学代表团，就中医、针灸方面的问题进行了交流。

②数学家华罗庚来陕传授优选法期间，华罗庚请他诊病，两人共同探讨中医

学的优选法，他提出中医的优选法“辨证求因、审因立法、分清主次、依法定方”16字，华非常赞同。

③赴风翔石落务大队防治群发性末梢神经炎。

④赴兴平地区防治流行性出血热。

1976年（57岁）：

①被选为中国人民对外友好协会陕西分会理事。

②为陕西省军区举办的西学中班、第四军医大学举办的中医提高班作专题学术讲座。

1977年（58岁）：

被选为陕西省五届人大代表，向省人大常委会提出“关于陕西省中医药研究院由省科委和省卫生局双重领导”的建议。

1978年（59岁）：

①被选为全国医药卫生科学大会代表，应邀入主席台就座（编者据悉：我省代表团仅米伯让先生与侯宗濂教授两人应邀入主席台就座）。

②被选为陕西省科学大会代表。

③被选为陕西省医药卫生科学大会代表。

④荣获陕西省中医研究所先进工作者称号。

⑤针对国家计量改革，他向卫生部中医司及国家计量局呈书，认为1钱换算为3克是不符合中药计量历史沿革的实际情况。据他考证，1钱应换算为3.73125克，为简便使用，一钱应换算为3.5克。国家计量局复函中医司，“认为他的意见应该重视和研究”。

1979年（60岁）：

①被选为中华全国中医学会第一届常务理事。

②被选为中华全国中医学会陕西分会副会长。

③被聘为陕西省科委顾问组顾问。

④恢复陕西省中医研究所所长职务。

⑤被聘为陕西省医学科研基地建设协调委员会顾问。

⑥被聘为《陕西新医药》杂志副总编辑。

⑦受卫生部特邀，参加“中西医结合问题座谈会”，就中医政策、医疗、教学、科研、古籍文献整理及中西医结合等方面提出13条建议，作大会发言，引起强烈

反响，大会秘书处将其发言整理成专题《简报》（第 14 期）印行分发。

⑧被评为陕西省卫生局先进个人标兵。

⑨为中国科学院张稼夫诊病（由卫生厅李经纶厅长陪同），张病愈后回山西，托中国科学院陕西分院崔哲同志表示感谢，并说病已痊愈。

1980 年（61 岁）：

①再次被聘为国家科委中医专业组成员。

②出席中国科协第二次全国代表大会，并当选为委员。

③被聘为《中医辞典》顾问。

④被聘为陕西省卫生局医药卫生科学技术顾问。

⑤任《陕西中医》杂志副总编辑。

⑥受卫生部特邀，参加全国中医和中西医结合工作会议，作“关于中医政策问题的意见”大会发言，大会秘书处将发言稿作为专题《简报》（第七期）印行分发。

⑦主持重印白云阁藏本、木刻版《伤寒杂病论》第十二稿及黄竹斋先生《医事丛刊》共 200 部，分发赠送给全国各地医学院图书馆、医疗及科研单位和一些国外学术团体，日本一些汉医专家对此书颇为珍视（见国外报道）。

⑧被聘为中国中西医结合研究会陕西分会顾问。

⑨接待以矢数道明先生为首的日本东洋医学代表团，并进行学术交流。

⑩被陕西省出版事业管理局聘为“医学书籍评奖委员会”委员。

⑪参加云南全国中医理论整理规划会议期间，与 10 位老中医提倡发起成立全国张仲景学说研究会。

⑫应邀参加卫生部在泰安召开的中医古籍整理出版会议，被聘为出版委员会顾问。

⑬为陕西省中医研究所扩建为陕西省中医药研究院，同何毖同志（中研所党委书记）赴北京与卫生部领导共商事宜（具体与季宗权副部长、吕炳奎等有关司长进行商谈，得到吕司长的大力支持协助，一起去找国家经委基建处王鸿处长商谈，王处长表示支持扩建，并说：“只要批一个，首先就考虑陕西。”同时考虑到国家困难，暂以 500 万元指标陆续下达，此项工程为地方项目，指标以外款项由地方解决）。

⑭主持校刊重印黄竹斋先生所撰《伤寒杂病论会通》十八卷、《难经会通》、

白云阁藏本《难经》《三阳三阴提纲》《医圣张仲景传》《孙思邈传》。撰写了《〈伤寒杂病论〉分合隐现之简介》《浅谈治疗急性病之我见》《中医计量沿革与中药计改之我见》《浅谈二十八脉的主病与说明》《简介经络学说的概念和认识》《〈素问〉病机十九条初探》《十二经气血多少之探讨》等论文。

⑮省科委召集顾问组成员讨论陕西省委《关于加强科学技术工作若干问题的决议》文件，他提出“中西医药防病治病关键问题的研究”应列入决议中，及“提高科技人员待遇、科技干部管理、培训和科研基地建设”等问题的建议。

1981 年（62 岁）：

①被聘为国家卫生部医学科学委员会委员。

②被任命为陕西省中医药研究院临时领导小组组长和临时党委委员、院学术委员会主任委员等职务。

③再次向省委呈请维修临潼县东周伟大医学科学家秦越人扁鹊墓及纪念馆的报告。

④复中央卫生部中医局调查提纲书。

⑤应日本藤田六郎、矢数道明先生邀请，为日本汉医界在金泽市给《皇汉医学》作者汤本求真先生立显彰碑而撰写纪念文章，并赋诗一首，见日本《汤本求真显彰集》。

⑥被推选为陕西省科协第二届委员会常务委员。

⑦为了推动仲景学说的研究工作，二十多年来，他将其师交给的《伤寒杂病论》第十二稿木刻版两箱、《医事丛刊》木刻版一箱辗转保存，使其在十年浩劫期间幸免厄运。在西安医学院图书馆保存期间，不幸遗失 3 页书版，他自付 250 元，补刻齐全。他认为这 3 页木版是他负责完成其师嘱托过程中丢失的，理应由他付款补刻。遵其师遗嘱，同年 12 月，将刻版完整无缺地送往南阳医圣祠珍藏，受到河南省市领导的热烈欢迎，举行隆重的接版仪式，并赠他一面锦旗，以示表彰。中央新闻电影制片厂为此录制电影，进行公映。当地电台、《人民日报》等多家报刊对此进行广泛报道。

⑧应邀参加张仲景研究会成立暨首届学术交流会，会上作了“关于《伤寒论》分合隐现”的学术报告。会议期间，曾手书黄竹斋先生《祝告医圣文》，并题词“仁术教泽，功被万世”，均被刻之碑石，立于仲景祠内。同时被聘为南阳张仲景研究会名誉会长。

⑨应北京中医研究院研究生部主任方药中教授之邀，为该部研究生作关于《内经》“七大论”的学术讲座，因病未能成行。

⑩在陕西省常宁宫疗养治病，仍担任院内部分工作和大量社会活动及学术研究任务。在此期间，卫生部崔月犁部长来陕后到疗养院探望，并交谈了陕西中医药工作的发展问题。卫生部计财司刘美亭司长去常宁宫疗养院探望，并与他交谈中研院科研经费问题。陕西省委书记马文瑞去看望他，并交谈了陕西省中医药研究院的建院方向等一系列问题。期间为我省的法国友人里珊代女士诊治哮喘病，效果良好。

⑪被聘为《中国医学百科全书》编委会委员，同时参加该编委会在武昌召开的第一次会议。

1982 年（63 岁）：

①陕西省人民政府授予劳动模范称号。

②被选为中国科协自然科学专门委员会会员。

③参加在长春召开的第二届全国中医理论整理研究会，并被推选为该会委员。

④应邀参加新疆中医学会、民族医学会、中西医结合学会年会，并受赠维吾尔族花帽一顶。会后，卫生厅维吾尔族厅长易克沙江邀其到自己家中，以维吾尔族礼节宴请，并赠维吾尔族医学书籍数部。同时受到乌鲁木齐市中医医院、学校、医学院中医科的热烈欢迎，并应邀作了学术报告。

⑤同年 3 月，被陕西省卫生局聘为陕西省卫生技术干部职称评定委员会委员。

⑥同年 7 月，被陕西省卫生局聘为陕西省卫生技术干部职称评定委员会中医内、妇、儿专业考核组组长。

⑦应邀赴日讲学，因日本文部省为其侵华罪行翻案，把“侵略”我国说成“进入”，他出于义愤，拒绝赴日讲学。

⑧被陕西省人民政府聘任为陕西省地方志编纂委员会委员，不久，省委陈元方书记来家交谈编纂《陕西省地方志》的有关问题。

⑨被陕西省卫生局聘为《陕西中药志》编辑委员会主任委员，并提出对编纂《陕西中药志》的几点建议。

⑩带病赴北京卫生部，与季宗权副部长、吕炳奎司长商谈陕西省中医药研究院基建经费应带帽下达问题。

⑪与省计委主任张斌、科教部部长赵长河在京西宾馆商谈中医药研究院基建

经费问题，同时又去中央经委商谈，经委同意本年度给拨款150万元。

⑫与何毖同志一起向省委章泽书记汇报在京商谈省中医药研究院基建经费情况，请求省委重视支持。当时章泽书记说："你（米伯让）去北京能将钱要回，这是很难得的。你这次去很有收获，关于地方项目的建设问题，我们可以研究。"

⑬向院党委呈辞职让贤，免去院临时领导小组组长职务以利工作的报告。

⑭向中华全国中医学会呈辞去常务理事的报告。

⑮向中华全国中医学会陕西分会呈辞去副会长的报告。

⑯被推选为中华医史学会陕西分会名誉主任委员。

1983年（64岁）：

①应聘参加广西电子计算机中医诊疗程序鉴定会，并被选为领导小组副组长。又应广西中医学院聘请，作"如何学习中医"的报告。路经湖南，应湖南省中医研究所邀请，为研究生班作"学医为何？为何学医？"的报告。

②应日本矢数道明先生之嘱托，为纪念大冢敬节先生逝世一周年撰写悼词和挽联。挽联云："念君昔未参与侵华活动是为善行我方敬挽，仰尊尚有志钻研汉医继承炎黄芳名可嘉。"

③省中医药研究院东大楼基建3层，缺乏经费，同院临时党委副书记王志义、何毖去见张斌副省长，请求补发经费，完成东大楼基建任务，省政府旋即拨款150万元。

④应邀参加陕西省直卫生系统从医40年以上医药卫生人员纪念会。

1984年（65岁）

①向省委呈请维修眉县唐代伟大医学科学家王焘墓及纪念馆报告。

②被任命为陕西省中医药研究院名誉院长、院学术委员会名誉主任委员。

③应省委、省政府、市委、市政府之邀，参加西安各界庆祝中华人民共和国成立35周年大会。

1985年（66岁）

①被聘为中国国际文化交流中心陕西分会理事。

②被推选为中华全国中医学会第二届理事。

③被聘为光明中医函授大学顾问和陕西分校顾问。

④被聘为张仲景国医大学名誉教授、顾问。

⑤被聘为中华药王山孙思邈研究社学术顾问委员会副主任委员。

⑥被聘为西京中医药科技开发研究会顾问。

⑦被聘为陕西省老年保健工作者协会筹备委员会顾问。

⑧被聘为《陕西省名老中医经验荟萃》编委会主任委员。

⑨被聘为陕西省政协医药组成员。

⑩抱病参加陕西省振兴中医大会。

⑪再次被选为中华全国中医学会陕西分会副会长。

1986年（67岁）：

①呈陕西省委书记白纪年同志“关于开展如何振兴陕西中医，加强中医药研究院工作的建议书”（约万余字）。

②面对社会上医风医德出现滑坡的趋势，向铜川市政协捐款160元，建议在药王山为孙思邈立医德纪念碑，并建议召开孙思邈医德学术思想研讨会。

③被聘为《陕西省卫生志》编委会顾问。

④任省科协第二届常务委员届满，省科协授予荣誉证书，表彰在这期间所做的贡献。

⑤省政协医药卫生组、西京中医药科技开发研究会授予义诊荣誉证书。

⑥应省对外友协之邀，在西安市土金章副市长陪同下，与葡萄牙公爵交谈中医药问题。

⑦与陕西省部分科技界人士在陕西宾馆受到彭真委员长的接见。

⑧河南张仲景国医大学校长赵清理来陕，征询关于创办张仲景国医大学的意见。

⑨抱病同省中医药研究院新领导班子成员（韩纪宗、张庚午副院长）去北京向卫生部汇报工作，同时与崔月犁部长、胡熙明副部长、吕炳奎司长核实原下达给陕西省中医药研究院基建经费数字。又应光明中医函大邀请，参加开学典礼。又专访劳动人事部赵守一部长，赵部长对陕西省中医药研究院的工作作了建议，并表示将向卫生部呼吁，给予大力支持。

⑩省中医药研究院经费困难，又同韩纪宗、赵建础院长去见张斌副省长，商谈解决经费事宜，并请求增加中医药研究院科研经费，张副省长即拨款60万元暂度目前困难，增加科研经费之事待中研院编制决定后再为下拨。

1987年（68岁）

①应邀参加中华全国第二次张仲景学说讨论会，并被选为该届大会学术委员会主任委员。

②任卫生部科学委员会委员届满，卫生部授予荣誉证书，表彰在这期间所做的贡献。

③考察西安市盲哑学校教育情况，向西安市委、市政府呈《请求解决西安市盲哑学校盲童教学组有关教育培养盲童成才的呼吁报告》。

④崔月犁部长来陕，与他交谈了对陕西中医工作的意见。

⑤至 1987 年，其间撰写和整理有“华佗遗著考识”“对马王堆医书整理的几点建议”“用中医中药防治钩体病的回顾”“就《周易》有关问题致罗德扬同志函”“就《史记・扁鹊仓公列传》有关问题答武伯伦同志书”《黄竹斋先生传略》《黄竹斋先生佚文集》数十种。

1988 年（69 岁）

①应邀参加陕西省地方志编撰工作会议。

②被聘为《陕西中医》编委会顾问。

③应邀参加省科协为我省有贡献的老科学家举办的首次集体祝寿活动，并颁发荣誉证书。

④在米伯让先生故乡泾阳县，由当地县委、县政府举办了“名老中医米伯让学术思想研讨会”。来自陕西各地近百名代表共聚一堂，热烈讨论米伯让先生医学思想的内涵、渊源及其发展过程和成就。会议将代表的论文汇编成《米伯让先生学术思想研究论文集》，陕西省中医药研究院编辑了《米伯让医事文辑》一册。

⑤被西安医科大学聘为《现代中医》杂志编委会编委。

⑥被《中医研究》杂志编委会聘为首届编委。

⑦被聘为孙思邈中医院顾问。

1989 年（70 岁）：

①为了力匡时弊，弘扬唐代伟大医学家孙思邈的医德思想，为耀县药王山撰文并手书“唐代伟大医药科学家孙思邈医德纪念碑序”。

②孙思邈医德纪念碑落成典礼暨医德思想研讨会于 6 月在耀县召开，来自全国各地的与会代表共 400 人参加会议，米伯让先生任这次会议的名誉主任委员。

③为故乡泾阳县蒋路乡办学捐资 100 元，乡人民政府赠予捐资纪念册一本。

④与本省 23 位著名中医药专家向上级有关部门呈尽快“组建陕西省中医药管理局的建议”（见《中国中医药报》）。

1990 年（71 岁）：

①在铜川市召开“医德宗师孙思邈学说研讨会”成立大会，被该会特邀为名誉会长兼学术顾问，与会全体代表敬赠他“苍生大医”匾额一块，《陕西日报》《陕西卫生志》曾刊登此消息。

②参加陕西省召开纪念毛主席“救死扶伤，实行革命人道主义精神”题词 49 周年大会。

③参加中华医学会陕西分会及中华全国中医学会陕西分会召开的“纪念鸦片战争 150 周年座谈会”，并在会上以自己亲身经历作了深刻的发言。

④应邀参加《黄元御医书十一种》评审会议，并任组长。

⑤被聘为孙思邈国医自修大学教授。

⑥被陕西省中医管理局评为陕西省中医药科研有显著成绩的科技工作者。

⑦赴北京参加全国继承名老中医学术经验拜师大会，被国家二部一局指定为带徒弟的名老中医。

⑧被聘为《中国当代中医名人志》编委。

1991 年（72 岁）：

①安徽等省特大水灾，他闻知后立即直接向安徽省人大李广涛副主任汇款 100 元，请代为转捐省救灾办公室；又通过陕西省中医药研究院办公室向灾区再次捐款 100 元。

②家乡泾阳县蒋路乡人民政府派人送来“捐资兴学，留芳故里”的锦旗，以表彰米伯让先生 47 年来对家乡教育的贡献。

③为临潼县扁鹊墓撰文并篆额“东周伟大医药科学家秦越人扁鹊医德纪念碑序”。

④应邀赴成都参加国务院批准的国家级项目《中华大典·医学分典》论证会，并任副主任委员。

⑤应邀出席“第四届全国针麻与针刺镇痛学术会”开幕式。

⑥被聘为中华全国中医学会陕西分会名誉会长。

⑦应邀赴重庆参加著名中医学家吴棹仙先生诞辰 100 周年学术研讨会。

⑧向东周伟大医学科学家临潼扁鹊纪念馆捐款 200 元。

⑨荣获国务院政府特殊津贴证书。

⑩按照二部一局规定，为学术继承人传授临证经验。

⑪被聘为《中青年名中医列传》顾问。

1992 年（73 岁）

①参加故友、著名戏剧作家范紫东先生诞辰 114 周年纪念会。陕西省文化厅为范紫东先生墓树碑立石，碑文中有范先生与宋伯鲁、于右任论书法，与著名中医学家黄竹斋、米伯让论医等语。

②参加首届扁鹊学术研讨会，并在开幕式上作了深刻发言。

③为陕西中医提高班讲授“病机十九条”研究专题学术报告。

④陕西省科委授予“陕西科技精英”称号。

⑤将政府每月发给的 100 元特殊生活津贴，从发给之日起到他去世，全部捐献给家乡泾阳县蒋路乡徐家岩小学。

1993 年（74 岁）：

①被英国国际名人中心载入《世界名人录》。

②用自己生活节俭存款购买《辞源》《辞海》各一套，送往泾阳县蒋路中学资料室，供学生使用。

1994 年（75 岁）：

①向灾区捐款 200 元。

②闻知维修黄帝陵，捐款 200 元。

③春节将临，将自己积蓄的生活费 1200 元送至西安市民政局，捐献给西安市儿童福利院。

④陕西省中医药管理局确定他作为老师代表赴北京参加全国师带徒出师大会，因身体状况未能出席。

⑤《四病证治辑要》正式出版，卫生部崔月犁部长为该书作序，中央工艺美术学院院长张仃先生为该书书名题字。

1995 年（76 岁）：

①向咸阳市敬老院捐款 5000 元。

②向榆林市盲哑学校捐款 4000 元。

③《健康报》以“杏林老枝发新华”为题转载了他热心公益事业的实际行动。

④《西安晚报》以“圣心”为题传记了他为国为民的业绩。

⑤《女友》杂志以“平民慈善家”为题，记述了他半个世纪从未间断地为社会公益事业奉献的事迹。

⑥《气功疗养汇编》正式出版，陕西省政协副主席李经纶为该书作序，中国国画大师何海霞为该书题写书名。

1996 年（77 岁）：

①被聘任为陕西省慈善协会理事。

②整理自己多年的临证经验。

③《中医防治十病纪实》正式出版，卫生部中医司吕炳奎司长为该书作序。

1997 年（78 岁）：

荣获陕西省卫生贡献奖。

1998 年（79 岁）：

①闻知全国特大水灾，立即向西安市民政局捐款 1000 元（见《陕西日报》）。

②撰写《近代关中名人史略》一书。

③被聘任为陕西延安精神研究会理事。

1999 年（80 岁）：

①陕西省中医药研究院召开米伯让先生从医 60 周年学术研讨会。

②陕西省中医药研究院向米伯让先生颁发从医 60 周年荣誉证书；国家中医药管理局诸国本副局长到会祝贺并讲话。

2000 年（81 岁）：

2 月 8 日在西安逝世。

二、名老中医米伯让学术思想研讨会

为了弘扬米伯让先生为中医药事业奋斗的精神和学术经验，表彰先哲，激励后人，促进中医药学术的进步和发展，1988 年 10 月，米伯让先生的家乡泾阳县委、县政府举办了“名老中医米伯让学术思想研讨会”，来自陕西各地有关单位的专家、学者交流了米伯让先生的学术思想。

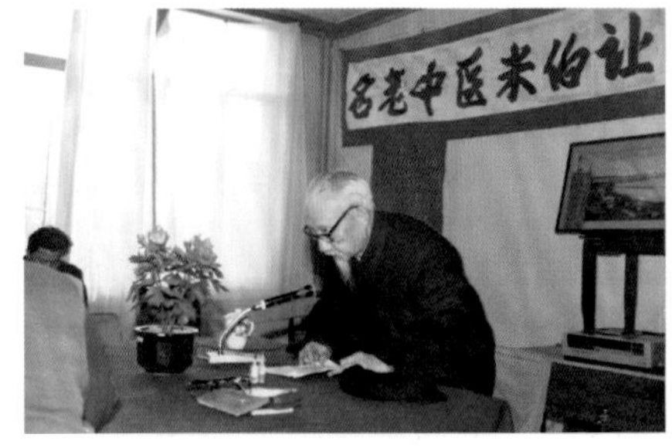

1988 年 10 月，米伯让先生在泾阳县召开的“名老中医米伯让学术思想研讨会”上致答谢辞

三、米伯让研究员从医60周年学术研讨会

1999年6月22日，在米伯让先生从医60周年之际，陕西省中医药研究院隆重召开了“米伯让研究员从医60周年学术研讨会”，并向米伯让先生颁发从医六十年荣誉证书。国家中医药管理局副局长诸国本、陕西省政协副主席孙天义及陕西省政府、陕西省人大、陕西省卫生厅等有关单位领导出席会议并讲话。来自中国中医研究院、第四军医大学、西安医科大学、陕西中医学院、陕西省中医药研究院的专家学者及西安、渭南、宝鸡、咸阳、汉中等地的中医药界代表参加了学术讨论。

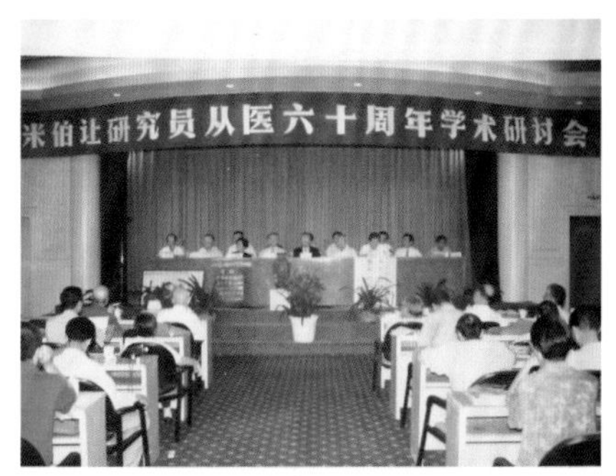

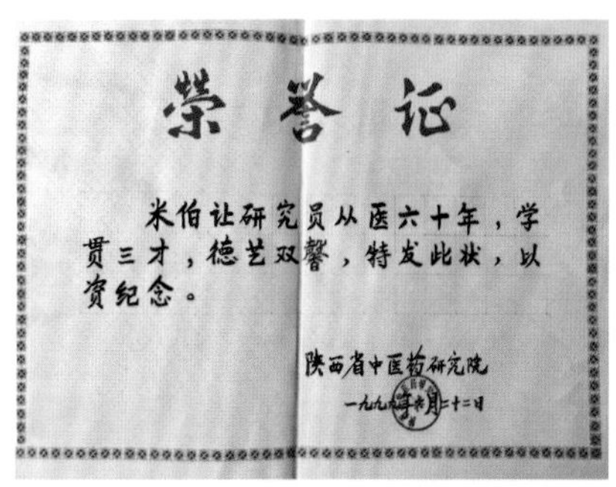

荣誉证

米伯让研究员从医六十年，学贯三才，德艺双馨，特发此状，以资纪念。

陕西省中医药研究院

一九九九年六月二十二日

诸国本副局长在讲话中指出“……今天这个会议，不仅是对米伯让先生的精神进行表彰，更重要的是要提倡我们全部的中医界都应该向老一辈的中医大师学习，更好地把中医事业继承发展下去。我认识米伯让先生20年了。我认为一个人的成功，一个专家的成功，都有共同的规律，比如说聪明、勤奋、刻苦、志向远大，对什么工作都有锲而不舍干到底的精神，这些米伯让先生皆而有之。米伯让先生聪明踏实、勤奋刻苦的精神，使我非常敬佩。假如我们今天以中国的中医事业为背景写一部小说的话，写一部电影剧本的话，那么第一部就应该是黄竹斋先生和米伯让先生，太感人了，太丰富了……他对危害陕西人民健康的急性传染病、地方病、运用中医药治疗取得了惊人的疗效，为中医药治疗急性传染病闯出了一条路子，受到党和组织的重视和赞扬。米伯让先生作为一个学者，他的精神，他的为人，他乐于帮助贫困地区的学校、灾区人民，这些精神是非常伟大的，很值得我们学习的……米伯让先生不仅是我们的中医大师，而且是我国的一代名医，我希望能有机会更好地传播他的道德文章……”

陕西省政协副主席孙天义指出，米伯让先生“从医半个多世纪以来，以其精

湛的中医理论功底和丰富的临床实践经验，为保护人民健康，发展中医药事业，付出了艰辛的努力，做出了很大的贡献”。强调学习和研讨米伯让先生的学术思想应以三方面为重点：一是要学习米伯让先生坚持为人民服务的宗旨，树立高尚的医德医风；二是要学习米伯让先生对技术精益求精的精神，不断提高为人民服务的水平；三是要学习米伯让先生善于继承、敢于创新的精神，努力推动中医事业的发展。

陕西省政府副省长潘连生在贺信中希望“全体与会同志认真探索米伯让先生等名老中医的从医实践和理论，充分利用现代科学技术与手段，加强中医药基础研究和中医临床应用研究，努力提高中医药诊疗技术水平，发挥中药资源优势，加大开发利用力度，推进中药产业化发展。进一步拓展中西医结合的领域，借助西医，发展自身，让中医药在实施‘2000 年人人享有卫生保健’的健康目标中大显身手，做出积极的贡献”。

国家中医药管理局科技教育司在贺电中希望陕西省中医药研究院“加快改革步伐，建立新的机制，积极主动地面向经济建设主战场，不断发扬成绩，把老中医药专家学术经验继承与充分运用现代科技方法有机结合起来，积极参与对中医药重大科学问题的研究，加强科技成果转化，使中医药研究更上新台阶”。

本次会议先后收到全国著名中医学家、广州中医药大学邓铁涛教授、广西中医学院班秀文教授、湖南省中医药研究院刘炳凡研究员、西安医科大学刘茂甫教授、陕西省卫生厅耿庆义副厅长及北京中医药大学姜良铎博士等题写的贺词。

邓铁涛教授题词：

米伯让研究员从医六十年：

弘扬中医　誉满杏林

邓铁涛敬贺

一九九九年五月

班秀文教授题词：

以德为本　一代名医

热烈祝贺米伯让研究员从医六十周年活动

班秀文

刘炳凡研究员题词：

祝贺米伯让研究员从医六十年学术研讨会胜利召开

绳绳继继见传人
米老精神永不磷
惟有铁肩担道义
关中医学放光明

刘炳凡敬题专贺
1999 年 6 月

陕西中医学院张学文教授，陕西省中医药研究院雷忠义主任医师、谢远明主任医师、赵石麟研究员、郑怀林研究员，西安交大医学院第二附属医院刘锐教授等在大会发言，探讨了米伯让先生的医德风范、学术贡献、临床经验等。陕西省中医药研究院编辑了《米伯让研究员从医 60 周年学术研讨会论文集》。

四、纪念著名中医学家米伯让先生座谈会

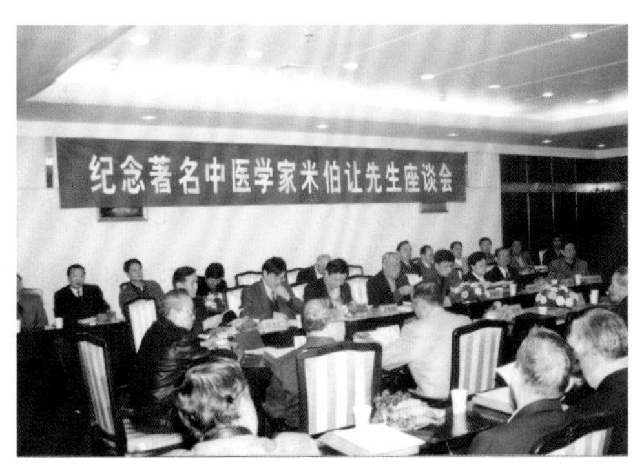

2003 年 4 月 2 日，陕西省政协隆重召开“纪念著名中医学家米伯让先生座谈会”

为了深入贯彻执行党的十六大精神，践行“三个代表”重要思想，全面建设小康社会，弘扬米伯让先生崇高的医德医风，继承其丰富的学术成果，振兴陕西中医事业，2003 年 4 月 2 日，陕西省政协隆重召开了“纪念著名中医学家米伯让先生座谈会”。全国政协常委、陕西省委原书记、陕西省政协原主席安启元，陕西省政协常务副主席、党组副书记朱振义，全国政协常委、陕西省政协副主席、民进主委李雅芳，全国人大代表、陕西省政协副主席、民盟主委陆栋，全国政协委员、陕西省政协副主席、九三学社主委刘石民，全国政协委员、伊斯兰教协会主席马良骥等，陕西省人大常委会原副主任牟林生、刘力贞、李天文，陕西省政协原副主席董继昌、魏明中、李经纶、孙天义、姜信真，国家中医药管理局副局长房书亭、医政司司长许志仁，中国中医科学院副院长刘保延，陕西省卫生厅副厅长杨世兴，陕西省文化厅副厅长韩望愈，陕西省中医管理局副局长袁瑞华，陕西省中医药研究院院长刘少明，原中科院西北分院书记、副院长王维琪，原陕西省卫生厅厅长卢希谦、刘爱梅，陕西医学高等专科学校副校长刘绍国，陕西中医学院副院长唐

俊琪，陕西省药检所所长杨智海，以及张学文、傅贞亮、雷忠义、杨震、赵石麟、张文、田树仁等老专家，陕西电视台、西安电视台、《陕西日报》《西安晚报》《中国中医药报》西安记者站等新闻媒体记者参加了座谈会。陆栋副主席主持会议。

朱振义副主席讲话（刊登于政协陕西省委员会办公厅主办的《陕西政协》2003年第6期）指出："米伯让先生是全国著名的中医学家，是我省科技、医药、卫生界的杰出代表。在从事中医工作的60年中，先生以其高尚的医德风范、精湛的理论功底和丰富的临床实践经验，为陕西省中医药研究院的奠基和建设，为中医药事业的发展，为人民群众的健康，毕生奋斗，做出了卓越的贡献。""纪念和学习米伯让先生的敬业和奉献精神，一是学习米伯让先生始终坚持全心全意为人民服务的宗旨，树立高尚的道德风尚……二是学习米伯让先生对医术精益求精的精神，不断提高专业技术水平，为人民群众服务……三是学习米伯让先生勇于实践，敢于创新的精神，努力推进卫生事业发展，为人民健康事业作出新的贡献……"

房书亭副局长在发言中指出："回顾米伯让先生对中医学、对人类健康事业做出的贡献，学习他精湛的医疗技术，缅怀他勤俭朴实、谦虚好学、品德高尚的一生，这对促进中医学术进步，弘扬全心全意为人民服务的医疗道德，具有十分重要的意义。""老先生一生中多次下基层，到农村、到工厂、到疾病流行的疫区，深入实际，调查研究，运用中医中药防病治病，以其精湛的医疗技术救治了无数患者，不仅赢得了三秦父老的信赖，而且其声名享誉海内外。米伯让先生非常热爱中医事业，终其一生，勤学不倦，知识渊博，在工作实践中善于思考总结，对中医基础理论、伤寒、温病、针灸等均有高深研究和独到的见解，撰写了许多具有很高学术价值的论文和著作，至今仍在指导着中医临床实践，对中医学术发展做出了积极贡献。尤其是他那高尚的医德和谦虚的品格，至今仍在激励着我们……斯人已逝，但他的精神永存……"

五、米伯让精神学术研讨会暨米伯让先生诞辰100周年纪念活动

2019年是米伯让先生诞辰100周年。陕西省中医药研究院、陕西省中医医院开展了一系列学习和纪念活动。为了做好米伯让先生诞辰100周年纪念活动，1月9日，陕西省中医药研究院、陕西省中医医院召开了"米伯让精神座谈会"。院党委书记李玉明、副院长程小红，原陕西省卫生厅党组书记、厅长刘少明，陕

西中医药大学真实世界临床研究院常务副院长袁瑞华，长安米氏内科流派代表性传承人米烈汉教授、长安米氏内科流派传承工作室建设项目负责人路波主任医师，陕西省中医药研究院、陕西省中医医院党办、医疗处、科教处、文献信息研究所、长安米氏内科流派传承工作室、米氏内科内分泌二科等有关处室负责人，陕西省中医药研究院文献信息研究所原所长苏礼、焦振廉等参加了座谈会。与会领导、专家观看了《一代大医米伯让》纪录片；路波主任医师做了关于长安米氏内科流派的专题报告；米烈汉教授介绍了米伯让先生生平及米伯让研究所工作情况，就“米伯让精神”进行了阐述。与会人员从医德医术、传承创新、社会责任感及中医临床、中医理论、尊师重道等不同角度对米伯让精神进行了诠释。程小红副院长总结指出，凝练米伯让精神是为了承先贤、启后辈，弘扬和践行米伯让精神，使之代代相传，促进中医药事业发展。陕西省中医药研究院、陕西省中医医院将以此次纪念活动为契机，号召全院职工学习米伯让先生博学慎思、明辨笃行的治学精神，刻苦钻研、求真务实的研究精神，深入疫区、防治疾病的无畏精神，捐资助学、心系百姓的奉献精神，不忘初心，不负使命，爱岗敬业，无私奉献，为广大群众提供优质的中医药服务，为建设“健康陕西”发挥积极的作用。

2 月 25 日，中共陕西省中医药研究院、陕西省中医医院委员会印发了《关于开展弘扬米伯让精神，向身边先进典型学习活动的决定》。3 月 29 日，陕西省中医药研究院、陕西省中医医院召开了“弘扬米伯让精神，向身边先进典型学习”动员大会，院党委副书记、院长许建秦主持大会，党委副书记、纪委书记刘小宾宣读“中共陕西省中医药研究院陕西省中医医院委员会关于开展弘扬米伯让精神，

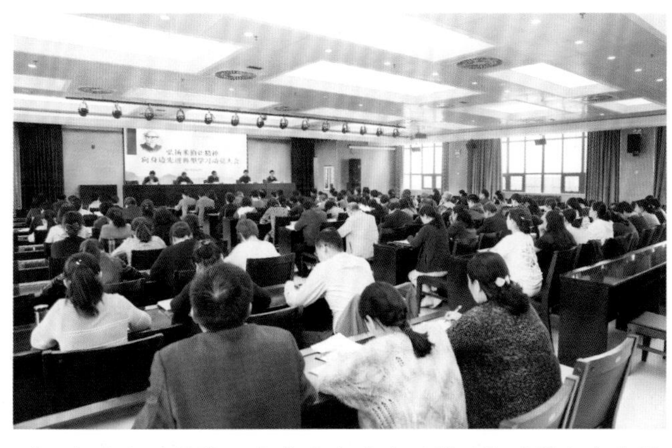

“弘扬米伯让精神，向身边先进典型学习”动员大会会场

向身边先进典型学习活动的决定”，党委书记李玉明作动员讲话，阐释了米伯让先生厚德弘道、济世笃行的精神内涵，介绍了米伯让先生以其坚实的中医理论功底和丰富的临床实践经验，在继承发扬祖国医学遗产、推动中医药事业发展、保护中医文化古迹、支持社会慈善事业等方面做出的突出贡献。

2019 年 4 月 26 日，陕西省中医药研究院、陕西省中医医院在全国范围举行“米伯让精神学术研讨会暨米伯让先生诞辰 100 周年纪念大会”。陕西省委原书记安启元、陕西省政府原副省长姜信真、陕西省人大常委会原副主任邓理，陕西省政协副主席王二虎，国医大师张学文教授、雷忠义主任医师，陕西省卫健委党组书记刘勤社，原陕西省卫生厅厅长刘少明，陕西省中医药管理局局长马光辉，陕西省政协医卫体委员会办公室主任刘昌军，原陕西省卫计委党组成员、陕西省中医药管理局原局长苏荣彪，西安医学院原党委书记牛光裕，河南省中医药研究院党委书记周文贞，陕西中医药大学党委副书记于远望，西安交通大学第二附属医院院长李宗芳，广东省中西医结合医院党委副书记、院长谢兵，南阳张仲景研究会副会长廖国玉，南阳张仲景博物馆馆长刘海燕，南阳市中医中药研究所所长廖俊旭，泾阳县人民政府副县长贾小轩，中华中和医派杨建宇，陕西省中医药研究院、陕西省中医医院各科室代表、医联体成员单位代表、长安米氏内科流派二级工作站代表、媒体代表等参加会议。院党委书记李玉明致辞。

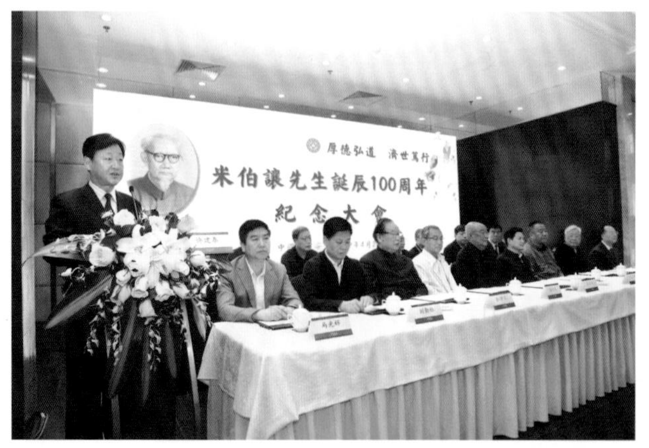

陕西省中医药研究院、陕西省中医医院党委副书记、院长许建秦主持“米伯让先生诞辰 100 周年纪念大会”

陕西省政协副主席王二虎发言指出，米伯让先生用中医中药治疗了各种疾病，为中医药创新发展做出了很大贡献。在国家政策的支持和引导下，陕西的中医药事业发展赢得了机遇。陕西省中医药研究院、陕西省中医医院作为一个“双肩挑”的省级中医药单位。近年来，党和国家高度重视中医药事业的发展，政策好，投入多，陕西省也出台了相关政策，加大了投入。希望陕西省中医药研究院、陕西省中医医院能够发挥“龙头”作用，各项工作不仅要做好、做实，更要做出特色。既要夯实基础，又要创新思维，锦上添花。作为中医药大省，我们要全力支持中医药事业的整体发展。“鉴形须明镜，疗疾须良医”，我们的医疗卫生事业需要中医，我们的中医药事业需要良医，更需要像米伯让先生这样的“大师”。

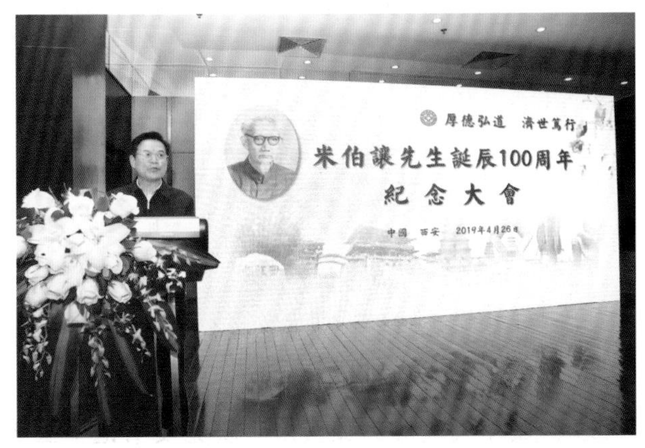

陕西省政协副主席王二虎在“米伯让先生诞辰100周年纪念大会”上讲话

国家中医药管理局于文明局长发来贺信：“作为后人，我由衷敬佩和仰望米老前辈，由衷感谢老人家为中医药发展做出的贡献，由衷感谢你们传承米老，传承发展米老学术思想，为落实习近平总书记关于中医药重要批示指示精神做表率！祝会议圆满成功！”

国家中医药管理局原副局长诸国本在“唯有巨石巍然在——纪念米伯让先生诞生100周年”纪念文章中指出：“……米伯让和他的老师黄竹斋，是近代中医史上杰出的代表人物。他们的生平事迹，是一部近代中医史的缩影。他们的人格医品，尽显关中人士笃于仁义之风，是中医行业的脊梁和灵魂……”纪念米伯让先生诞辰100周年，我们应该学习米伯让先生的奋斗精神和大家风范，为继承发扬中医药事业，不计劳苦，不避艰难，兢兢业业，奉献一生；应该学习先生尊师重道、求真务实的治学态度及融会新知、与时俱进的创新精神。先生所作《赞泰山》中“唯有巨石巍然在，气势磅礴众山尊”两句，在天人相应的中医大境之内，

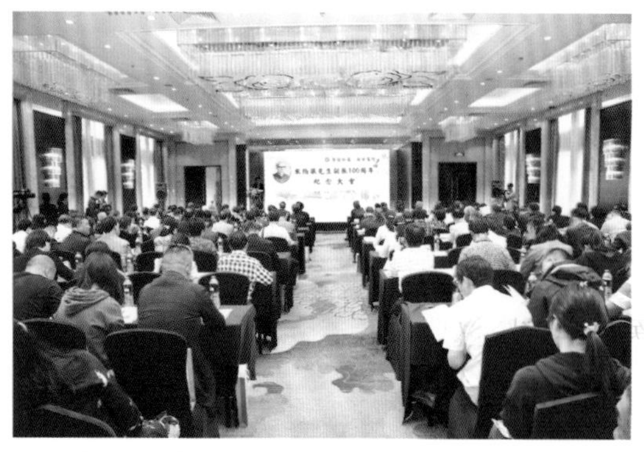
米伯让先生诞辰100周年纪念大会会场

米伯让先生就是一块巍然巨石，受万众敬仰。

国医大师孙光荣在“‘何方可化身千万 一树梅花一放翁’——纪念米伯让先生诞辰一百周年有感”中写道：隆重纪念米伯让先生诞辰一百周年，就是为了提高对中医药事业支持的力度，厚植中医药事业的根基，进一步明确中医药事业前进的目的。米伯让先生之所以令人钦敬、令人缅怀、必须学习、必须继承，就是因为客观上始终存在着“敬德修业、报国惠民”的米伯让精神。先生一生坚持“守心”“守信”“守本”“守岗”，用他的一生守住了振兴陕西和中国的中医药事业的初心；米伯让先生为人质朴无华、言出必践，无论是对党、对国家、对单位、对同事、对朋友、对家人，做不到的不说，说出来必定兑现承诺；用他的一生守住了中医临床思维的根本，坚持辨证论治，坚守大医精诚；无论担任何种职务，无论在哪一个岗位，都是尽职尽责，守住自己的岗位。我们要学习米伯让精神，为振兴中国和陕西的中医药事业迈开稳健的脚步。

刘勤社书记、刘少明厅长、李宗芳院长、谢兵院长、刘海燕馆长、杨建宇教授等嘉宾也在会上发言，表达了对米伯让先生的怀念。中国作家协会会员、陕西省诗词学会副会长、陕西省赋学学会会长、西安市作家协会副主席商子秦先生为纪念米伯让先生诞辰百年撰写了《大医米公伯让赋》，由陕西人民广播电视台著名新闻主播、主任播音员、中国播音主持“金话筒”奖获得者包志坚先生在大会朗诵。本次会议编辑了《米伯让精神学术研讨会暨米伯让先生诞辰100周年纪念大会文选》。

一些院士、国医大师及领导撰写题词，以表达对一代大医米伯让先生的崇敬心情。

中央文史馆馆员、中国工程院院士王永炎教授题词：

贺米伯让先生百周年诞辰纪念

崇尚国学　笃志岐黄　成就卓越　苍生大医

中央文史馆馆员、中国工程院院士　王永炎

己亥季春

国医大师、陕西中医药大学张学文教授题词：

纪念米伯让先生诞辰一百周年：

中医泰斗　医德楷模

张学文

己亥年春

中国科学院院士、国医大师、中医科学院陈可冀教授题词：

一代名医

米伯让教授诞辰一百周年

陈可冀

二〇一九年四月于北京西苑

国医大师、河南省邓州市中医院唐祖宣主任医师题词：

纪念米伯让先生诞辰一百周年：

伤寒巨擘　热病大家

唐祖宣

二〇一九年四月十九日

国医大师、成都中医药大学刘敏如教授题词：

时值陕西米伯让中医前辈诞辰百周年之际，谨此纪念先辈中医精神永垂！

成都中医药大学　刘敏如

2019年4月23日

国医大师、山西中医药大学王世民教授题词：

米伯让先生是中医界的泰斗，在《伤寒论》方面的研究造诣极深。米老医德高尚，人如松柏，为我辈崇敬的楷模。

谨以此纪念米老诞辰100周年

山西中医药大学　后学王世民　顿首

2019年4月25日

国医大师、陕西省中医医院雷忠义主任医师题词：

纪念一代大医米伯让先生百年诞辰：

大医精诚

己亥年清明节雷忠义于古都长安

全国名中医、国医大师、西安市中医医院杨震主任医师题词：

纪念米伯让先生诞辰一百周年：

国医泰斗　大师风范　米氏流派　源远流长

首届全国名中医杨震敬贺
二〇一九年四月二十二日

原陕西省卫生厅厅长刘少明题词：

德高望重　为人师表

纪念米伯让先生百年诞辰
刘少明

南阳张仲景研究会副会长廖国玉、南阳市中医中药研究所所长廖俊旭赠送了纪念米伯让先生烙画像并题写

圣道传薪人　南阳第一功臣
米伯让先生永在
百年华诞纪念（1919—2019 年）

南阳后学廖国玉　廖俊旭敬奉
2019 · 4

中华中和医派杨建宇教授赠送了“米伯让先师诞辰百年志　大医精诚　伯让流芳”匾额。

在米伯让精神学术研讨会上，陕西中医药大学真实世界临床研究院常务副院长袁瑞华、南阳张仲景博物馆馆长刘海燕、陕西省中医药研究院文献信息研究所原所长苏礼及长安米氏内科流派代表性传承人米烈汉分别从医德楷模、崇圣传薪、博学弘道、济世笃行等不同角度作米伯让先生先进事迹专题报告。

六、领导及专家为米伯让先生著作作序（摘要）及题词

米伯让先生一生著述颇多，一些领导和专家为他的著作出版作序或题词。1993 年，米伯让先生撰并书写的《四病证治辑要》出版之际，原国家卫生部部长崔月犁为该书作序，指出：

“……此书系先生自著、自写。字迹端庄清秀，开卷使人赏心悦目，为中医书籍别开生面之佳品。不惟可供中医教学、临床、科研之参考，亦可觇一位医学家成才所走过的道路……从先生尚存的 40 余万字的手稿中，使人深刻地悟出，欲成一位有真才实学而非滥竽医林的医生、医学家，一定应是一步一个脚印地前进。非脚踏实地，别无捷径。先生手稿对急功近利的年少者也许有清心安神之效……”

1995年，陕西省政协原副主席李经纶在为米伯让先生《气功疗养汇编》出版撰写的序中回忆道：

“……《气功疗养汇编》一书是著名中医学家、陕西省中医药研究院名誉院长米伯让先生在五十年代中期因患严重肝硬化，为了祛除疾病，促使早日康复，先生多方寻求良方时汇编成秩，供自己练气功之用……我五六十年代曾忝主陕西省卫生厅工作，1965年卫生部郭子化副部长赴我省视察工作，与陕西省委、省卫生厅商议，在原陕西省中医研究所基础上建立西北五省中医药科研基地，决定先调先生为陕西省中医研究所所长，负责筹建工作。数十年来，我因工作关系，与先生交往日多，甚膺服先生的道德、学问、医术……由于我对先生知之甚深，敬重其人，故亦乐为序……”

1996年，米伯让先生《中医防治十病纪实》出版，原国家卫生部中医司司长吕炳奎为该书写序，指出：

“……孔子曰：‘智仁勇三者，人之大德也。’先生舍大城市大医院舒适的环境，长年跋山涉水，深入疫区，选择了又苦又累，而且危险性很大的工作，非有济世活人的仁爱之心者，不能为之；先生幼读经史，长研岐黄，医术精湛，成绩灿然，饮誉国内外，可谓智矣；先生不仅知难而上，勇于为中医治疗急性病闯出一条路来，且不畏权势，不计较个人安危得失，可谓勇矣。智仁勇三者，先生备矣。爱因斯坦评价居里夫人时说：‘第一流人物对于时代和历史进程的意义，在其道德品质方面也许比单纯的才智方面的成就还要大。’毫无疑问，先生在防治‘十病’上留给后人品德精神方面的财富，不亚于他在‘十病’防治上的科研思路和理法方药的成就……”

1999年，《米伯让先生医案》出版，湖南省中医药研究院刘炳凡先生作序云：

“……米伯让先生以其多年的临证实践和心得体会，早即蜚声医界，誉满杏林。近年又撰写《四病证治辑要》和《中医防治十病纪实》及《气功疗养汇编》等数十万言。皆系地方常见而多发的疾病，米伯让先生深入其境，屡拯危笃，以其切于实用，刊行海内外而脍炙人口。现又有医案之作，扁鹊以个案显，仓公以诊籍传，皆画龙点睛之笔也。案凡107，皆系常见多发病而为中西医棘手之疑难证。所谓‘山重水复疑无路’，而米伯让先生临危制变，举重若轻，真是‘柳暗花明又一村’。余重读之，不禁拍案而起，其议论可分和缓之座，其治疗如登仲景之堂……米伯让先生八十年代初来湘讲学，特别强调孙思邈‘大医习业’‘大医精诚’‘胆欲大，心欲细，智欲圆，行欲方’，这是亲自躬行的实践体现……”

2008年，《米伯让文集》出版，全国人大常委会副委员长韩启德题词：

大医精诚

为《米伯让文集》题

戊子夏　韩启德

政协全国委员会副主席陈宗兴题词：

敬贺《米伯让文集》公世

德邻前圣　术启后学

陈宗兴　零八年夏

陕西省政府副省长姜信真为《米伯让文集》出版作序，指出：

“米伯让先生是我国著名的中医临床家、理论家和教育家，毕生以弘扬祖国传统医学为己任，为发展中医事业、解除群众疾苦、培养医学人才辛勤耕耘，贡献巨大，誉满天下。在先生漫长的从医生涯中，经其全力救治而获得新生的生命已无法计数，经其整理行世的珍贵医学文献也早已流布天下而潜移默化着无数的后学之人。贤人已逝，青山无语，但历史终不能忘怀这位德艺双馨的杏林鸿儒泰斗和名医大师。”米伯让先生“在医学上能取得一定的成就，与他淡泊名利、心存济民的思想深有关系，也回答了医生‘学医为何，为何学医’的重大认识问题。”《米伯让文集》“体现了先生的医学造诣和人品风格，洋溢着中国传统文化的韵味和时代的精神。我相信《米伯让文集》的出版，对于研究学习先生的学术思想、治学精神和做人原则有着重要的意义，对推进中医药事业的发展能够起到巨大的作用”。

中国工程院院士、中国中医科学院名誉院长王永炎教授题词：

贺米伯让文集付梓：

圆融和合遵古训　医术精良创新说

后学王永炎　二〇〇八年八月

广州中医药大学邓铁涛教授题词：

米公伯让　名医名师　弘扬仲景　振兴中医

祝米伯让文集出版

邓铁涛　二〇〇八年秋

山东中医药大学张灿玾教授题词：

为米公文集题：

米老伯让公，少习医典，悬壶乡里，后师从黄竹斋先生，术业尤精，为国医界一代宗师，厚德怀仁，尊师重教，堪为后学之楷模也。每忆昔年过从日，不胜萦怀。今当文集问世，特赠此文以寄衷肠。

秦川八百望长庚，渭水华山别有情，
和缓遗风今复在，米公归鹤梦犹醒，
黄门高足留翰墨，杏苑青囊惠后生，
承继医经传圣典，鸿文载道勒才名。

戊子孟秋五龙山人八十翁张灿玾敬书

陕西中医学院张学文教授题词：

祝米伯让先生文集出版

德高望重　杏林楷模

戊子年陕西中医学院张学文敬书

陕西中医学院杜雨茂教授题词：

华夏国手米伯让　博古融今立津梁
德配医林孚众望　言洒五洲济万方

敬贺米烈汉同志编辑米老师《米伯让文集》付梓
杜雨茂题 二〇〇八年孟秋

陕西中医学院傅贞亮教授题词：

敬贺先师米伯让先生《文集》出版

学贯古今　德泽千秋

学生傅贞亮

陕西省书法家协会名誉主席、著名书法家钟明善教授题词：

苍生大医　医德楷模

米伯让全书出版
后学钟明善恭贺

米伯让先生的事迹还被收录于英国剑桥《世界名人录》和《中华中医昆仑·米伯让卷》中。2019 年，由陕西省卫生思想政治工作促进会主办的《陕西卫生职业道德建设交流》（总第 8 期）传承医魂栏目刊登了《一代大医米伯让》。

2020年8月19日，陕西省中医药研究院、陕西省中医医院召开“中国医师节”表彰大会，表彰在抗击新冠肺炎疫情中做出杰出贡献的先进集体和在复工复产中表现突出的先进个人。米烈汉教授在表彰会上解读了“厚德弘道、济世笃行”的米伯让精神，指出米伯让先生将“为天地立心，为生民立命，为往圣继绝学，为万世开太平”的关学思想精髓贯穿其一生的诊疗实践，以其朴实的人品、丰实的学养，厚植了他的高尚医德和大医风范。“君子以厚德载物”，坚守医德是米伯让先生的第一人生信条，尊师重道是医德之首；弘道是探索、发现自然规律，并弘扬自然规律、改造世界；济世是救助天下一切人；笃行是指为正义事业心无旁骛地付诸行动。从患者病床前到传染病疫区，从三尺讲台，到全国会议，米伯让先生始终在为中医事业艰苦努力，充分彰显了先生的博大情怀。如今，米伯让精神已成为陕西省中医药研究院、陕西省中医医院的“院训”，成为全院工作的行动指南。我们一定要在医院党政班子的坚强领导下，认真学习“厚德弘道、济世笃行”的米伯让精神，让米伯让精神内化于心、外化于行，真正成为做好本职工作的内在动力，不断提升自身修养，提高业务水平，全心全意为患者服务，以实际行动为陕西中医药事业的发展再立新功！

2022年，国医大师孙光荣教授为米伯让先生题词：

明医明道　济世济人

赞米老伯让先生德业双馨　传承创新发展　果硕功丰

壬寅新春八十二叟孙光荣敬题

米伯让先生离开我们已经数年，但人们对他的怀念与赞誉仍久久不已，先生对中医事业的继承和发扬将永载史册，先生的先进事迹和奋斗精神，也必将永远激励着后来人奋发前行！

七、长安米氏内科流派传承工作室主要工作事略

2012年

2月8日，路波主任医师“苦竹叶免加热提取物降糖组分及机理的实验研究”获陕西省科学技术三等奖。

6月，米烈汉教授被国家人力资源和社会保障部、国务院学位委员会、教育部、国家卫生和计划生育委员会、国家中医药管理局确定为第五批全国老中医药专家学术经验继承指导老师。

6月，九三学社陕西省委员会授予米烈汉教授“参政议政工作先进个人”

7月23日，国家中医药管理局确定“米烈汉名老中医传承工作室”为全国名老中医药专家传承工作室建设项目。

8月，许建秦主任医师被评为“全国医药卫生系统创先争优活动先进个人”。

11月28日，国家中医药管理局确定长安米氏内科流派传承工作室为首批全国中医学术流派传承工作室建设单位。

11月，路波主任医师被国家中医药管理局评为“全国中医药应急工作先进个人”。

12月，国家人力资源和社会保障部、国家卫生部、国家中医药管理局授予许建秦主任医师全国卫生系统先进工作者荣誉称号。

2013年

1月12日，米烈汉教授赴南阳医圣祠，捐赠黄竹斋先生、米伯让先生珍贵影像图文资料及著作，与南阳市中医药管理局局长桂延耀、南阳张仲景研究会副会长廖国玉等商讨豫陕两省进一步发展仲景事业，《各界导报》予以报道。

3月，许建秦主任医师被中共陕西省委组织部、陕西省人力资源和社会保障厅评为“陕西省医药卫生领域顶尖人才”。

3月，许建秦主任医师等“‘脾气散精’理论在胰岛素抵抗及其相关老年疾病防治中的应用基础研究”荣获陕西高等学校科学技术奖一等奖。

6月21日，陕西省中医药研究院、陕西省中医医院印发“关于成立米伯让研究所的通知”，米烈汉教授任所长。

6月21日，陕西省中医药研究院、陕西省中医医院成立长安米氏内科流派传承工作领导小组。

6月24日，陕西省中医药研究院、陕西省中医医院印发“长安米氏内科流派传承工作室建设实施方案”。

7月3日，长安米氏内科流派传承工作室暨米伯让研究所授牌仪式在陕西省中医医院举行。陕西省中医药管理局副局长苏荣彪，陕西省中医药研究院、陕西省中医医院院长刘勤社，米氏流派代表性传承人米烈汉教授、传承工作室建设项目负责人路波主任医师等在授牌仪式上讲话，多家媒体进行了报道。

11月7日，路波主任医师、田萌医师参加在广州召开的“全国中医学术流派传承工作室建设项目任务书答辩会及联络员会议”，并作项目任务书答辩汇报，受到大会专家组一致好评。

2014 年

5 月 23—26 日，由陕西省中医医院主办的省级中医药继续教育项目“糖尿病慢性并发症中西医诊治进展暨米氏流派学术思想研讨班”在西安举行。

6 月 25 日，米烈汉教授等发明的“一种预防和治疗冠心病的药物组合物及其制备方法”，获得国家知识产权局发明专利证书。

7 月 10 日，米烈汉教授赴广州中医药大学第一附属医院，参观考察岭南罗氏妇科流派传承工作室，与罗氏妇科流派代表性传承人、项目负责人罗颂平教授就流派制度建设、人才培养等进行交流。

7 月 11 日，米烈汉教授作为导师代表，应邀参加广东省中西医结合医院全国名老中医学术经验继承工作结业典礼，并应邀在该院会诊疑难病例、讨论典型病案，进行学术交流。

8 月 14 日，米烈汉教授带领米氏流派传承工作室成员，赴药王山参观药王孙思邈故居、医德纪念碑，开展“医德随行”教育活动，并收集米氏流派历史实物影像。

8 月 20 日，米烈汉教授等发明的“一种治疗骨质疏松症的药物组合物及其制备方法”，获得国家知识产权局发明专利证书。

10 月，陕西省老龄工作委员会办公室授予米烈汉教授陕西省“老有所为”先进个人。

11 月，大型人物传记纪录片《一代大医米伯让》拍摄完成，正式出版发行。时任陕西省政协主席马中平、陕西省委原书记安启元、时任国家中医药管理局副局长于文明、国家中医药管理局原副局长诸国本、房书亭、国医大师孙光荣等领导、专家担任顾问。

12 月，全国老龄工作委员会办公室授予米烈汉教授“全国老有所为楷模”荣誉称号。

12 月，米氏内科门诊成立。

2015 年

1 月，米烈汉教授被中共陕西省委组织部、中共陕西省委老干部工作局授予“全省离退休干部先进个人”荣誉称号。

2 月 9 日，许建秦主任医师等“‘脾气散精’理论在胰岛素抵抗及其相关老年疾病防治中的应用基础研究”荣获陕西省科学技术二等奖。

4 月 2 日，米烈汉教授被聘请为北京同仁堂中医大师。

4 月 3 日，国家中医药管理局中医学术流派传承推广基地办公室常务副主任孙晓生教授参观考察长安米氏内科流派传承工作室，与米烈汉教授、路波主任医师座谈交流。

5 月 15 日，米烈汉教授被中国中医科学院聘请为临床医学（中医师承）博士专业学位导师。

5 月 30—31 日，第二届“西部经方论坛”在西安召开，米烈汉教授应邀做“米伯让先生对《伤寒论》研究的贡献”“经方运用之我见”学术报告。

7 月 16 日，全国中医学术流派传承工作室建设项目专家检查组在陕西省中医药研究院、陕西省中医医院院长刘勤社、副院长许建秦、米烈汉教授、路波主任医师陪同下，对长安米氏内科流派传承工作室进行中期检查。

10 月 24—25 日，国家级继续教育项目“长安米氏内科流派学术思想研讨会暨国家级名老中医米烈汉临症经验学习班”在西安举办。国家中医药管理局中医学术流派传承推广基地、山西门氏杂病流派、辽宁彭氏眼针学术流派、西岐王氏济世堂儿科学术流派等流派代表性传承人、负责人及省内外有关专家参加会议并进行学术交流。

11 月 13—14 日，米烈汉教授、路波主任医师、杭程医师应邀参加“全国中医学术流派传承高峰论坛发展大会”，米烈汉教授在大会做学术报告。会议期间，参观考察了长安米氏内科流派广东省中西医结合医院二级工作站。

12 月 25 日，肖洋副主任医师被评为陕西中医药大学实践教学优秀管理工作者。

12 月 26 日，米氏传统诊疗技艺被陕西省人民政府列为陕西省第五批非物质文化遗产名录。

12 月，长安米氏内科流派被载入《中国中医药年鉴（行政卷）》（2015 卷）。

2016 年

3 月 9 日，米烈汉教授赴耀县参加丙申年药王山庙会启动暨民祭药王孙思邈仪式，代表名老中医敬献花篮，并在药王山孙思邈国医馆义诊。

4 月 8 日，中华中医学术流派联盟陕西中医学术流派专委会筹备会在陕西省中医医院召开，路波主任医师主持会议，西岐王氏济世堂儿科学术流派项目负责人宋虎杰，成员郑怀林研究员、余亚兰医师及长安米氏内科流派传承工作室杭程医师等参加会议。

5月12日，国家卫计委副主任、国家中医药管理局局长王国强带领国家中医药管理局国际合作司王笑频司长、中国中医科学院范吉平副院长、中华中医药学会曹正逵副会长，在陕西省政府副秘书长、省卫生计生委主任戴征社，陕西省中医药管理局局长苏荣彪等陪同下，视察长安米氏内科流派门诊，米烈汉教授、路波主任医师汇报流派传承工作室、传承团队、米氏内科门诊、二级工作站等建设情况。

6月5日，米烈汉教授在首届陕西省非物质文化遗产周宣传米氏传统诊疗技艺。

6月16日，国家中医药管理局、陕西省中医药管理局组织专家组，对米烈汉名老中医传承工作室建设项目进行专项验收，高度评价工作室在建设期间取得的成绩，顺利通过验收。

7月5日，米烈汉教授、路波主任医师、许建秦主任医师参加长安米氏内科流派传承工作室宝鸡市中医医院二级工作站授牌仪式，并开展义诊活动。

7月30日，路波主任医师、杭程医师参加在银川召开的“流派基地学术推广工作及西部地区省中心建设座谈会”，路波主任医师就长安米氏内科流派传承工作室在建设期间取得的成绩及存在问题等发言，并参观了宁夏张氏回医正骨医院。

8月3日，长安米氏内科流派合阳县中医医院二级工作站挂牌、赠书仪式在合阳县中医医院举行。米烈汉教授、路波主任医师、陕西省中医药研究院、陕西省中医医院人事处处长吕增寿及专家团队参加仪式，并举行了大型义诊活动。米烈汉教授为合阳县中医医院医务人员做学术报告，参观考察了伊尹故里，并提出有关建议。

9月1日，米氏内科病房正式运行，肖洋副主任医师任科室主任。

10月15日，陕西省中医医院、西安市中医医院联合举办“长安米氏内科流派诊疗方案应用推广学习班、糖尿病新进展及中医名家经验传承学习班、西安市中医医院二级工作站挂牌仪式”，米烈汉教授、许建秦主任医师共同为米氏流派西安市中医医院二级工作站授牌。米烈汉教授、路波主任医师、肖洋副主任医师、沈璐主任医师、白小林主任医师、谢晓丽副主任医师等就流派创始人米伯让先生学术思想、临证经验及糖尿病研究、进展等进行大会交流。

10月17—18日，米烈汉教授应邀参加宁夏医科大学主办的学术交流活动，为该校中医学院师生作“长安米氏内科流派传承述略”报告，并参加义诊活动。

10月31日，长安米氏内科流派传承工作室建设项目通过陕西省中医药管理局专家组验收。

10 月，米烈汉教授被北京市中医管理局、河南省中医管理局、南阳市中医药事业发展工作委员会聘请为仲景书院仲景国医导师。

10 月，《米伯让手书校录中医经典》由世界图书出版公司出版发行。

11 月 4—6 日，米烈汉教授、路波主任医师、柯婷医师赴南阳参加仲景书院暨首届仲景精英班成立大会。米烈汉教授为精英班学员授课并题词“仲景精神代代传，发扬光大责任先”；拜谒南阳医圣祠，题写了“医儒同源 医政相通”。

12 月 23—25 日，路波主任医师、安康市中医医院二级工作站负责人崔燕主任医师、李琳副主任医师赴广州进行“全国中医学术流派传承工作室建设项目验收集中答辩”，并参加国家中医药管理局中医学术流派传承推广基地主办的“2016 全国中医学术流派传承高峰论坛”。路波主任医师汇报了长安米氏内科流派传承工作室建设完成情况、取得成果及发展思路。评审专家高度肯定米氏流派传承工作室在建设期间取得的成绩，并提出相关建设性意见和建议。

2017 年

2 月，米烈汉教授被命名为陕西省非物质文化遗产项目米氏传统诊疗技艺代表性传承人。

3 月，米氏内科被国家中医药管理局确定为国家区域中医（内分泌）诊疗中心。

5 月 25 日，米氏内科加挂“内分泌二科”。

5 月 26 日，米烈汉教授向陕西省图书馆捐赠《米伯让手书校录中医经典》。

5 月，米烈汉教授在陕西省卫生和计划生育委员会主办、陕西广播电视台播出的《百姓健康》栏目宣讲“调理脾胃助长寿”“中医名家的家传养生方”“祛湿不当反致病”。

7 月 19 日，米烈汉教授参加陕西省政协与河南省政协组织召开的“推动中医药振兴发展座谈会”，并在会上发言。

10 月 19 日，米烈汉教授、肖洋副主任医师等应邀参加“‘中医中药中国行·安康站’活动暨安康市中医院第三届膏方节启动仪式”，现场义诊，为不同体质群众开出个性化膏方，传授米氏流派冬季养生秘诀。

10 月 29 日，米烈汉教授带领米氏内科团队赴安康市中医医院二级工作站开展医教研活动并指导工作。

10 月，路波主任医师荣获陕西省中医药教育工作先进个人。

11 月 18—19 日，国家中医药管理局中医学术流派传承推广基地、陕西省中医药管理局、陕西省中医医院、陕西省中医药学会糖尿病分会、米氏内科内分泌二科联合举办国家级继续教育项目“长安米氏内科流派消渴病诊疗经验学习班”，邀请省内外专家进行专题讲座。

2018 年

3月24日，米氏内科内分泌二科在陕西省省直机关明园小区开展“三月学雷锋”义诊、送健康活动。

4月9日，长安米氏内科流派传承工作室宁夏医科大学附属回医中医医院二级工作站揭牌暨拜师仪式在回医中医医院举行，米烈汉教授、许建秦主任医师、路波主任医师及陕西省中医医院有关专家参加揭牌暨拜师仪式，并开展义诊活动。

4月10—11日，米氏内科专家团队赴鄂尔多斯市中医医院开展学术交流及义诊活动。

5月26日，米烈汉教授应邀为第五届“平遥国际经方论坛”作“长安米氏流派经方传承与运用”学术报告。

6月30日，在香港举行的世界非遗文化艺术大赛上，由米烈汉教授精心研制、金秋文化发展中心推出的香包荣获最高奖——金紫荆花奖。

7月18日，长安米氏内科流派传承工作室北京中医药大学孙思邈医院二级工作站揭牌暨拜师仪式在铜川市中医院举行。米烈汉教授、路波主任医师、肖洋副主任医师及铜川市卫计局、市中医药发展局、北京中医药大学孙思邈医院有关领导出席仪式。

8月31日，路波主任医师、肖洋副主任医师参加在南京召开的“2018年全国中医药学术流派传承发展学术论坛暨中华中医药学会学术流派传承分会成立大会”，分别当选中华中医药学会学术流派传承分会第一届委员会常务委员及青年委员。

9月12日，米烈汉教授带领肖洋副主任医师、白小林主任医师等专家赴北京中医药大学孙思邈医院二级工作站开展学术讲座、义诊及查房活动。

9月27日，米烈汉教授、陕西省中医药研究院、陕西省中医医院毕宇峰副院长带领肖洋副主任医师、杨明丽主任医师赴甘肃庆城拜谒岐伯故里，参加长安米氏内科流派传承工作室庆城县岐伯中医医院二级工作站授牌、拜师仪式，并开展学术交流、义诊及参观岐黄中医药文化博物馆活动；米烈汉教授向岐黄中医药文化博物馆捐赠米伯让先生著作。

9月，米烈汉教授被评为全国社科联优秀社会组织工作者。

9月，陕西省卫生和计划生育委员会、陕西省人力资源和社会保障厅、陕西省中医药管理局授予许建秦主任医师、路波主任医师“陕西省名中医”荣誉称号。

9月，路波主任医师主编的《集珠成钏——米烈汉经验拾粹》由世界图书出版公司出版发行，全书由传略医话篇、学术研究篇、临证经验篇及论文荟萃篇四部分组成，收录了米烈汉教授学习、传承中医学术的观点、特色、学术思想、擅长诊治疾病的经验方案以及研究论文等。

9月，杨明丽主任医师主编的《长安玉钥——米烈汉经验拾粹》由世界图书出版公司出版发行，收录了米烈汉教授对肺间质纤维化、糖尿病肾病、甲状腺疾病等病的认识、临证经验、学术思想、经典医案及研究米烈汉教授学术经验的论文等。

10月12—13日，米烈汉教授带领流派有关人员参加由中共陕西省直属机关工委组织，陕西省老年学和老年医学学会及长安米氏内科流派共同参加的赴铜川市宜君县五里镇贺塬村扶贫义诊、送健康活动。

12月2日，米烈汉教授被授予“人民好医生特别奖”，中国工程院院士董家鸿教授为米烈汉教授颁奖。

12月18日，米烈汉教授被授予“第五届西部（丝路）十大风云人物”。

2019年

1月9日，陕西省中医药研究院、陕西省中医医院召开“米伯让精神座谈会”，院党委书记李玉明、副院长程小红、米烈汉教授、路波主任医师、原陕西省卫生厅厅长刘少明、陕西中医药大学真实世界临床研究院常务副院长袁瑞华及医院党办、医疗处、科教处、文献信息研究所、长安米氏内科流派传承工作室、米氏内科内分泌二科等有关处室负责人，文献信息研究所原所长苏礼、焦振廉等参加座谈会。与会人员从不同角度对米伯让精神进行了诠释。

1月12日，米烈汉教授带领路波主任医师、肖洋副主任医师等参加长安米氏内科流派传承工作室汉中市中医医院二级工作站揭牌暨拜师仪式、学术讲座、义诊活动，并为工作站赠送米氏流派著作。

1月25日，长安米氏内科流派2018年终总结暨内分泌区域诊疗中心工作站签约仪式在西安举行。陕西省中医药研究院、陕西省中医医院院长许建秦、副院长毕宇峰、米烈汉教授、路波主任医师、肖洋副主任医师及流派二级工作站代表

60 余人参加会议。

2 月 25 日，中共陕西省中医药研究院、陕西省中医医院委员会印发“关于开展弘扬米伯让精神，向身边先进典型学习活动的决定”。

3 月 29 日，陕西省中医药研究院、陕西省中医医院召开“弘扬米伯让精神，向身边先进典型学习”动员大会。院党委副书记、院长许建秦主持大会，党委副书记、纪委书记刘小宾宣读《中共陕西省中医药研究院 陕西省中医医院委员会关于开展弘扬米伯让精神，向身边先进典型学习活动的决定》，党委书记李玉明作动员讲话。

3 月，陕西省名中医许建秦传承工作室、陕西省名中医路波传承工作室被陕西省中医药管理局确定为陕西省名中医传承工作室建设项目。

4 月 26 日，陕西省中医药研究院、陕西省中医医院在全国范围举行“米伯让精神学术研讨会暨米伯让先生诞辰 100 周年纪念大会”，陕西省委、省政府、省人大、省政协、省卫生健康委、省中医药管理局有关领导，国医大师张学文教授、雷忠义主任医师，南阳市中医药研究会、南阳张仲景博物馆等有关单位负责人，米伯让先生家乡及曾经工作过的单位、陕西省中医医院医联体成员单位、长安米氏内科流派二级工作站、省内外媒体代表参加会议。陕西省中医药研究院、陕西省中医医院党委副书记、院长许建秦主持大会、党委书记李玉明致辞。

4 月 30 日，长安米氏内科流派传承工作室被国家中医药管理局确定为全国中医学术流派传承工作室第二轮建设单位。

4 月，米烈汉教授主编的《米伯让全书》（上、中、下）由世界图书出版公司出版发行。全书收录了米伯让先生撰写的论著、医案、建议书、报告、信函、序、跋、诗词及纪念、研究米伯让先生的论文等约 120 万字。

4 月，陕西省中医药研究院、陕西省中医医院出品了《厚德弘道　济世笃行——缅怀一代大医米伯让》纪录片。

6 月 14 日，国家中医药管理局局长于文明率调研组一行调研陕西省中医药研究院，视察长安米氏内科流派传承工作室，听取米烈汉教授对米氏流派传承与发展工作的汇报，高度赞扬米伯让精神是米氏流派传承发展的精髓。

6 月 15 日，长安米氏内科流派痛风特色诊疗技术培训班在西安举办，来自省内外基层医院 70 余人参加培训。

7 月 31 日，米烈汉教授带领肖洋副主任医师等有关专家赴北京中医药大学孙思邈医院义诊、查房，开展传、帮、带工作。

8月，白小林主任医师荣获第一届市属卫生健康系统“人民健康卫士”称号。

9月10日，由铜川市人民政府、陕西省卫生健康委、陕西省贸促会主办，陕西省文化和旅游厅、陕西省商务厅等单位协办的第五届中国孙思邈中医药文化节在陕西省铜川市开幕。米烈汉教授、肖洋副主任医师作为中医药界代表应邀参加活动。

9月22日，“长安米氏内科流派特色病种诊疗方案修订研讨会”在陕西省中医医院召开，来自西安交通大学第二附属医院、陕西省中医医院、西安市中医医院、北京中医药大学孙思邈医院等单位的20余位专家从指导思想、明确病种、参考文献、编写体例、辨证施治及疗效评价等方面提出意见和建议。

10月12日，长安米氏内科流派举办全国中医临床特色技术传承人才培训项目开班仪式及专题讲座。米烈汉教授专题介绍了“长安米氏内科流派传承述略”，组织学员观看了《一代大医米伯让》传记纪录片。

10月16日，南阳仲景书院举办第二期“仲景国医传人”第四次集训。米烈汉教授第四次到南阳拜谒医圣祠，为来自北京、河南等地医院的副主任医师以上职称人员介绍《伤寒杂病论》的分合隐现、米氏流派与南阳的渊源以及流派研究《伤寒杂病论》的成就。

10月26—27日，由国家中医药管理局继续教育委员会、陕西省中医医院主办，长安米氏内科流派、米伯让研究所承办的国家级继续教育项目“长安米氏内科流派诊疗方案临床应用暨内分泌代谢病诊疗进展学习班”在西安举办。全国14个省、自治区、直辖市200余名专家、学者参会。

11月14日，米氏内科内分泌二科在肖洋主任带领下，在医院门诊大厅举行“防控糖尿病、关注家庭幸福，我们在行动”联合国糖尿病日主题义诊活动。

11月30日，由长安米氏内科流派传承工作室、米氏内科内分泌二科协办的“第四届内分泌代谢性疾病高级研讨班”在安康市中医医院举办，围绕糖尿病、多囊卵巢、性腺疾病、肥胖、甲状腺结节、甲状旁腺功能亢进症等疾病的最新动态及进展、有关疑难病例举行专题讲座和讨论。会前，米烈汉教授带领米氏流派安康市中医医院二级工作站工作人员开展义诊。会议期间，米烈汉教授以“长安米氏内科流派对消渴病的诊疗经验”为题进行了学术讲座。

12月7日，由汉中市中医学会主办，长安米氏内科流派汉中市中医医院二级工作站及汉中市中医学会络病专业委员会承办的“长安米氏内科流派消渴病诊疗经验培训班暨内分泌疾病学习班”在汉中市中医医院举办。米烈汉教授、路波主任医师、白小林主任医师、肖洋副主任医师及长安医院、汉中市中心医院、西京医院、西安交大一附院、二附院等单位专家，从不同角度介绍了米氏流派诊治 2 型糖尿病经验、糖尿病及其并发症、心血管疾病、骨质疏松症等疾病的最新诊疗进展。

12 月 16 日，米烈汉教授被聘请为北京中医药大学孙思邈研究院名誉院长，并应邀参加孙思邈研究院揭牌仪式。

12 月 21 日，由中华中医药学会主办、陕西省中医医院米氏内科内分泌二科及肾病二科联合承办的“中医药防治糖尿病肾病临床研究学习班暨长安米氏内科流派、国家区域诊疗中心（内分泌、肾病专业）及陕西省名中医许建秦学术思想研讨会”在西安举行。来自北京东直门医院、江西中医药大学第一附属医院、西京医院、西安交通大学第一附属医院、陕西省人民医院及陕西省中医医院的专家、教授，结合多年临床经验，从中医、西医角度，融合糖尿病肾病最新国际指南进行学术交流。

2020 年

1 月，路波主任医师被青海省西宁市中医院以“青海省高层次卫生领军人才”柔性引进，聘为特聘专家。

2 月 10 日，米烈汉教授在陕西省中医药研究院公众号介绍“新型冠状病毒感染肺炎的中医预防”。

5 月 22 日，米烈汉教授、肖洋副主任医师、祁海燕副主任医师应邀赴米氏流派汉中市中医医院二级工作站，以义诊形式现场教学，传授流派诊疗技术，开展学术讲座。米烈汉教授讲授了新冠肺炎的中医认识与防治。

5 月 23 日，米烈汉教授、肖洋副主任医师、祁海燕副主任医师等参观西乡县中医医院，并举行座谈会。

6 月，沈璐主任医师被授予“陕西省三八红旗手”荣誉称号。

8 月 3—10 日，应西藏自治区人民政府之邀，陕西省中医药研究院、陕西省中医医院院长许建秦、米烈汉教授、路波主任医师、肖洋副主任医师赴西藏参观林芝市人民医院、林芝市藏医院、自治区藏医院、奇正藏药厂及西藏自治区人民医院等单位，交流运用中医药治疗西藏高原常见病、多发病如痛风等疾病的经验，为自治区人民医院提供米氏流派痛风病诊疗方案及流派相关著作，向西藏自治区图书馆赠送《米伯让手书校录中医经典》等流派著作。

8月19日，陕西省中医药研究院、陕西省中医医院召开“中国医师节”表彰大会，米烈汉教授在大会上解读“厚德弘道、济世笃行”的米伯让精神。

8月29日，米烈汉教授等专家应邀参加陕西老年学和老年医学学会举办的“医心为民、健康陕西”大荔县巡回义诊咨询服务活动，接诊患者及咨询服务280余人次。

9月22日，长安米氏内科流派张掖市中医医院二级工作站成立，陕西省中医药研究院、陕西省中医医院院长许建秦主任医师、米烈汉教授、肖洋副主任医师、杨明丽主任医师、干部保健办负责人卢棣参加揭牌暨拜师仪式、义诊活动。米烈汉教授向张掖市图书馆捐赠米伯让先生著作。

10月22日，由陕西省中医药管理局主办的中医学术流派传承工作经验交流会在西安召开，陕西省内各流派现场观摩长安米氏内科流派传承工作室建设情况，交流流派建设经验。

10月31日，米烈汉教授应邀为新冠肺炎中西医结合防控知识培训班作“新冠肺炎的中医认识与防治”专题讲座。

10月，由沈璐主任医师主编的《风湿病临证思辨录》由世界图书出版公司出版发行。全书概述了风湿病的病因病机、辨证论治、外治疗法、运动疗法及临床保健，详细论述了类风湿性关节炎、系统性红斑狼疮、干燥综合征等十大常见风湿病的中西医诊治。

11月5—7日，路波主任医师赴西宁市中医医院开展帮扶工作，通过考察医院、门诊示诊、病房查房示教、指导科研及专科建设、学术讲座等方式，对西宁市中医院进行全方位、专业化指导。

11月17—18日，长安米氏内科流派和陕西省委外办第三党支部共赴汉中市洋县文同村开展扶贫义诊活动。

11月27日，长安米氏内科流派与湖北省陈氏瘿病学术流派代表性传承人左新河教授一行举行座谈会，左新河教授等参观了米氏流派传承工作室、特色门诊及流派部分著作、成果等，双方互赠流派代表性著作。

11月28—29日，由陕西省中医药研究院、陕西省中医医院主办，长安米氏内科流派传承工作室、米氏内科内分泌二科承办，陕西省中医药学会糖尿病分会、络病分会协办的国家级继续教育项目“长安米氏内科流派诊疗方案临床应用学习班暨陕西省名中医许建秦、路波消渴病诊疗经验临床应用学习班”在西安举行。

来自全国各地的专家、同道、长安米氏内科流派二级工作站成员及全国中医临床特色技术传承骨干人才等120余人参加线下会议，600余人参加线上同步会议。会议邀请省内外十余位专家介绍了各自的临证经验、诊疗热点，为与会者搭建了内分泌及代谢性疾病的交流平台。

12月25日，肖洋副主任医师被聘为陕西省药品不良反应监测评价与信息宣教中心“两品一械”安全监测评价专家。

12月26日，米烈汉教授在中国中医药研究促进会主办的“2020年全国中医药传承与创新发展暨后疫情时代下新冠肺炎防控”高峰论坛做“新冠肺炎的中医认识与预防”学术报告。

2021年

1月，中共陕西省委组织部、中共陕西省委宣传部、陕西省科学技术厅、陕西省科学技术协会联合授予米烈汉教授“2020年陕西最美科技工作者”称号。

4月，陕西省人力资源和社会保障厅、陕西省卫生健康委员会、陕西省中医药管理局联合授予米烈汉教授“陕西省中医药突出贡献奖”称号。

5月8日，陕西省卫生健康适宜技术“长安米氏甲状腺病特色疗法”推广培训班及义诊活动在合阳县中医医院举行。

5月8日，陕西省卫生健康适宜技术“长安米氏甲状腺病特色疗法”推广培训班暨第二期孙思邈大讲堂在耀州区孙思邈中医医院举行，该院及全区各医疗机构从业人员参加培训。

5月15日，陕西省卫生健康适宜技术“长安米氏甲状腺病特色疗法”推广培训班及义诊活动在汉中市西乡县中医医院举行，汉中市各县区中医医院医师代表及西乡县域各乡镇卫生院、卫生室中医医师、县中医医院各科室中医骨干300余人参加了培训。

5月22日，陕西省卫生健康适宜技术“长安米氏甲状腺病特色疗法”推广培训班及义诊活动在榆林市榆阳区人民医院举行。榆林市及周边地区各级各类医疗机构相关专业医务人员200余人参加培训。

5月26日，长安米氏内科流派陕西中医药大学第二附属医院二级工作站成立，陕西省中医药研究院、陕西省中医医院院长许建秦、米烈汉教授、肖洋副主任医师及王高雷副主任医师、柯婷主治医师等参加二级工作站授牌仪式。

5月，陕西省中医药研究院、陕西省中医医院出品了《红心向党　仁心为民——

中医泰斗米伯让先生辉煌事迹回顾》专题纪录片，大力宣传米伯让先生先进事迹。

6 月 2 日，长安米氏内科流派陕西中医药大学附属医院二级工作站授牌仪式暨米烈汉教授学术思想交流会在陕西中医药大学附属医院举行。陕西省中医药研究院、陕西省中医医院院长许建秦，陕西中医药大学校长孙振霖参加仪式并讲话，米烈汉教授接受徒弟拜师并做学术报告。

7 月 30 日，《中国中医药报》行业楷模栏目以“米烈汉：生命不止，奋斗不息”为题，报道了米烈汉教授的先进事迹。

8 月 20 日，肖洋副主任医师应邀为陕西中医药大学第二附属医院米氏流派二级工作站介绍“长安米氏内科流派学术思想在 2 型糖尿病中的应用”。

8 月，白小林主任医师被授予“西安市中医医院名中医”荣誉称号。

9 月 8 日，张掖市中医医院糖尿病专科、长安米氏内科流派张掖市中医医院二级工作站开展米氏流派特色诊疗方案培训。

10 月 9 日，陕西省中医药研究院、陕西省中医医院、长安米氏内科流派传承工作室、米氏内科内分泌二科承办的国家级继续教育项目“白云阁藏本《伤寒杂病论》研究学习班”在西安举行。陕西省中医药管理局领导，陕西省中医药研究院、陕西省中医医院院长许建秦，米烈汉教授，天津中医药大学宋俊生教授，南阳张仲景博物馆馆长刘海燕，南阳仲景健康养生研究院院长刘世恩，宁夏医科大学附属回医中医医院副院长尤桂英，路波主任医师等参加开幕式。学习班围绕白云阁藏本《伤寒杂病论》展开学术交流与探讨，来自全国各地的专家、米氏流派二级工作站成员及全国中医临床特色技术传承骨干人才 200 余人参加线下会议，约 4.8 万人次参加线上同步会议。

10 月 11 日，路波主任医师应邀为陕西中医药大学第二附属医院米氏流派二级工作站做“消渴病六经传变防治”学术报告。

10 月，米氏内科内分泌二科搬至医院住院一部 5 楼，按照中医经典病房建设要求规划设置。

10 月，米烈汉教授主编的《米伯让医案》由中国中医药出版社出版发行。该书收集了米伯让先生运用中医辨治方法治疗的温热病医案、杂病医案及信函会诊病案。

11 月，陕西省卫生健康委员会编《医心向党　百年百人》刊登了米烈汉教授的先进事迹。

12月24日，米烈汉教授视频讲述“疫情防控如何提高人体免疫力”。

12月28日，米烈汉教授视频讲述“哪些生活习惯会影响人体免疫力”。

2022年

2月24日，米烈汉教授被聘请为西安交通大学第二附属医院特聘教授。

3月，米烈汉教授被国家卫生健康委员会、国家中医药管理局授予“全国名中医”称号。

5月11日，米烈汉教授做客由中国针灸学会与世界针灸学会联合会主办的“名老中医百家讲坛”，讲授“长安米氏内科流派甲状腺疾病中医辨治经验”。

7月18—19日，米烈汉教授、王高雷主治医师参加由陕西省委外办、陕西省中医医院组织的赴洋县东联村义诊活动。

7月26日，陕西省中医药研究院、陕西省中医医院院长许建秦、副院长毕宇峰、米烈汉教授、路波主任医师、肖洋副主任医师、祁海燕副主任医师、杭程主治医师等参加“渭南市中医骨干人才培训班启动暨全国名中医米烈汉工作站揭牌仪式”，许建秦院长、米烈汉教授在仪式上讲话，陕西省中医药管理局副局长孔群、大荔县县长杜鑫为米烈汉工作站揭牌。米烈汉教授为培训班学员讲授了长安米氏内科流派概况、脾胃病辨证论治及临证体会。

7月28—29日，陕西省中医药研究院、陕西省中医医院官网以“仁心仁术济苍生，薪火相传铸医魂”为题，报道米烈汉教授的先进事迹。

7月，米烈汉教授接受陕西西部网西部健康频道《名医大选题》栏目组采访，介绍传统中医治疗甲状腺疾病相关知识。

8月16日，路波主任医师、肖洋副主任医师参加大荔县中医医院“2022年上半年工作总结暨师承教育拜师活动”，接受继承人的拜师礼，并向继承人赠书。

8月19日，第五个中国医师节来临之际，米烈汉教授代表长安米氏内科流派暨米伯让研究所寄语全院医师。

9月16日，陕西省政协副主席王二虎率医药卫生体育委员会调研组、陕西省卫健委、陕西省中医药管理局及西安市政协等有关领导，走访了全国名中医米烈汉传承工作室，参观长安米氏内科流派文化宣传长廊，详细了解米氏流派的发展、科室建设、特色服务、医疗环境等情况，并参观了《米伯让手书校录中医经典》等著作。

9月27日，米烈汉教授、肖洋副主任医师、杭程主治医师等赴南阳拜谒医圣张仲景，参观“医圣祠文化园项目”。

9 月 28 日，米烈汉教授为“仲景书院第三届仲景国医传人精英班第五次集训”学员讲授“白云阁藏本《伤寒杂病论》发现经过及学术特点”“长安米氏流派传承与经方运用”。

9 月 28 日，长安米氏内科流派南阳医圣祠座谈会在医圣祠召开，南阳张仲景博物馆馆长刘海燕主持会议，米烈汉教授、肖洋副主任医师、杭程主治医师，著名中医专家廖国玉、南阳张仲景博物馆副馆长杨蕾、南阳张仲景博物馆原书记张兼维、原张仲景国医大学教研室主任庞景三、南阳张仲景健康养生研究院院长刘世恩、南阳市张仲景医院副院长张炜、南阳市中医中药研究所所长廖俊旭等专家、学者参加座谈会，观看了《红心向党　仁心为民》米伯让先生专题纪录片，座谈了黄竹斋先生、米伯让先生为修复南阳医圣祠、保存白云阁藏本《伤寒杂病论》、弘扬中医事业做出的卓越贡献，双方互赠代表性著作。

9 月 29 日，长安米氏内科流派与西北大学美学研究院学术交流座谈会在陕西省中医医院举行。陕西省中医药研究院、陕西省中医医院副院长李晔、米烈汉教授、路波主任医师、肖洋副主任医师、西北大学美学研究院副院长魏冬教授、西北大学信息科学与技术学院副院长陈晓江教授、米氏流派部分传承人参加座谈会，就传统医学与美学结合相关问题展开讨论。

10 月 14 日，西安市中医药管理局副局长翟静娴带领有关单位负责人，在路波主任医师、肖洋副主任医师及米氏内科内分泌二科工作人员陪同下，参观长安米氏内科流派传承工作室文化宣传长廊及米氏内科内分泌二科。

11 月 4 日，米烈汉教授被授予“陕西省第七届道德模范”。

11 月 5 日，中华中医药学会暨省级继续教育项目“长安米氏内科流派诊疗方案应用推广暨代谢病诊疗经验学习班”线上会议开班。陕西省中医药管理局副局长孔群，陕西省中医药研究院、陕西省中医医院院长许建秦致辞。国医大师雷忠义主任医师、杨震主任医师、南征教授，国家级名老中医刘景源教授，全国名中医米烈汉教授，陕西省名中医路波主任医师及西安交通大学第二附属医院、陕西省人民医院、西京医院、唐都医院等单位专家进行授课。

11 月 15 日，米烈汉教授赴陕西省镇安县云盖寺镇东洞村扶贫义诊。

12 月 3 日，由西宁市中医院承办的“中医治未病理念在临床中的应用研讨班”在线上举行，米烈汉教授、路波主任医师、肖洋主任医师、王高雷副主任医师做线上学术报告。

12月8日，米烈汉教授为陕西省中医药高层次人才——科主任培训班讲授“长安米氏内科流派传承及学术影响”。

12月16日，米烈汉教授为“2022年陕西省中医药管理局高层次中医药人才培训（研修）项目”学员讲授“米伯让先生防治流行性出血热经验”。

12月，米烈汉教授与长安米氏内科流派再次被载入《中国中医药年鉴（行政卷）》（2022卷）。

2023年

1月6日，肖洋主任医师被聘为西安交通大学第一附属医院客座教授。

1月16日，陕西省委领导同志接见陕西省第七届道德模范，并与米烈汉教授等道德模范合影留念。

1月29日，陕西省中医药研究院、陕西省中医医院官网报道全国名中医米烈汉教授“坚守医道、医心向党”。

1月，米烈汉教授被大荔县人民政府聘请为特聘专家。

2月21日，“全国中医临床特色技术传承骨干人才培训项目第三期中医学术流派临床特色技术研修班”在江苏南京举办，米烈汉教授、肖洋主任医师应邀参加会议。米烈汉教授讲授“长安米氏内科流派学术特色及临证经验”，中华中医药学会学术流派传承分会、南京中医药大学附属南京中医院向米烈汉教授颁发“南京中医药大学附属南京中医院中医经典指导专家”特聘证书。

3月21日，米烈汉教授率领柯婷等赴南阳，为仲景书院第三期“仲景国医传人”精英班第七次集训学员讲授“学习《伤寒论》的体会与临证经方应用”。

4月5日，米烈汉教授应邀参加“寻根祭祖黄帝陵 勠力同心创伟业”癸卯（2023）年清明公祭轩辕黄帝典礼，向轩辕黄帝像敬献花篮并接受电视台采访。

4月6日，米烈汉教授出席陕西省国际医学交流促进会举办的“2023年度融媒体＋健康发展座谈会暨中澳合作协议签约仪式”，并在会上讲话。

4月7日，第75个世界卫生日来临之际，肖洋主任医师接受陕西网络广播电台・都市快报记者采访，表示在米氏流派建设中，将优质的医疗资源带到基层，使人人享有健康。

4月11日，在陕西省国际医学交流促进会会长陈昭等陪同下，加拿大中医代表团一行、澳大利亚中医药慈善基金会会长米兰、陕西省中医药管理局赵亚春等参观长安米氏内科流派传承工作室及文化宣传长廊。陕西省中医药研究院、陕西省中医医院副院长李晔、米烈汉教授、肖洋主任及张瑾护士长等与加拿大中医代表团座谈交流。

4 月 15 日，长安米氏内科流派传承工作室西宁市中医院二级工作站揭牌暨拜师仪式在西宁市中医院举行。陕西省中医药研究院、陕西省中医医院副院长李晔以及米烈汉教授、路波主任医师、王高雷副主任医师参加仪式，李晔副院长与西宁市中医院党支部书记才让为二级工作站揭牌。

5 月 5 日，张掖市中医医院院长王洁、副院长张居东、糖尿病专科副主任张峰一行参观长安米氏内科流派传承工作室。陕西省中医药研究院、陕西省中医医院院长许建秦、副院长魏德宏、医疗管理处副处长屈小元，米烈汉教授、肖洋主任医师等与王洁院长一行座谈交流。

5 月 10 日，米氏内科内分泌二科护士参加陕西省中医医院 5·12 护士节庆典，演出话剧《一代大医米伯让》。

5 月 15 日，大荔县政府副县长张金玲、大荔县中医医院院长张辉送来大荔县政府表彰米烈汉教授的感谢信和大荔县政府特聘专家证书。许建秦院长、魏德宏副院长、米烈汉教授、屈小元副处长、肖洋主任等参加座谈会。

5 月 18—19 日，米烈汉教授参加中国—中亚峰会医疗保障工作，圆满完成医疗保障任务。

5 月 24 日，米烈汉教授被中共陕西省委、省政府评选为服务保障中国——中亚峰会先进个人。

6 月 2 日，英国牛津中医药研究中心主任、牛津大学首席研究员马玉玲教授，英国陕西经贸文化促进会副会长、丝绸之路中医药国际交流基地英国工作站国内联络人雷新宏等一行参观长安米氏内科流派传承工作室，并座谈交流。米烈汉教授代表米氏流派与英国牛津中医药研究中心马玉玲教授签署合作备忘录，并被聘为该中心特聘专家。

6 月 6 日，米烈汉教授应邀参加由中共陕西省委外办、省友协召开的“学习贯彻习近平总书记在听取陕西省委和省政府工作汇报时的重要讲话精神、省委宣讲团宣讲报告会暨落实中国——中亚峰会成果、推动内陆改革开放高地建设调研座谈会”，并在会上发言。

6 月 16 日，长安米氏内科流派传承工作室乌鲁木齐市中医医院二级工作站授牌仪式暨米烈汉教授学术讲座在乌鲁木齐市中医医院举行。陕西省中医药研究院、陕西省中医医院副院长魏德宏、院办主任宁朝辉、米烈汉教授、路波主任医师、肖洋主任医师参加活动。乌鲁木齐市中医医院院长邓德强致欢迎辞，魏德宏副院长、乌鲁木齐市卫生健康委员会中医药管理科科长张波分别讲话。举行了隆重的拜米烈汉教授为师仪式，米烈汉教授向弟子颁发《弟子证书》并赠送米氏流派相关书籍、提出期望。肖洋主任医师作“国家级长安米氏内科流派传承述略”报告。

6月17日，米烈汉教授在新疆石河子大学第一附属医院承办的“兵团医院协会第一届公立医院高质量发展创新与管理研讨会”上，做“传承流派精神，推进学科发展”报告。

6月25日，国家中医药管理局组织专家组，对长安米氏内科流派传承工作室第二轮建设项目进行实地验收。陕西省中医药管理局医政医管与教育处副处长周亚琴、主任科员潘玥宏，陕西省中医药研究院、陕西省中医医院院长许建秦、副院长李晔、科教处处长闫小宁、副处长张晓凤，米烈汉教授、路波主任医师、肖洋主任医师等参加验收会议。

7月6日，路波名中医传承工作室拜师仪式在铜川市耀州区孙思邈中医院举行，耀州区中医药发展中心主任郝廷荣主持仪式，耀州区卫健局局长阴鹏致辞。仪式后，路波主任医师带领专家团队开展义诊和教学查房，并做学术报告。

7月13日，米烈汉教授为陕西省中医药管理局主办、陕西中医药大学附属医院承办的全国基层名老中医药专家传承工作室负责人培训班（第一期）讲授“名老中医学术经验整理思路”。

7月25日，一代大医米伯让先生铜像揭幕、全国名中医米烈汉优秀人才专家工作室授牌、长安米氏内科流派典藏书籍捐赠仪式在张掖市中医医院举行。陕西省中医药管理局副局长赵文，陕西省中医药研究院、陕西省中医医院院长许建秦、副院长李晔，米烈汉教授、路波主任医师、肖洋主任医师等参加仪式。张掖市政府娄金华副市长、赵文副局长分别致辞；娄金华副市长与米烈汉教授为米伯让先生铜像揭幕，米烈汉教授发表感言讲话；许建秦院长与张掖市卫健委主任魏士博共同为全国名中医米烈汉优秀人才专家工作室授牌；李晔副院长向张掖市中医医院捐赠米氏流派典藏书籍。仪式后，米烈汉教授及专家团队开展教学查房、病例讨论及义诊活动。

7月26日，张掖市中医医院举办长安米氏内科流派学术会议，米烈汉教授、许建秦主任医师、路波主任医师做学术报告。

7月，米烈汉教授被聘为张掖市中医药传承创新发展特聘专家。

8月2日，长安米氏内科流派应邀参加由西安市卫健委主办，西安市中医医院、西安中医脑病医院承办的“2023中医学术流派师承拜师暨学术交流论坛”，米烈汉教授接受西安市中医学术流派传承人的拜师，并进行学术讲座。米氏流派与传承人所在单位现场签订教学协议。

8月11—12日，由国家中医药管理局、陕西省中医药学会主办，陕西省中医医院米氏内科内分泌二科承办的2023年度“长安米氏内科流派诊疗方案临床应用学习班”在西安举行。

8月13—16日，“米烈汉全国名中医学术思想传承高级研讨班”在西安开班，新安王氏内科流派胡建鹏教授、齐鲁伤寒中医学术流派郭栋教授、山东中医药大学曲夷教授、米烈汉教授、路波主任医师、西北大学关学研究院魏冬教授做学术报告。

8月26日，米烈汉教授赴北京中医药大学孙思邈医院调研，并座谈交流。

9月2日，米烈汉教授为榆林市保健委员会、榆林市卫健委主办的榆林保健大讲堂讲授“科学养生”。

9月19日，应四川省中医药管理局邀请，米烈汉教授、路波主任医师、王高雷副主任医师参加四川省中医药管理局国医大家学术经验传承班，分别做“长安米氏内科流派学术特色述略”“‘寒温会通、优选辨治’思想的临床应用”学术报告。

9月21日，米烈汉教授应邀为鄂尔多斯市中医医院首届“岐黄骨干”研学班学员讲述“长安米氏内科流派学术特色述略”。

9月21日，法国承信中医与气功学院校长希德克先生一行四人参观长安米氏内科流派传承工作室及文化宣传长廊，并座谈交流。双方签署合作备忘录，法方聘请米烈汉教授、路波主任医师为该院特约专家。

9月23日，米烈汉教授应邀参加2023欧亚经济论坛中医药交流合作分会开幕式，大会讲述长安米氏内科流派开展中医药国际交流的事迹。

10月27日，米烈汉教授在大荔县卫健局主办的名医大讲堂上，讲授“传承流派精神，推进学科发展”，介绍“厚德弘道、济世笃行”的米氏流派精神和流派在医、教、研方面的发展情况。

11 月 1 日，2023 年度卫生健康适宜技术推广项目“经方防治消渴病传变特色疗法”推广培训班在铜川市耀州区孙思邈中医院孙思邈大讲堂开班，路波主任医师、杭程主治医师、柯婷主治医师、张瑾护士长分别讲授“辨证治疗肥胖病”“择时损谷减重法”“浅谈糖尿病周围神经病变经方治疗”“消渴病中医护理技术新进展”，并开展义诊、带教查房，实地调研孙思邈医院糖尿病国家标准化代谢性疾病管理中心建设运行情况。

11 月 4 日，陕西省中医药研究院、陕西省中医医院院长许建秦、副院长李晔、米烈汉教授等应邀参加“第六届中医药文化大会暨首届银发产业高质量发展大会”。米烈汉教授在会上讲授了长安米氏内科流派学术特色，启动成立米烈汉全国名中医传承工作室临渭区工作站。

11 月 10 日，2023 年度卫生健康适宜技术推广项目“经方防治消渴病传变特色疗法”推广培训班在西乡县中医医院开班，路波主任医师以“辨证治疗肥胖病”、祁海燕副主任医师以“经方辨治消渴病重症”、杭程主治医师以“择时损谷减重法”、张瑾护士长以“消渴病中医护理技术新进展”为题举办讲座，并开展义诊、查房、交流探讨，帮助科室进一步优化诊疗方案。

11 月 18 日，2023 年度卫生健康适宜技术推广项目“经方防治消渴病传变特色疗法”推广培训班在岚皋县中医医院开班，米烈汉教授、路波主任医师、王高雷副主任医师、王露露主治医师、张瑾护士长分别讲授“糖尿病中医治疗之我见”“消渴病传变防治”“经方治疗糖尿病合并失眠的临床应用”“经方在消渴病中的应用”“米氏消渴病中医护理技术概要”，并开展义诊及带教查房。

11 月 22—23 日，米烈汉教授应邀参加第三届“中医药传承创新发展国际学术交流会”，并为陕西中医药大学第二附属医院及附属医院作学术报告。期间，赴陕西中医药大学第二附属医院米氏流派二级工作站听取该站建设情况汇报，作“米氏流派痛风中医辨治经验”学术报告，并进行带教查房及疑难病例讨论。

11 月 29 日，长安米氏内科流派传承工作室大荔县中医医院二级工作站揭牌仪式在大荔县中医医院举行。陕西省中医药研究院、陕西省中医医院院长许建秦、米烈汉教授、肖洋主任医师、陕西省中医医院专家团队参加了揭牌仪式。许建秦院长与大荔县政协主席谢文秀为二级工作站揭牌。仪式后举行了大型义诊活动。

11 月，黄竹斋先生撰著、米伯让先生点校，米烈汉教授、路波主任医师整理的《伤寒杂病论会通》由中国中医药出版社出版。

12月6—8日，杭程主治医师、柯婷主治医师、黄倩主治医师参加中华医学会第二十次全国内分泌学学术会议。

12月7日，米烈汉教授带领肖洋主任医师、王高雷副主任医师、陕西中医药大学第二附属医院雷烨主任医师参加张掖市中医医院协同创新基地揭牌仪式（该项目由张掖市中医医院引进米烈汉教授及米氏内科专家团队而建立）。米烈汉教授为与会者讲授“科学养生”，米氏流派专家团队开展教学查房和义诊活动。

12月8日，米烈汉教授应邀参加“一带一路”中医药传承创新发展国际专家论坛暨甲状腺疾病国际标准研讨会，并调研北京中医药大学孙思邈医院、孙思邈纪念馆。

12月12日，米烈汉教授参加由陕西省中医药管理局主办的“长安医学”“秦药”品牌发布会，为中医学术流派传承工作室授牌。

12月19日，米烈汉全国名中医传承工作室临渭区工作站揭牌、拜师仪式暨大型义诊活动在渭南市临渭区中医医院举行。陕西省中医药研究院、陕西省中医医院副院长李晔、米烈汉教授、干部保健办负责人卢棣及陕西省中医医院专家团队参加活动。李晔副院长、米烈汉教授、渭南市卫健委副主任同学军、临渭区副区长张金玲为工作站揭牌。仪式后举行了大型义诊活动。

12月22日，由陕西省中西医结合学会主办、西安交通大学第二附属医院承办的陕西省中西医结合学会糖尿病专委会青年委员会成立大会暨第一次学术会议在西安召开。肖洋主任医师应邀参加会议，并做“糖尿病合并脂肪肝的中西医结合诊疗”学术报告。

2024年

1月5日，米烈汉教授主编的《米伯让全书》获陕西省哲学社会科学优秀成果二等奖。

3月22日，米烈汉教授团队研究的“基于米氏流派学术思想的代谢性疾病防治技术研发及推广”获陕西省科学技术进步二等奖。

八、参考文献

1. 张掖地区志编纂委员会编 .《张掖地区志》（中、下）[M]. 兰州：甘肃人民出版社，2010.

2.《张掖市志》编修委员会编纂 .《张掖市志》[M]. 兰州：甘肃人民出版社，

1995.

3. 陕西省地方志办公室 . 方志资料库 . 新编市县志（第一轮）– 咸阳市 – 兴平县志 – 人物志 – 第一章传略 – 第五节文化、教育人物 – 张元勋 .http://dfz.shaanxi.gov.cn/sqzlk/xbsxz/sxdyl/xys_16200/xpxz/.

4. 贺瑞麟著，王长坤，刘峰点校整理 . 贺瑞麟集（下）[M]. 西安：西北大学出版社，2015.

5. 刘宗镐 . 试析张元勋《原道》的哲学思想 [J]. 宝鸡文理学院学报（社会科学版），2016，36（6）：45–50.

6. 武占江 . 刘光蕡评传 [M]. 西安：西北大学出版社，2015.

7. 牛兆濂著，王美凤，高华夏，牛锐点校整理 . 牛兆濂集 [M]. 西安：西北大学出版社，2015.

8. 孟文强 . 民国关学发凡 [J]. 咸阳师范学院学报，2020，35（1）：93–98.

9. 孟文强 . 史以载道：关学传人与陕西地方志的修纂——以（民国）《续修蓝田县志》为例 [J] . 咸阳师范学院学报，2019，34（1）：108–112.

10. 陕西省地方志办公室 . 方志资料库 . 新编市县志（第一轮）– 西安市 – 蓝田县志 – 第二十四编人物 – 第一章人物传记 – 第二节近现代人物 – 牛兆濂 . http://dfz.shaanxi.gov.cn/sqzlk/xbsxz/sxdyl/xas_16198/ltxz/.

11. 王中文，凯文娟，张玉亮 . 简述关学弟子在民国时期捍卫中医的重要作用 [J]. 现代中医药，2020，40（1）：11–14.

12. 赵馥洁 . 关学精神论 [M]. 西安：西北大学出版社，2015.

13. 黄竹斋 . 医圣张仲景传 [M]. 西安：中华全国中医学会陕西分会、陕西省中医研究所编印，1981.

14. 黄竹斋 . 三阳三阴提纲 [M]. 中华全国中医学会陕西分会、陕西省中医研究所印 .

15. 黄竹斋 . 伤寒杂病论会通 [M]. 西安：陕西省中医药研究院印，1982.

16. 徐江雁 . 以六气开阖枢释六经，倡三阳三阴钤百病——记京城名医黄竹斋 [J]. 北京中医，2006，25（11）：650–652.

17. 苏礼 . 黄竹斋伤寒论著十种述要（续）[J]. 国医论坛，1988,（4）：30–31.

18. 米烈汉 . 米伯让文集 [M]. 西安：世界图书出版公司，2008.

19. 米烈汉，孙秀珠 . 黄竹斋先生论治中风偏瘫病经验简介 [J]. 国医论坛，

1989（1）：23–25.

20. 黄竹斋 . 针灸治疗半身不遂 45 例疗效报告 [J]. 中医杂志，1958（11）：782.

21. 米烈汉 . 黄竹斋先生对针灸学的贡献 [J]. 陕西卫生志丛刊，1987（4）:76–78.

22. 黄竹斋，吕兴斋，宋正廉，等 . 针药合用治疗中风瘫痪病 55 例报告 [J]. 中医杂志，1959（6）：39–41.

23. 苏礼 . 黄竹斋中风病医案选评 [J]. 中国医药学报，1990，5（3）：47–48，57.

24. 苏礼 . 黄竹斋运用经方医案选评 [J]. 陕西中医，1988，9（3）：97–98.

25. 黄竹斋 . 黄竹斋医案 [J]. 中医杂志，1958（12）：828.

26. 黄竹斋，吕兴斋，李永德，等 . 针灸治疗风湿性关节炎 468 例临床疗效分析报告 [J]. 中医杂志，1959（12）:28–32.

27. 黄竹斋，吕兴斋，王敬熙，等 . 针灸治疗组织扭伤 53 例初步报告 [J]. 江西中医药，1958（8）：30–31.

28. 米烈汉，孙秀珍 . 黄竹斋先生医学教育思想评介——为纪念黄竹斋先生诞辰一百周年 [J]. 国医论坛，1987（1）:31–32.

29. 米烈汉 . 黄竹斋先生对中医教育的贡献 [J]. 陕西卫生志丛刊，1989（1）:73–75.

30. 米烈汉，袁瑞华 . 著名中医学家黄竹斋 [J]. 陕西卫生志丛刊，1993（1）:34–39.

31. 苏礼 . 黄竹斋医案三则 [J]. 中医杂志，1988（10）:30–31.

32. 赵石麟 . 黄竹斋医史著作述评举要 [J]. 陕西中医，1984，5（4）：24–26.

33. 方光华，曹振明 . 张载思想研究 [M]. 西安：西北大学出版社，2015.

34. 张载著，林乐昌编校 . 张子全书 [M]. 西安：西北大学出版社，2015.

35. 刘学智 . 关学思想史 [M]. 西安：西北大学出版社，2015.

36. 赵馥洁 . 论关学的基本精神 [J]. 西北大学学报（哲学社会科学版），2005，35（6）：5–12

37. 杨亚利 . 论张载的“天人合一”思想 [J]. 理论学刊，2007（4）：58–61.

38. 赵馥洁 . 论张载“民胞物与”价值观的普适性 [J]. 华夏文化，2013（2）：12–16.

39. 姜国柱 . 张载的辩证法思想研究 [J]. 暨南学报（哲学社会科学），1983（2）67–76.

40. 张梅 . 试论理学家张载的教育思想 [J]. 朱子学刊，2011, 第 1 辑：179–188.

41. 米伯让撰并书，米烈汉，田树仁，刘健民编校 . 四病证治辑要 [M]. 西安：陕西科学技术出版社，1994.

42. 米烈汉 . 米伯让全书（上、中、下）[M]. 西安：世界图书出版公司，2019.

43. 徐晔，杨建辉录音整理 . 为天地立心 为生民立命 为往圣继绝学 为万世开太平——“十二五”国家重点图书出版规划项目《关学文库》首发式暨研讨会发言集萃 [N]. 光明日报 · 国学特刊，2015 年 12 月 21 日第 006 版 .

44. 赵仁龙 . 长安内科流派与关中理学实践 [J]. 医学与哲学，2019，40（14）：73–76.

45. 王世光 . “通经” “致用” 两相离——论清代“通经致用”观念的演变 [J]. 人文杂志，2001（3）:125–130.

46. 苗彦恺 . 关学的特征及其研究价值 [J]. 科学经济社会，2014，32（04）：1–4.

47. 米烈汉 . 米伯让老中医治疗肾炎浮肿经验 [J]. 天津中医，1988（2）：5–6.

48. 米烈汉，任娟莉，谢晓丽 . 米伯让先生对《伤寒论》研究的贡献 [J]. 西北大学学报（自然科学版），2011，41（6）：1122–1128.

49. 米伯让撰述，米烈汉等整理 . 中医防治十病纪实 [M]. 西安：世界图书出版公司，1996.

50. 米伯让纂并书，米烈汉等校注 . 气功疗养汇编 [M]. 西安: 世界图书出版公司，1995.

51. 米伯让 .《伤寒杂病论》分合隐现的简介 [J]. 陕西中医，1980（1）：42–45.

52. 张镜源 . 中华中医昆仑 · 米伯让学术评传 [M]，中国盲文出版社，2015.

53. 米伯让 . 弘扬仲景学说 培育国医精英——在中华全国第二次张仲景学说讨论会闭幕式上的讲话 [J]. 国医论坛，1987（4）：7.

54. 廖国玉，廖俊旭 . 崇圣之情深似海——米伯让先生的南阳情结（百年诞辰纪念册）. 南阳：南阳张仲景研究会、南阳市张仲景研究院印，2019.

55. 米伯让 . 银翘解毒饮 [J]. 陕西中医，1993，14（11）：499.

56. 米烈汉 . 米伯让研究员运用清瘟败毒饮的经验 [J]. 陕西中医，1997，18（9）：405–407

57. 米烈汉 . 米伯让防治流行性出血热发热期经验述要——兼谈对热病寒厥证

的点滴认识 [J]. 现代中医，1994（1）：3–5.

58. 李景荣 . 米伯让辨证治疗流行性出血热 76 例 [J]. 陕西中医，1988，9（11）：490–491.

59. 米烈汉 . 米伯让先生对中医文献医史整理研究的看法及建议 [J]. 光明中医，2009，24（5）:989–990.

60. 米伯让 . 十二经气血多少之探讨 [J]. 中医研究，1988（4）：7–12.

61. 米烈汉 . 米伯让医案 [M]. 北京：中国中医药出版社，2021.

62. 马壮，杨伟 . 圣心 [N]. 西安晚报，1995–1–17（1）.

63. 陕西省中医药研究院、陕西省中医医院 . 米伯让精神学术研讨会暨米伯让先生诞辰 100 周年纪念大会文选，2019.

64. 门孝成，麦苗 . 大医精诚 仁术济世——国家级名老中医、长安米氏内科流派传承人米烈汉教授访谈 [J]. 三秦百姓健康，2019（2）：10–11.

65. 陕西省地方志办公室 . 方志资料库 . 市县年鉴 . 咸阳市 . 三原年鉴 . 三原年鉴 2017—三原概况—历史人文—正谊书院遗址 .http://dfz.shaanxi.gov.cn/sqzlk/sxnj_16138/sxnjwz/xys_16200/synj/synj2017/.

66. 任学启 . 秦中今贤事略（第四集）[M]. 北京：中国文化出版社，2014.

67. 任学启 . 秦中今贤事略（第五集）[M]. 西安：陕西出版集团三秦出版社，2018.

68. 罗辉 . 站在名医身边：“2018 人民好医生”跟诊记 [M]. 北京：中国协和医科大学出版社，2019.

69. 陈太富，刘婷婷，吴宽宏 . 米烈汉：当好三秦父老的“健康卫士”[N]. 陕西老年健康报，2021–10–29（1）.

70. 陕西九三学社 . 仁心仁术济苍生 薪火相传铸医魂——记九三学社社员、全国名中医米烈汉教授，西西新闻—陕西，2022–11–02

71. 沧浪，欣怡，孟宇 . 米烈汉：生命不止 奋斗不息 [N]. 中国中医药报，2021–7–30（6）.

72. 米烈汉 . 学习《伤寒论》的几点体会 [J]. 云南中医学院学报，1987，10（4）：41–44.

73. 路波 . 集珠成钏——米烈汉经验拾粹 [M]. 西安 . 世界图书出版公司，2018

74. 杨明丽 . 长安玉钥——米烈汉经验拾粹 [M]. 西安 . 世界图书出版公司，2018

75. 陕西省中医管理局，陕西省中医药学会，陕西省中医药研究院编 . 陕西省名老中医经验荟萃（第六辑）[M]. 西安：陕西科学技术出版社，2005.

76. 杭程，肖洋，王高雷，等 . 米烈汉教授基于宗气为本防治肺纤维化经验浅析 [J]. 陕西中医，2021，42（9）：1282–1284.

77. 孔一卜，徐炎，孙丽平，等 . 基于“夙根伏痰”益气固本方调节免疫失衡治疗哮喘的作用机制探讨及思考 [J]. 吉林中医药，2019，39（10）：1261–1263.

78. 常兴，郭艳琼，姚舜宇，等. 基于“龙虎回环”视阈下的“君相安位”理论新解 [J]. 辽宁中医杂志，2020，47（4）：1–8.

79. 陈吉全 . 张锡纯大气理论基本问题及临床应用探讨 [J]. 中华中医药杂志，2020，6（35）：2858–2861.

80. 米烈汉，孙秀珍 . 抗纤汤治疗特发性肺纤维化 13 例临床观察 [J]. 光明中医，2004，19（4）：59.

81. 杨华，米烈汉 . 抗纤汤治疗肺纤维化疗效观察 [J]. 陕西中医，2009，30（4）：387–389.

82. 杨明丽，周育智，米烈汉，等 . 米烈汉老师治疗肺间质纤维化经验 [J]. 陕西中医，2011，32（11）：1520–1521.

83. 魏文静，路波 . 米烈汉教授运用宗气为本思想治疗神经性皮炎经验浅析 [J]. 实用妇科内分泌杂志，2016，3（21）：116–117.

84. 柯婷，肖洋 . “宗气为本” 学术思想在支气管哮喘合并低钾血症病症诊治中的体现 [J]. 四川中医，2019，37（3）：36–38.

85. 米烈汉，柯婷，肖洋，等 . 新型冠状病毒肺炎的中医病因病机与防治 [J]. 陕西中医药大学学报，2020，43（4）:30–34.

86. 谢晓丽 . 米烈汉教授运用《金匮要略》大黄䗪虫丸经验 [J]. 陕西中医，2014，35（10）：1400–1401.

87. 何晶、慕婷 . 米烈汉教授治疗再生障碍性贫血临证思路 [J]. 陕西中医，2018，39（8）：1132–1134.

88. 李群，米烈汉 . 米烈汉主任医师治疗干燥综合征经验 [J]. 陕西中医，2016，37（2）：232–233.

89. 王高雷，路波 . 路波主任医师“四经论治 2 型糖尿病”经验撷菁 [J]. 光明中医，2014，29（2）:244–245.

90. 王欢，薛竹，王高雷 . 路波以“厥阴为轴”辨治甲状腺结节经验 [J]. 河北中医，2021，43（2）：201–204.

91. 王高雷，周春梅，肖洋，等 . 路波主任医师辛开苦降酸化法治疗代谢综合征临床经验 [J]. 陕西中医，2020，41（7）：957–959.

92. 林小石，路波，王高雷 . 路波基于“四经传变”论治痛风经验 [J]. 中医药导报，2022，28（5）：179–182，199.

93. 第五永长，许建秦 .“胰岛素抵抗”与中医“脾不散精”相关性的理论探讨 [J]. 四川中医，2006，24（10）：23—24.

94. 第五永长，许建秦 . 中医“脾不散精”病理内涵的再思考 [J]. 陕西中医，2006，27（11）：1390–1392.

95. 许建秦，路波，沈璐，等 . 糖尿康胶囊治疗糖尿病 300 例 [J]. 陕西中医，2000，21（3）：100.

96. 刘厚利，呼兴华，何莉，等 . 许建秦宣化汤治疗内伤湿热病证经验介绍 [J]. 陕西中医，2020，41（6）：802–804.

97. 刘厚利，呼兴华，何莉，等 . 基于数据挖掘许建秦治疗湿热内蕴型糖尿病用药规律分析 [J]. 陕西中医，2021，42（10）：1455–1457.

98. 许建秦，沈璐 . 三参降消胶囊治疗代谢综合征临床研究 [J]. 陕西中医，2018，39（4）：485–487.

99. 陕西省中医药研究院党办 . 省中医药研究院、省中医医院召开弘扬米伯让精神，向身边先进典型学习动员大会 . 陕西省中医药研究院公众号，2019–04–01.

100. 陕西省中医药研究院党办 . 我院隆重召开米伯让诞辰 100 周年纪念大会暨米伯让精神学术研讨会 . 陕西省中医药研究院公众号，2019–04–26.

101. 米烈汉 . 米伯让先生医案 [M]. 西安：世界图书出版公司，1999.

102. 九三学社中央宣传部 . 三秦骄子：用生命价值托举医学人生——访著名中医学家、九三学社陕西省委副主委米烈汉 . 九三学社中央委员会官网—新闻集萃—社内要闻，2012–03–01.

103. 陕西省中医药研究院院办辛玉岚 . 国家首批中医流派传承工作室落户我院 . 陕西省中医药研究院官网，2013–07–05.

104. 西宁市中医院治未病科.【中医传承】医疗合作互联通 米氏传承启新篇——西宁市中医院举办长安米氏内科流派学术思想交流会 . 西宁市中医院订阅号，

2022-12-04.

105. 陕西省中医药研究院院办 . 陕西省政协副主席王二虎一行来我院走访调研 . 陕西省中医药研究院公众号，2022-09-21.

106. 李文倩，宁帆，张泽通，等 . 兼容并蓄 守正创新 / 第三届“中医药传承创新发展”国际学术交流会在我院启幕 . 陕西中医药大学第二附属医院公众号，2023-11-22.

107. 鄂尔多斯市中医医院科教科 . 鄂尔多斯市中医医院首届“岐黄骨干”研学班开班 . 鄂尔多斯市中医医院公众号，2023-09-21.

108. 铜川市耀州区孙思邈中医院 .【孙思邈大讲堂】经方防治消渴病特色疗法专题培训班圆满完成 . 铜川市耀州区孙思邈中医院公众号，2023-11-1.

109. 西乡县中医医院宣传科 . 工作动态 / 陕西省卫生健康适宜技术推广培训班在西乡县中医医院成功举办 . 西乡县中医医院公众号，2023-11-10.

110. 张云，周琳，张德洲 . 工作动态 / 陕西省卫生健康适宜技术推广培训班在岚皋县中医医院成功举办 . 岚皋县中医医院公众号，2023-11-18.

111. 乌鲁木齐市中医医院党政办 .【医院动态】长安米氏内科流派乌鲁木齐市中医医院工作站今日授牌成立 . 乌鲁木齐市中医医院公众号，2023-06-16.

112. 张掖市中医医院宣传科孙瑾 . 一代大医米伯让先生铜像揭幕、全国名中医米烈汉优秀人才专家工作室授牌、长安米氏内科流派典藏书籍捐赠仪式在张掖市中医医院举办 . 张掖市中医医院公众号，2023-07-25.

113. 张掖市中医医院宣传科信息科孙瑾 . 张掖市中医医院院长王洁一行赴陕西省中医医院考察对接米烈汉专家工作室相关事宜 . 张掖市中医医院公众号，2023-05-07.

114. 铜川市耀州区孙思邈中医院 .【发扬中医精髓 传承岐黄薪火】“陕西省中医医院路波名中医传承工作室拜师仪式”圆满举行 . 铜川市耀州区孙思邈中医院公众号，2023-07-06.

115. 大荔县卫生健康局医政医管股 .【弘扬流派精神 促进学科发展】大荔县卫生健康局举办名医大讲堂活动 . 健康大荔（大荔县卫生健康局）公众号，2023-10-27.

116. 西宁市中医院宣传部 .【中医・传承】西宁市中医院“长安米氏内科流派”二级工作站揭牌成立 . 西宁市中医院订阅号，2023-04-15.

117. 西安市中医医院宣传科刘瑞，张峦 .2023 中医学术流派师承拜师暨学术交流论坛在西安市中医医院隆重召开 . 西安市中医医院公众号，2023-08-02.

118. 陕西省国际医学交流促进会办公室 . 国际交流 / 加拿大中医代表团赴陕西省中医药研究院长安米氏内科参观交流 . 陕西省国际医学交流促进会公众号，2023-04-14.

119. 南楠 . 全国名中医米烈汉：坚守中医自信 弘扬中医药文化时代精神 . 陕西网，2023-04-07.

120. 张掖市融媒体中心吴玉杰 . 张掖市中医医院协同创新基地揭牌仪式举行 柴向前、冯永成出席 . 张掖市中医医院公众号，2023-12-08.

121. 倪国辉、张莉、李欣怡 . 省中医药管理局举办“长安医学”“秦药”品牌发布会 . 陕西省中医药管理局官方微信，2023-12-13.

122. 石磊 . 2020 年全国中医药传承与创新发展暨后疫情时代下新冠肺炎防控高峰论坛 . 杏林云平台，2020-12-24.

123. 魏冬 . 明诚大儒心，敬义国医魂——读《米伯让全书》有感 . 四川文化网 - 四川新文，2023-8-16.

124. 魏冬 . 研究成果｜国医大儒米伯让先生对关学的理论诠释与生命实践（上篇）. 四川文化网 - 四川新文，2023-12-28.

125. 魏冬 . 研究成果｜国医大儒米伯让先生对关学的理论诠释与生命实践（下篇）. 四川文化网 - 四川新文，2023-12-30.

126. 陕西省中医药研究院、陕西省中医医院官网及微信公众号报道 .

127. Mishineike 微信公众号报道 .